U0120090
華志文化

華志文化

圖解 特效養生36大穴

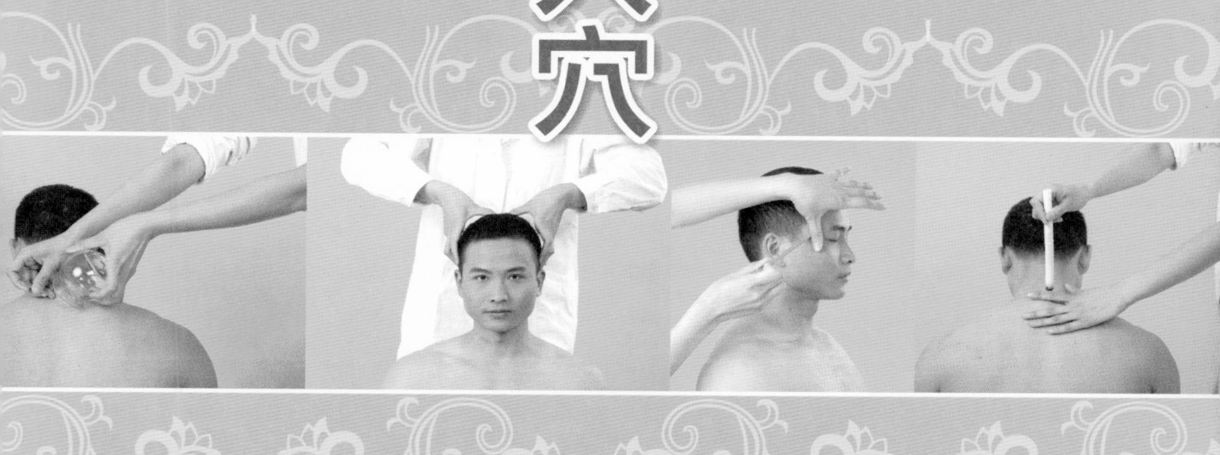

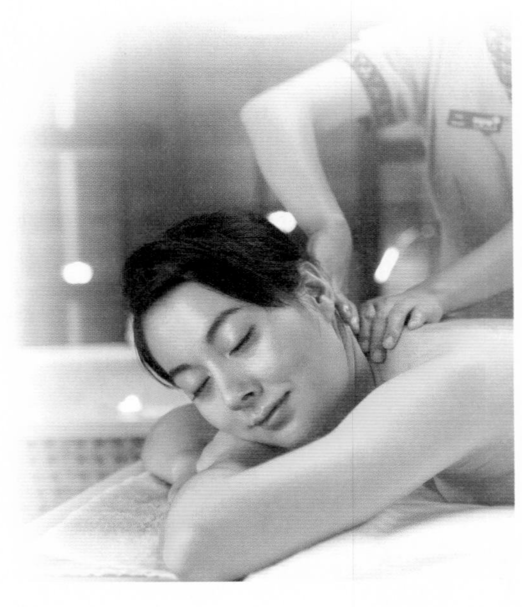

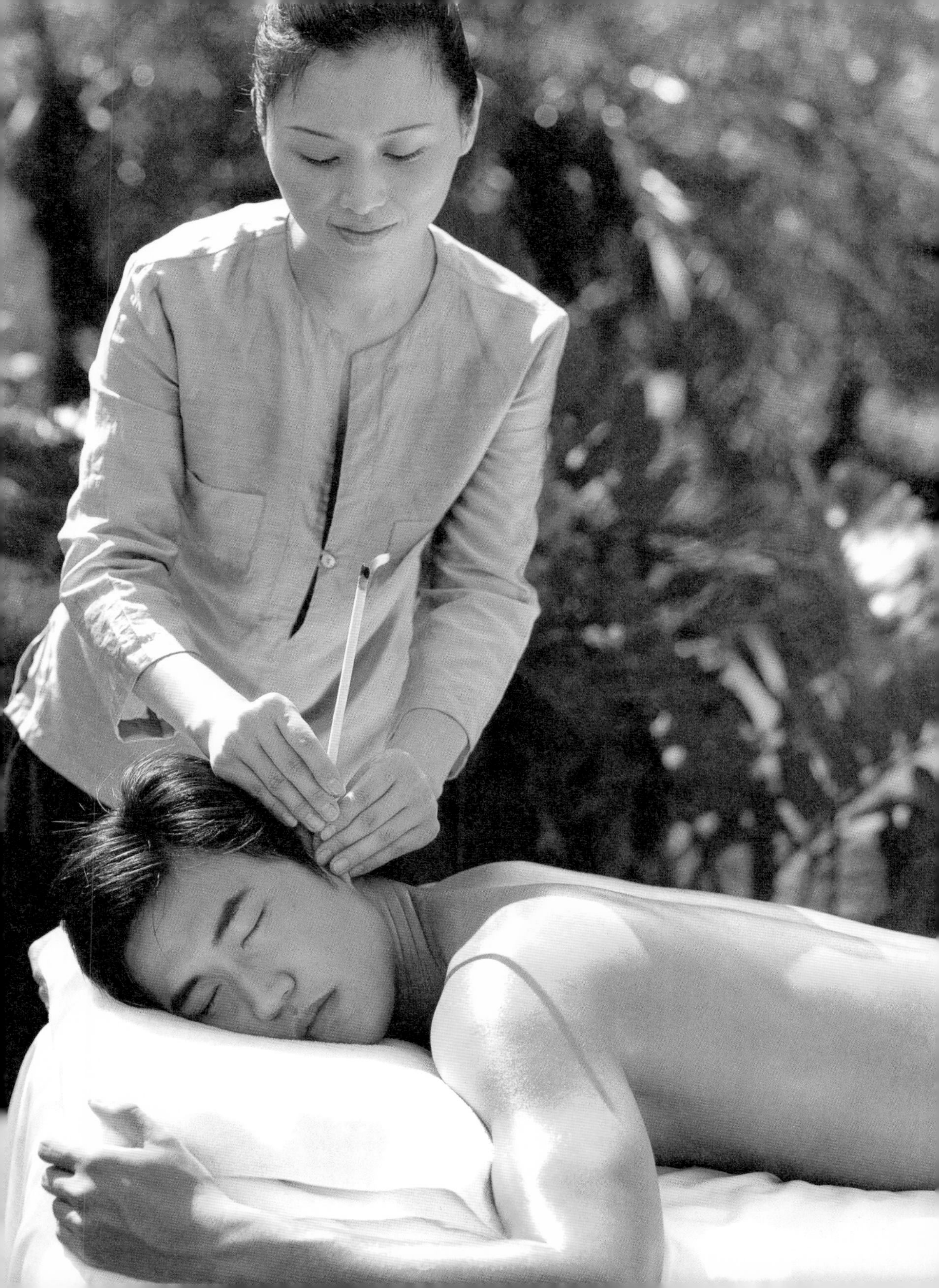

特效養生大穴保健法

健康——是一個人們追求了數千年的夢想。自古以來，上至君王，下到百姓，沒有人不想得到它。然而，俗話說：「人吃五穀雜糧，哪有不生病的？」疾病也是人在一生中不可避免的劫難。那麼，對於這種現實，我們是不是就束手無策，只能眼睜睜看著疾病找上我們，然後我們再去找醫生呢？從古至今的養生家和醫生一直致力於這個問題的研究，也想出了很多的方法，如食療、氣功、按摩、導引，甚至是丹藥等。在這本書裡，我們要向大家介紹的是一種能夠充分挖掘身體自身的潛力、極少借助外力的養生保健方法——特效穴位保健法。

認識養生大穴

經絡——一直是人體一個十分神祕的系統。它看不見，摸不著，卻實實在在地分布在全身，直達各個角落；它不屬於內臟，也不屬於體表，卻確確實實地連接著人體的內臟和體表，甚至沒有一點兒遺漏。它就像一張無形的網絡，籠罩著整個身體，身體上有任何風吹草動，它都會首先出現反應。而作為經絡系統在體表的直接展現，人體的360多個腧穴就顯示出十分重要的地位，同時對於人們的日常保健也意義非凡。但是，對於我們一般人來說，想要掌握如此眾多的穴位實在不是一件容易的事，所以在這裡，本書編委會的醫學專家們，結合自己多年的臨床經驗和深厚的理論造詣，本著「常用、易找、好用、見效」的宗旨，為讀者朋友們選取了其中最具代表性的36個腧穴向大家做詳細介紹。只要你掌握了這36個養生療疾大穴，就如同掌握了開啟人體健康之門的金鑰匙，以此應付日常生活中各種常見的健康問題都是綽綽有餘的。

養生大穴在人體中的地位及發揮的作用

首先，這36個大穴是人體360多個穴位中最常用的，養生保健時都是常用的主穴，對保健功效發揮決定性作用；其次，這些穴位都分布在人體最主要的經脈上，其中又以任督二脈為主。我們都知道，任督二脈被稱為「小周天」，這兩條經脈的功能足以影響全身的狀況，而我們的36個養生大穴也主要是透過調節這兩條經脈來調節全身機能的。無論是從分布範圍，還是從養生保健地位上來講，這36個養生大穴都是不可替代的。

養生大穴、人體、自然之間的聯繫和啟示

道家有句話叫：「地法天，天法道，道法自然」。由此可知，養生的至高境界是「法於自然」。如果我們將人體看作是整個大地，那麼經絡系統就像是大地上的河流湖泊，大地的生機完全依賴於水的滋潤，而生命的蓬勃發展也是仰仗於經氣的充沛。只有經氣流通順暢，全身各個部位才能得到滋養，功能才會正常；如果經氣瘀積了，身體的某個部位就會出現問題。

眾所周知，河流隨著季節、天氣的變化出現漲落，有時還會發生洪水，這時就全靠河流上一些重要的關卡和閘門來調節，只要調節得當，就不會造成大的災害。推及至人體，也是一樣的道理，養生大穴就像是分布在經絡之河上的重要閘門和關卡，調節和分配著人體的經氣走行，這也就是我們選擇出這些養生大穴的依據。

了解養生大穴的功效

這些穴位之所以能被稱為「大穴」，最主要的原因就是它們的功效十分顯著可靠。那麼，這些穴位在功效上有什麼共同點？又有什麼不同之處呢？接下來就慢慢向你道來。

共有功效

疏通局部經脈

這是所有的大穴都有的作用。《黃帝內經》中說：「經脈所過，主治所及」，說的就是穴位的這種改善局部病症的作用。例如，太陽可以改善頭痛、頭暈、失眠等問題；風池可以改善頭暈、頭痛、脖子僵硬等問題；合谷可以改善手指麻木；足三里可以改善小腿痠痛等，這些都是大穴疏通局部經脈作用的展現。

雙向良性調節

所謂的雙向良性調節，是指無論疾病狀態是高於正常，還是低於正常，刺激相應的大穴都可以使疾病向著緩解的方向發展。這也是這些大穴的共有特性之一。比如，按摩內關，既可以改善心跳過快，又可以改善心跳過緩；按摩天樞，既可以改善腹瀉，又可以改善便祕；按摩足三里，既可以改善食欲不振

，又可以有效緩解食欲亢進。

防衰、養生、延年

這一點也是大多數大穴共有的特性。如足三里、湧泉、腎腧、氣海、關元、神闕等，歷來都是養生延年不可缺少的穴位。在這些穴位上無論使用按摩、艾灸還是穴位貼敷的方法，都可以激發人體自身的免疫力，增強人體的抗病能力。

獨特功效

各個大穴除了上述的共有功效外，它們本身所處的經脈、部位等也決定了它們在主治的病症上各有所長。

安神定志

這一點主要是頭部各個大穴的作用特點。如百會、太陽、風池，都有安神定志的作用，可以用來改善情志失常、失眠等問題。此外，膀胱經的心腧可以通調心志以安神，腎腧可以交通水火而定志，也都是緩解神志病症的重要穴位。

疏利氣機

這是胸腹部大穴的作用特點。如膻中、期門，都是疏利氣機的典型代表，可以緩解胸脇部氣機不暢引起的好嘆氣、胸悶、脇痛、頭脹痛等問題。此外，手上的合谷，腳上的太沖，也都是疏利氣機的大穴，而且這兩個穴位合起來被稱為「四關穴」，是緩解全身氣機瘀滯、情緒不暢等問題最常用的穴位。

調整臟腑

後背的肺腧、心腧、肝腧、脾腧、腎腧5個穴位，是人體五臟在體表的反應點。所以，所有跟五臟有關的問題，無論是臟腑本身的問題，還是與臟腑相關的五官的問題，甚至是相應的情志問題，都可以透過這5個穴位來解決。此外，手上的內關與心臟相聯繫，腿上的足三里與腸胃相聯繫，這些也都是這一功能的展現。

刺激養生大穴的方法

知道了某個穴位很有用，也知道了它都能處理什麼樣的問題，那麼接下來，你可能就要問了：「我們應該用什麼樣的方法，又應該怎麼樣正確地去刺激這個穴位呢？」

按摩

一方面，按摩是所有方法中最常用、最容易掌握，也是最安全、天然的一種方法。

另一方面，因為大家主要是用這些大穴來進行日常的保健和養生，讓大家用針刺的方法顯然並不安全。

所以，在這個時侯，我們就需

要用按摩來代替針刺。雖然效果沒有針刺來得那麼快，也沒有那麼顯著，但只要長期堅持下來，其效果至少可以達到針刺效果的50%。

手法

按摩分很多流派，各種手法也是複雜多樣的。為了方便大家使用，本書選取了操作簡便、效果明顯、安全性高的幾種手法，包括一指禪推法、揉法、點法、搓法、推法、擦法、大魚際揉法等，具體的操作方法將會在每個穴位的使用中，給出詳細的說明，並配圖演示。

力道

按摩的力道一般都應該秉承這樣的原則：起始時由輕到重，穴位處重點刺激，最後輕柔地放鬆。

程序

按摩的程序一般是先用比較輕柔的手法，比如按揉法、大魚際揉法進行放鬆，時間一般是5分鐘左右；然後用重手法對穴位進行重點刺激，如點法、一指禪推法、擦法等，時間根據穴位的特性而定（在每個穴位中都有具體的說明）；最後用輕柔的手法放鬆30秒左右結束。

適用範圍

適合所有的穴位和絕大多數的疾病。

注意事項

按摩是一種相對安全的方法，所以除了在太陽、八髎等接近骨質較薄弱的位置手法不宜太重之外，沒有什麼需要禁忌的地方。

貼敷

貼敷是將一些藥物調和之後貼敷在穴位上，透過刺激穴位而達到治療目的的一種治療方法。這種方法除了能夠有效地發揮穴位的治療作用之外，還能夠合理激發藥物的作用，所以往往能夠發揮雙重的療效。

藥物

貼敷使用的藥物依據穴位、病情的不同會有一定的差異，藥物的具體使用方法我們將在每個穴位中向大家詳細說明，這裡不再贅述。需要說明的是，調和藥粉使用的液體是有一定的規律可循的。原則上，跟肺有關的用淡的花椒水，跟心有關的用清水，跟脾有關的要用麵粉加清水調和，跟肝有關的用醋調和，跟腎有關的則要用淡鹽水調和。

方法

將所用的藥物研成細粉，每次取適量，用適當的液體調成糊狀或塊狀，塗在方形醫用

1 貼敷所用的藥物

膠布的中心，讓藥物對準穴位皮膚，將膠布固定在穴位上即可（圖①）。

時間

貼敷的時間一般是6～8小時，但是也要根據使用的藥物和病人自身的皮膚耐受力來區別對待。

例如，兒童的貼敷時間一般為1～2小時，皮膚比較薄嫩的人貼敷時間一般為4～5小時，而老年人皮膚一般比較厚，而且皮膚的吸收能力比較差，可以貼敷12小時以上。但像白芥子這一類有刺激性的藥物，一般的貼敷時間不要超過8小時。而一些滋陰的藥物，因為刺激性小，甚至對皮膚還有一定的滋養作用，所以貼敷的時間就可以長一些，可以貼12小時，甚至24小時。

適用範圍

適合絕大多數的穴位和疾病使用。

注意事項

◎貼敷期間一定要密切注意貼敷處皮膚的感覺。如果有刺癢感，應該立即取下，看看是否起泡；如果有水泡，應該用細針挑破，並進行嚴格的消毒，在水泡封口前不要碰水；如果沒有水泡，只需要清洗貼敷處就可以了。

◎貼敷期間要注意飲食清淡。

艾灸

《醫學入門》中說：「藥之不及，針之不到，必須灸之。」說明了艾灸在養生保健中的重要地位，而這種方法也越來越受到現代人的追捧。下面我們就來介紹一下艾灸這種療法。

種類

日常保健中常用到的艾灸方法主要有兩種，一種是艾條灸，一種是艾柱灸。

艾條灸

艾條灸中最常用的是溫和灸和雀啄灸兩種，使用的工具都是艾條（圖②）。

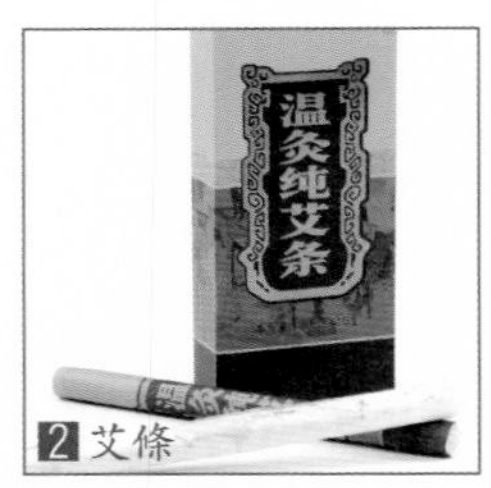

2 艾條

◎艾條溫和灸：溫和灸是將艾條的一端點燃，對準穴位，大約距離皮膚2～3公分進行燻烤，通常要使被艾灸的人有溫熱感而沒有灼痛感為宜。進行操作的人應當把食指和中指分開，放在穴位的兩側，這樣可以透過自己手指的感覺來預測被艾灸者的受熱程度，可以防止燙傷（圖③）。

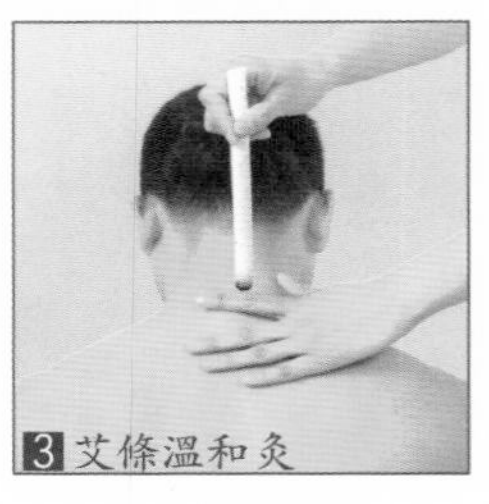
3 艾條溫和灸

這種方法主要用於各種慢性病。

◎艾條雀啄灸：將艾條的一端點燃，對準穴位，艾條與皮膚的距離不固定，而是像鳥啄食一樣一上一下地運動來進行艾灸（圖④）。

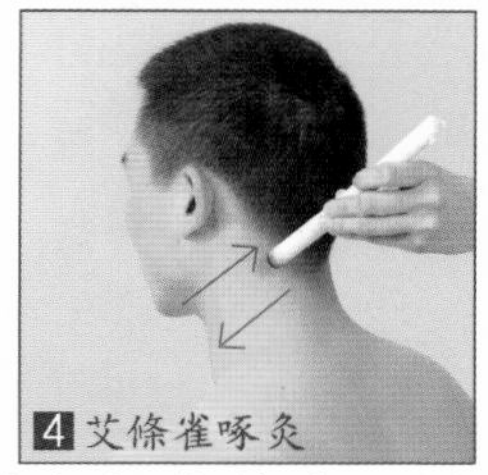
4 艾條雀啄灸

艾條雀啄灸與溫和灸類似，進行操作的人可以把食指和中指分開，放在穴位的兩側，這樣就可以透過自己手指的感覺來預測被艾灸者的受熱程度，從而可以防止燙傷。

這種方法主要用於緩解各種急性病。

艾柱灸

日常保健中常用的艾柱灸是隔物灸，就是用藥物或其他東西把艾柱和施灸穴位的皮膚隔開進行艾灸的方法。而這其中，最常用的就是隔薑灸和隔鹽灸。

◎艾柱隔薑灸：將生薑切成0.3公分厚的薄片，用針在上面多扎幾個孔，將艾絨做成花生米大的艾柱（圖⑤）備用。把準備好的薑片放在要灸的穴位上，然後再將艾柱放在薑片上（圖⑥），點燃艾柱進行艾灸。要注意的是，應當以皮膚紅潤而不起泡為準。

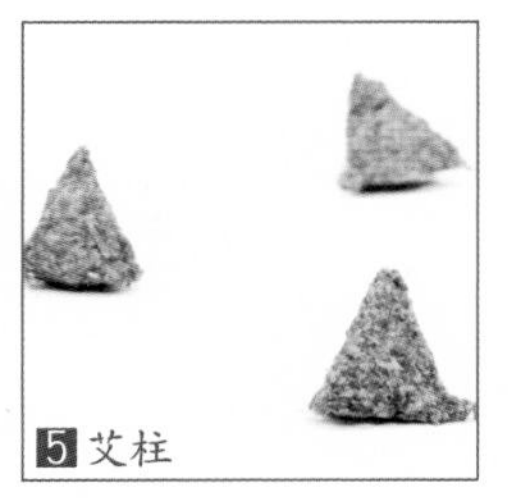
5 艾柱

這種方法主要用於緩解因受寒而導致的嘔吐、腹痛、腹瀉以及風寒痺痛等病症。

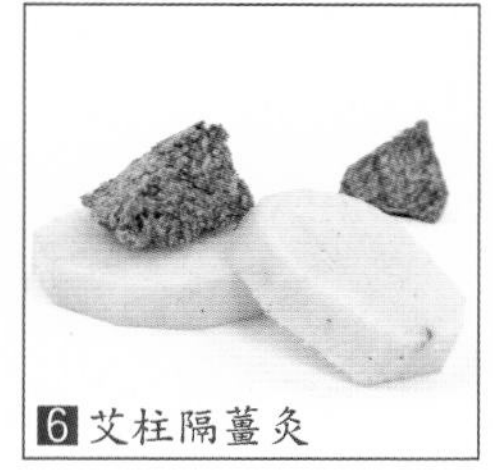
6 艾柱隔薑灸

◎艾柱隔鹽灸：將艾絨做成花生米大的艾柱備用，在穴位皮膚上放一個用麵團捏成的小圓圈，然後將鹽填進小圓圈，使鹽正好與圓圈上部齊平，然後再將艾柱放在鹽上，點燃艾柱進行艾灸。如果條件許可，還可以在鹽和艾柱之間放一片薄的薑片（圖⑦）。

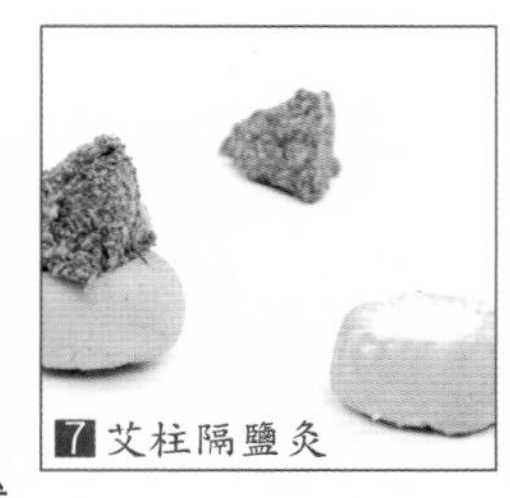
7 艾柱隔鹽灸

這種方法多用於緩解與腎有關的病症、吐瀉並作、中風脱症等，有回陽、救逆、固脱的作用。

程序

一般是先灸上部，再灸下部；先灸陽面，再灸陰面；先用小艾柱，再用大艾柱，而且數量應該是先少後多。

注意事項

◎實熱症不應該使用這個方法。

◎月經期女性和妊娠期女性的腰骶部不適合使用這個方法。

刮痧

刮痧是一種用刮痧板在人體穴位或經脈上進行刮拭，從而補虛泄實，來緩解疾病的一種方法。近幾年來，由於媒體的大力宣傳，也因為這種方法本身的簡便性和安全性，而越來越多地被人們應用到日常的保健中來。

工具

刮痧使用的工具主要是刮痧油和刮痧板。刮痧油主要有紅油和白油兩種；刮痧板有玉石板、牛角板、砭石板等不同的材質。經過臨床驗證，紅色的刮痧油和牛角的刮痧板是比較好用的工具（圖⑧）。

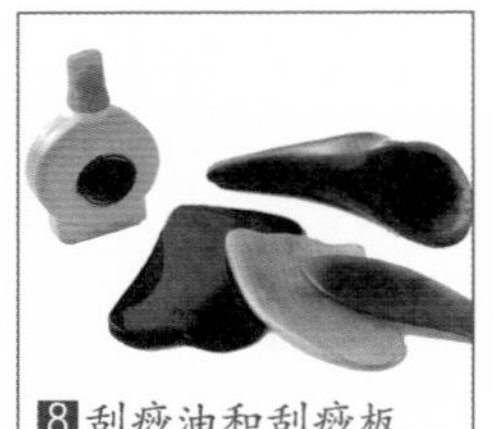
8 刮痧油和刮痧板

操作

先在穴位或者經脈線的皮膚上抹上刮痧油，然後用刮痧板在皮膚上做或點狀、或直線的刮拭，直至皮膚變紅，或者出現痧點、痧條為止。

這裡需要說明的是，一般來說，刮痧的方法有兩種：一種是使用刮痧板的角進行刮拭，叫作角刮（圖⑨），這種方法主要用於穴位的刮痧，本書中主要講的就是角刮；另一種方法是用刮痧板的邊進行刮拭，叫作邊刮（圖⑩），這種方法主要用於經脈線的刮痧。

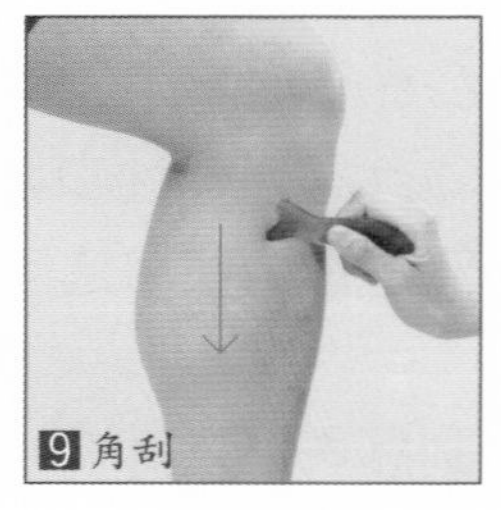
9 角刮

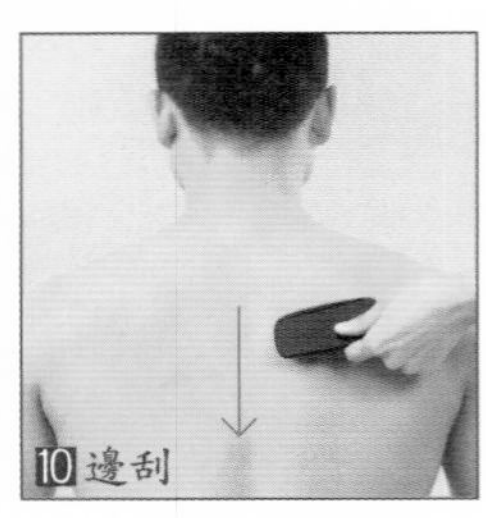
10 邊刮

力道

一般是由輕到重，以病人能耐受為準，刮拭的時間一般在5分鐘左右，如果穴位皮膚很快出現痧點或痧條（圖⑪），就可以馬上停止了。

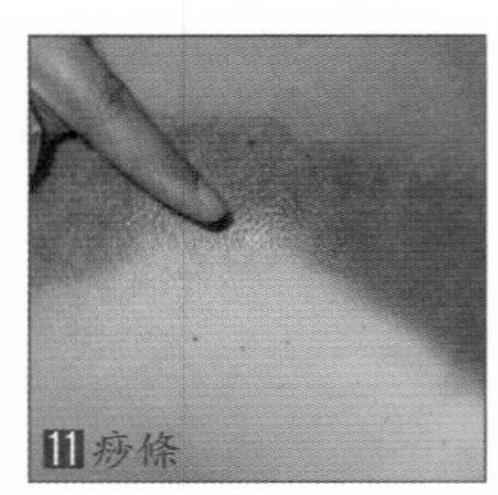
11 痧條

適用範圍

適合各種熱症和瘀症引起的問題，如發熱、疼痛等。

注意事項

◎刮痧之後應該喝一杯溫開水。

◎刮痧結束後應當注意刮痧部位的保暖。

◎月經期女性和妊娠期女性的腰骶部不宜使用刮痧的方法。

皮膚針

皮膚針法是用皮膚針叩刺穴位或者經脈的皮膚，以此來刺激穴位或經脈，激發體內經氣，從而達到養生保健目的的一種方法。

工具

皮膚針又稱梅花針或七星針（圖⑫）。

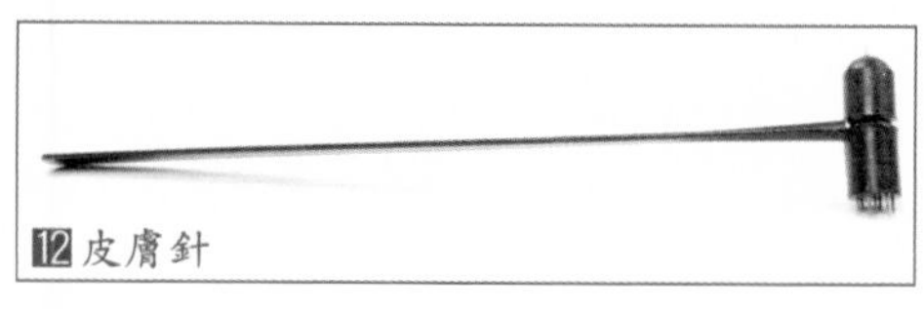
12 皮膚針

持針方式

一手握住針柄的後半部分，並且食指要放在針柄上（圖⑬）。

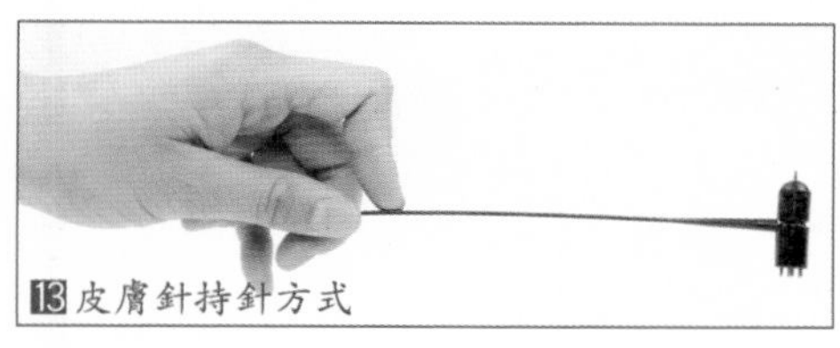
13 皮膚針持針方式

操作

先將皮膚針和穴位皮膚進行消毒，然後將針尖對準叩刺穴位，用手腕出力，將針尖垂直叩打在皮膚上，隨後立即提起，如此反覆進行數次。

刺激強度

使用一般的腕力進行叩刺，使局部皮膚變紅，或者有微微的滲血，稍微有一點兒疼痛的感覺時效果最佳。

適用範圍

頭痛、腰背痛、皮膚麻木、皮膚病、高血壓、失眠、近視、慢性腸胃病、消化不良、痛經等。

注意事項

◎在面部進行叩刺的時候不要求出血或滲血，只需要穴位皮膚變紅就可以了。

◎患有凝血功能障礙的人禁止使用這個方法。

◎叩刺後如果有皮膚出血，需要及時消毒。

◎局部皮膚有潰瘍或破損時不宜使用這種方法。

拔罐

拔罐是一種透過負壓將罐吸附在穴位皮膚上，使穴位皮膚充血、瘀血，從而對穴位產生刺激，以達到治療目的的養生保健方法。

工具

拔罐使用的工具是罐，一般有竹罐、陶罐和玻璃罐3種（圖⑭），其中使用最多的是玻璃罐。

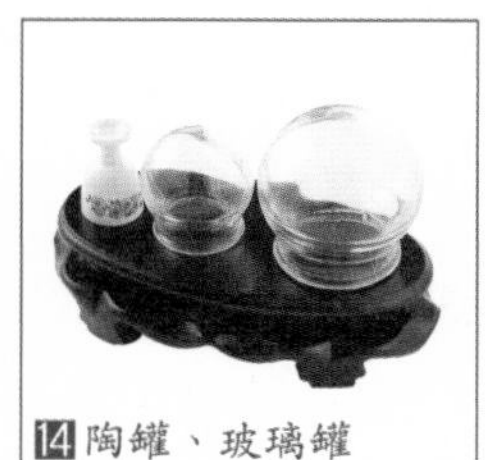
14 陶罐、玻璃罐

種類

拔罐的種類有很多，如留罐、閃罐、走罐等。其中，常用的主要是留罐和閃罐兩種。

留罐

用鑷子夾住一個棉球，蘸取濃度為95%的酒精。然後點燃棉球，放進玻璃罐內，停頓1～2秒鐘，待罐中空氣燒完，迅速將棉球取出，並將罐吸附在穴位上即可。

這種方法適用於大多數的病症，是最常用的拔罐方法。

閃罐

將罐拔住後立即起下，如此反覆多次地拔住→起下→拔住→起下，直到皮膚變得潮紅、充血或出現瘀血為準。

這種方法一般適用於局部皮膚麻木、疼痛或功能減退的疾病。

注意事項

◎拔罐時應該避免燒傷皮膚。如果因拔罐的時間太長而出現水泡，小的不需要處理，只要注意保護不要擦破就可以了；大的可以用消毒針挑破，然後塗上龍膽紫藥水，再用紗布敷一下就可以了。

◎皮膚有潰瘍、過敏、水腫及大血管經過的地方不宜拔罐。

◎孕婦的腰骶部、腹部不宜拔罐。

皮內針

皮內針是將特製的圖釘型或麥粒型針具刺入皮內，固定留置一段時間，給穴位皮膚以微弱但長時間的刺激，以此法調整經絡臟腑功能，從而達到養生保健目的的一種方法。

工具

皮內針分為兩種，一種是麥粒型皮內針，一種是圖釘型皮內針。現在比較常用的是麥粒型皮內針（圖⑮）。

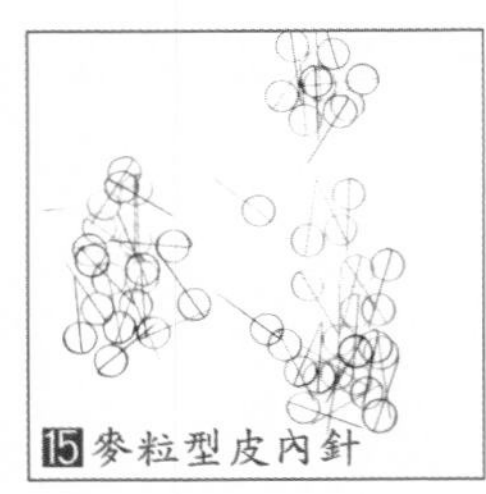
⑮麥粒型皮內針

操作

首先用酒精將鑷子和皮內針嚴格消毒，然後用鑷子夾住針圈，把針尖對準穴位，刺進穴位皮膚，讓環形的針柄平整地留在穴位皮膚上，最後用膠布固定。留針期間，每隔4小時按壓留針的地方1分鐘左右，以加強療效。

留針時間

留針的時間根據季節的不同而有所差異。天氣熱時，一般留置1～2天；天氣涼爽時，可以留置3～7天。

注意事項

◎有些關節附近不宜使用皮內針，如足三里就不宜使用。

◎在埋針以後，如果感覺疼痛或有其他不舒服的症狀，應立即取出針具。

◎埋針期間，針處不可以蘸水。熱天出汗較多時，埋針時間不要過長，以防感染。

刺激養生大穴的宜忌

方法	宜	忌
按摩	1. 按摩後給按摩部位保暖。 2. 按摩後適量飲水。 3. 按摩時順著經脈走行的方向。	1. 按摩前空腹或過飽。 2. 按摩時使用暴力。 3. 按摩時，被按摩者的姿勢不正確。
貼敷	1. 清淡飲食。 2. 作息規律。 3. 穴位有任何不適時，及時將貼敷物取下，並立刻清洗貼敷處的皮膚。	1. 皮膚敏感者。 2. 貼敷時間過長或出現水泡。 3. 飲酒、抽菸及熬夜。
艾灸	1. 多吃滋陰食物，如銀耳等。 2. 居室空氣濕潤。 3. 適當的室外運動，接觸自然。	1. 艾灸後立即洗澡。 2. 多食辛辣、溫燥的食物，如辣椒等。
刮痧	1. 刮痧後喝一杯溫開水。 2. 飲食清淡。 3. 注意刮痧部位的保暖。	1. 刮痧部位有皰疹、疤痕、丘疹等高出皮膚的東西。 2. 凝血功能異常的人使用。 3. 在面部刮出痧點或痧條。
皮膚針	1. 手法輕柔而快速。 2. 保持使用過皮膚針的皮膚乾燥潔淨。 3. 飲用桑葉、菊花等沖泡的茶水。	1. 使用過皮膚針的皮膚在24小時內碰水。 2. 在骨頭或接近骨頭的地方使用皮膚針。 3. 在面部使用時出血。
拔罐	1. 及時詢問被拔罐者的感受，以調整罐的鬆緊。 2. 注意觀察罐內顏色的變化，以決定起罐的時間。 3. 配合皮膚針叩刺使用。	1. 留罐的時間過長；拔出水泡而發生感染。 2. 凝血功能異常的人使用。 3. 在罐印處熱敷（這是因為拔罐留下的印會慢慢自行消失，不需要另外處理）。
皮內針	1. 在脂肪層薄的地方使用。 2. 經常按壓皮內針所在的穴位。 3. 保證居住環境的乾燥涼爽。	1. 天氣炎熱時，皮內針留在穴位中的時間過長。 2. 凝血功能異常的人使用。 3. 在關節周圍使用。

人中穴

醒神開竅掐人中　調水通經急救穴

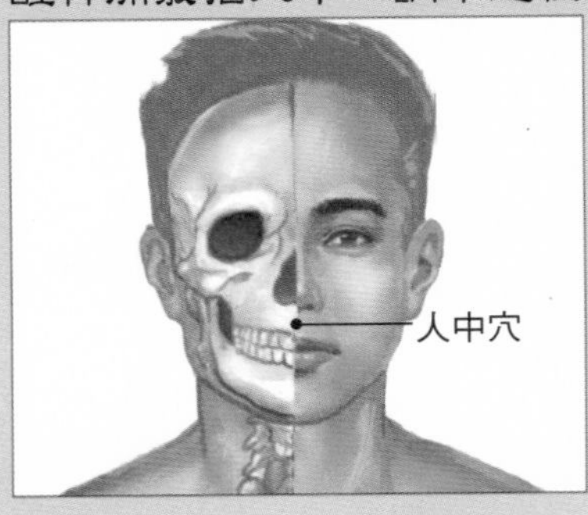

人中穴名字出處

鼻通天氣，口通地氣，這個穴位處在鼻和口中間，也就是天地之間，所以通「中間的人」，因而命名為「人中」。顧名思義，這個穴位處於人體的中部，對於連通人體上下之氣的作用巨大，所以對於改善上下氣不能相接而引起的昏迷症狀效果顯著。

人中穴位置

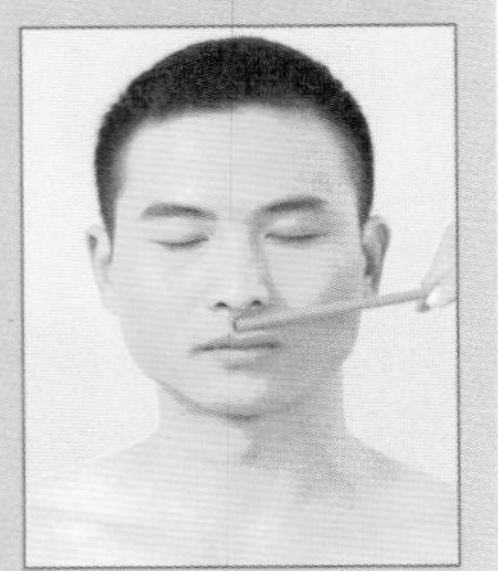

歸經：督脈（奇經八脈系統）。

解剖結構：深層肌肉是口輪匝肌，血管主要是唇上淺動脈、靜脈，神經分布是面神經頰支和眶下神經分支。

定位：在面部，人中溝的上1/3與中1/3交點處。

快速取穴法：鼻子與嘴唇上部的皮膚交接的地方略向上一點兒（右圖）。

人中穴功效

按摩人中的作用

清熱息風：按摩人中可以緩解和改善腦卒中引起的突然昏倒、牙關緊閉、中暑、癲癇、躁狂、急驚風、口眼歪斜等症狀。

甦厥醒神：按摩人中可以緩解昏迷、暈厥、產後血暈、癔病等神志不清的急性症狀。

通調水液：按摩人中可以有效緩解消渴、黃疸、遍身水腫等症。

人中使用皮膚針的作用

緩急止痛：在人中使用皮膚針，對緩解急性扭傷的腰痛、腰脊疼痛等不適有良好效果。

清熱醒神：在人中使用皮膚針，還可以緩解中暑、癲癇、躁狂、急驚風、口眼歪斜、牙關緊閉等症。

人中穴適用的人群

人中是督脈、手陽明大腸經和足陽明胃經3條經脈的交會穴，有醒神開竅之長，是急救要穴之一。但是由於位置在鼻子和嘴巴之間，有著很多比較敏感的神經末梢，感覺相當強烈，一般非到特殊時刻不用，但是它的重要作用有時候又是別的穴位代替不了的。所以，大家在使用這個穴位的時候就要明確什麼時候該用，用的時候又該怎麼用。

什麼年齡段的人適合使用人中

原則上，各個年齡段的人對人中穴都沒有禁忌，緊急情況下都可以選擇使用。

什麼體質的人適合使用人中

◎**神志不清**：這種體質的人多因受過嚴重的精神刺激，時而表情淡漠、悶悶不樂、目光呆滯，時而絮絮叨叨、囉嗦不停、情緒激動、又哭又鬧、躁動不安、六親不認、胡言亂語、打人毀物等，即人們所說的「精神病」。

◎**風痰蒙竅**：這種體質的人多由身體虛弱，繼而感受風邪而形成的。可發展為癲癇、躁狂、急驚風、口眼歪斜、牙關緊閉等，還可能表現為經常性的頭昏、血壓偏高，這種體質的人容易因為肝陽上亢、風痰上擾、蒙蔽腦竅而昏倒。而且，體質虛弱的人容易在夏天過於炎熱或周圍空氣過於憋悶時昏倒。

◎**代謝失調**：可能表現為消化功能亢奮、容易饑餓、口乾舌燥、易口渴、面色皮膚均泛黃、全身水腫等。

◎**痛症**：可能表現為牙痛、腰扭傷後的腰脊強痛等。

養生專家告訴你　使用人中需要注意什麼

人中位於口鼻之間，外有肌肉，內有堅固的牙根，非常安全，但是因為穴位的感覺太強，所以在具體使用的時候也有很多需要注意的地方。

◎按摩時手法宜重。一般可選擇掐法，注意掐的時候手指垂直用力，不可摳動，以免損傷皮膚。

◎使用掐法之後，應用拇指的螺紋面輕揉掐過的皮膚，以緩解疼痛。

◎皮膚針叩刺手法宜輕快，並且不要叩刺出血。

◎用人中來急救，只能暫時使患者恢復意識，不能根治患者的疾病，還應送醫院做進一步的系統治療。

人中穴養生小故事

想必大家對用人中來急救這個常識都不會陌生，又加上我們前面也向您介紹了這麼多，我想大家對這個穴位應當已經有了一定的理論性認識。那麼接下來，我們就將這種理論性的認識再深入到現實的應用中去，讓大家再一次領略這個穴位的真實魅力。

我們的前輩是如何利用人中的

著名針灸大師許式謙大夫的醫案裡記載著這麼一個故事：有個姓甄的男孩，經常與人打架。某一天，他與別人打架的時候，被人打了頭部和右邊的脖子，當時就昏迷了，兩個多小時後，他才醒過來。在這之後，他就經常會出現抽搐、語言不流利等症狀。他去過很多醫院，都被診斷為腦震盪的後遺症，但是治療了很久，身體卻並沒有任何的起色。他的父母很著急，到處打聽有沒有好大夫。過了一段時間，他們聽說許式謙大夫醫術很高，就帶著孩子上門求醫。

孩子到許大夫門診的時候，頭還在隱隱作痛，全身不時地抽搐，連話都說不了。許大夫給他做了仔細的檢查，發現他的神志還算清楚，其他情況也還算良好，就是語言一點兒也不流利，而且每隔幾分鐘就要抽搐一次。不抽搐的時候，他的四肢活動並沒有什麼大礙，肌腱反射也還正常。綜合了上述情況後，許大夫對男孩的家長說：「這個孩子是因為驚嚇過度而傷及了魂魄，而不是腦震盪引起的，應該用鎮靜安神的方法來改善症狀。」

男孩入院的當天，許大夫給他扎了針，穴位用的是人中和承漿。針一扎上，他就停止抽搐了。留針一個半小時再起針後，他說話就比以前流利多了。第2天巡房的時候，男孩陳述說，夜間沒有再出現抽搐了，只是還有一點兒頭痛，影響

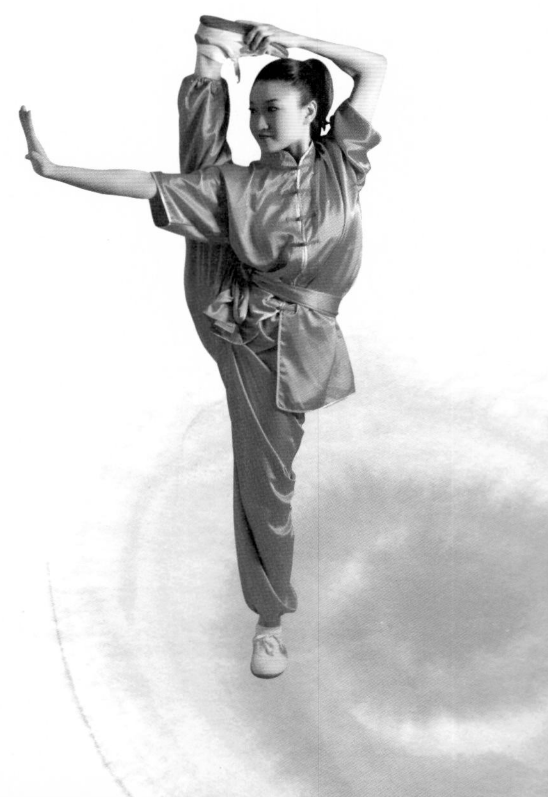

到了睡眠。這次，許大夫還是給他扎了人中和承漿兩個穴，但是留針的時間延長到了兩個小時。第3天的時候，男孩就說頭痛減輕了，睡眠也好多了，已經可以在院中散步。但是，許大夫仍然給他扎了那兩個穴位，只是這次留針時間更長，留了3小時。就這樣，總共扎5天針，所有症狀就全部消失了。之後，他辦理了出院手續。後來追蹤一年，沒有發現男孩的病有復發的跡象。

現代人如何利用人中

被譽為西北針王的鄭魁山教授在他的醫案中記載了這樣一件事：有位30歲的女性被她丈夫帶著去看急診。她的丈夫陳述說，她3年前因為生氣得過精神病，曾經在某醫院被診斷為「精神分裂症」。經過治療，當時有些效果，但以後每當生氣或受到刺激時她就會發病。來看病的前一天晚上，她因為生氣又突然發病，先是表情淡漠、悶悶不樂，後來就開始胡言亂語，但是絮絮叨叨，情緒激動，而且一會兒哭一會兒鬧的，還全身抽搐。當時，鄭教授看她面色蒼白、躁動不安、胡言亂語、又哭又鬧、目光直視，但是相當呆滯，脈象也比較沉弦。於是，鄭教授當即給她針了人中，強刺激，一直到她流眼淚。針後沒多久，病人就安靜下來了。然後，鄭教授考慮到她心氣鬱結、肝風內動，應當寧心安神、平肝息風，於是在她神志清醒時加針了大陵、內關、行間、三陰交等穴，留針20分鐘。第2天複診時，她丈夫說妻子病情仍有發作。於是，鄭教授仍照前法，先強刺激人中，再加些寧心安神、平肝息風的穴位。治療到第6天時，病人症狀已經消失，基本和正常人一樣了。之後追蹤了兩年，未見其病情復發。

她面色蒼白，躁動不安，胡言亂語，又哭又鬧，目光直視，但是相當呆滯，脈象也比較沉弦。於是，鄭教授當即給她針了人中，強刺激，一直到她流眼淚。針後沒多久，病人就安靜下來了。

還有一位姓鄭的男子，18歲。有一天，他被幾個身強力壯的男子架著過來看病。他父親替他陳述說，半個月前有人要強佔他的房子，他一時想不開，一夜沒睡，自言自語，直到天亮。第2天，他就忽然開始打人罵人，六親不認，在街上亂跑，而且特別有勁，跑得也特別快，經常要好幾個人才能把他強行帶回家。而且，他有時不吃不喝，有時又亂吃東西。家人實在是沒有辦法，聽說鄭教授專看這種怪病，就帶他過來看看。鄭教授發現他滿臉怒容、兩眼發紅、目光直視、胡言亂語、脈象弦滑，要看他的舌象，但他根本就不配合，嘴巴緊閉。當時，鄭教授就取出針來，也是先給他扎了人中，強刺激，使他流淚。等他稍稍安靜下來，鄭教授考慮他是因為怒氣傷肝、風痰上擾神明，應當祛風降逆、豁痰醒神，便加了風池、百會、內關、丰隆等穴位。同樣的方法連續針了5天後，病人便不再亂跑亂說，精神也有所好轉了。20天後，病人的面色、眼神、精神均恢復正常，睡眠良好，舌苔脈象均正常了，於是就停止治療。之後追蹤兩年，沒見復發過。

刺激人中穴的具體方法

按摩

按摩手法

◎**掐法**：用拇指掐人中，力道適中（圖①）。

◎**按揉法**：用中指按揉人中（圖②）。

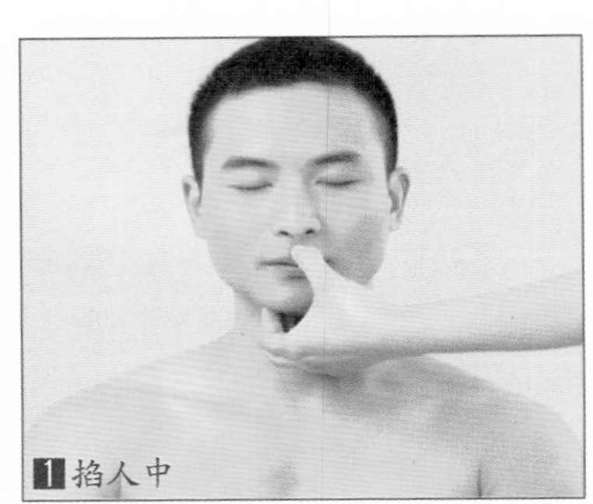

1 掐人中

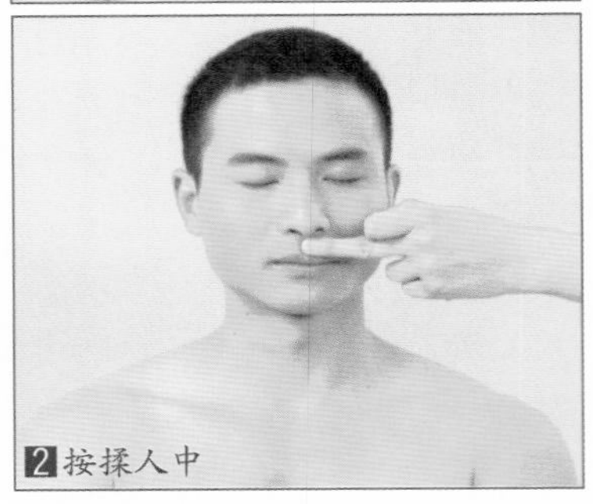

2 按揉人中

具體操作

先用掐法1～2分鐘，之後再用按揉法放鬆局部皮膚。

適用病症

中暑、癲癇、躁狂等問題；腦中風、消渴等疾病。

常用配伍

◎**消渴、水腫、黃疸**：常配合陰陵泉。

◎**急症**：常配合使用湧泉。

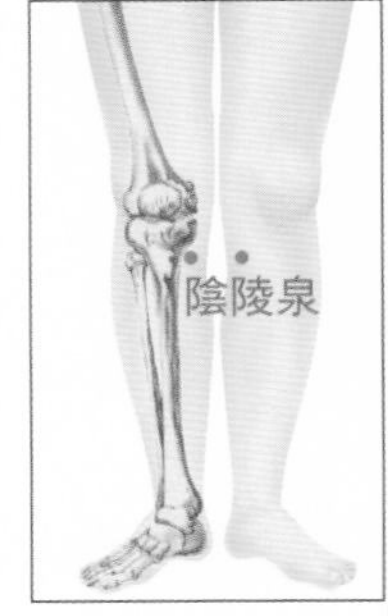

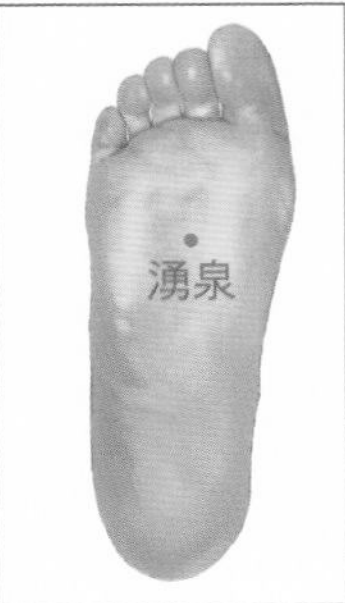

日常宜忌

有水液代謝問題者應增加運動量。

皮膚針

具體操作

將針尖垂直叩打在皮膚上，立即提起，反覆操作（圖③）。

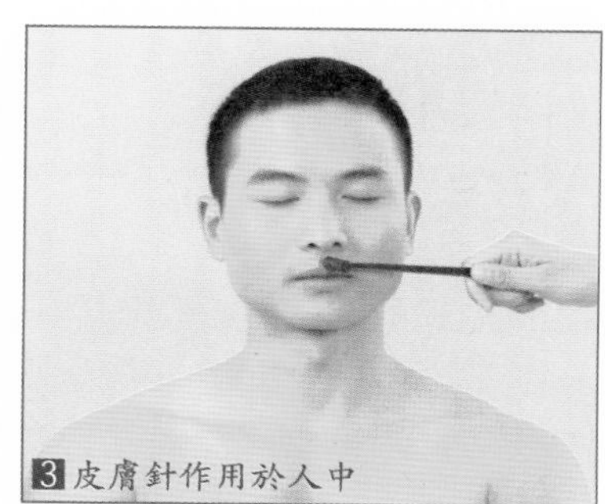
3 皮膚針作用於人中

適用病症

急性扭傷的腰痛、腰脊疼痛等不適；熱病導致的病症，如中暑後的高熱、牙關緊閉等。

常用配伍

◎**急性腰扭傷**：常配合使用後溪。
◎**高熱**：常配合使用大椎。
◎**昏迷**：常配合使用百會、十宣、湧泉。
◎**中暑**：常配合使用委中、尺澤。
◎**癲狂**：常配合使用內關。
◎**月經不調**：常配合使用三陰交、血海。

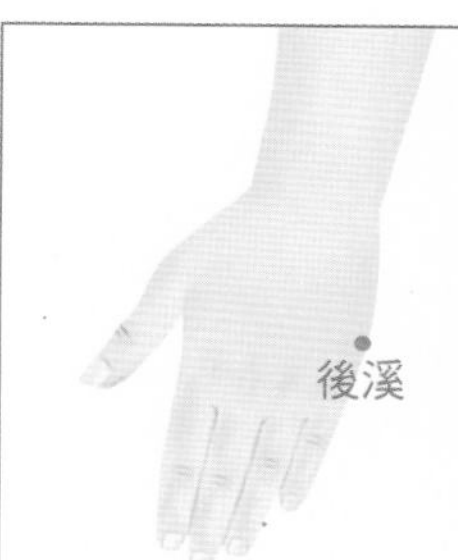

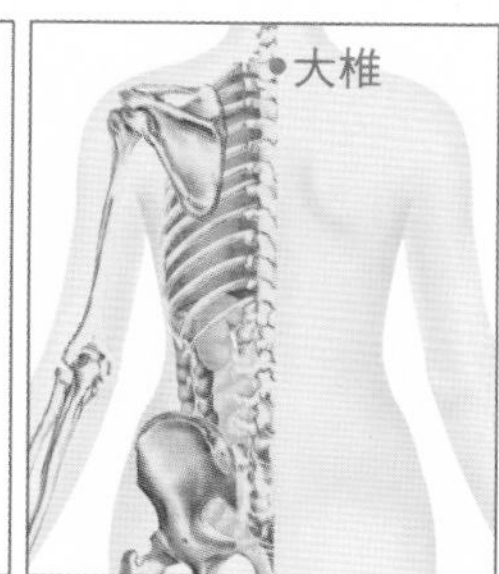

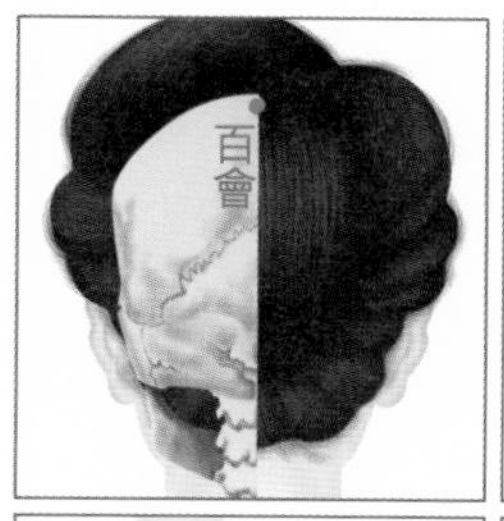

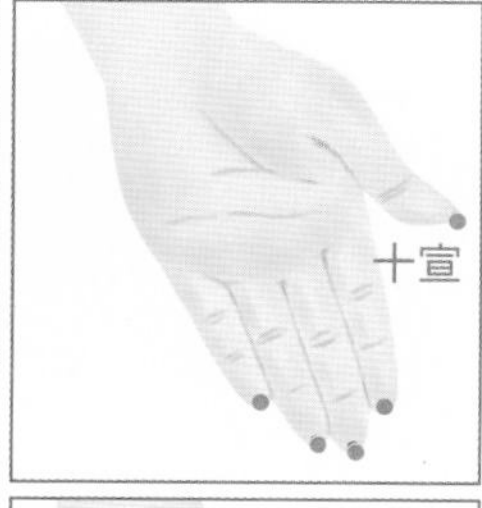

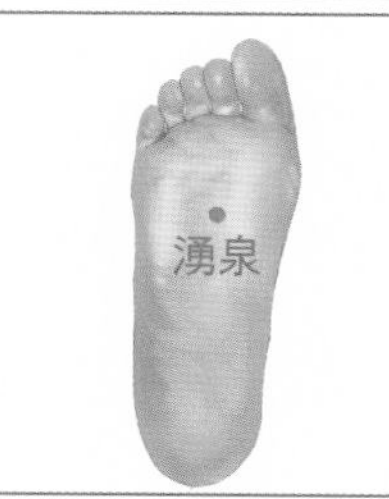

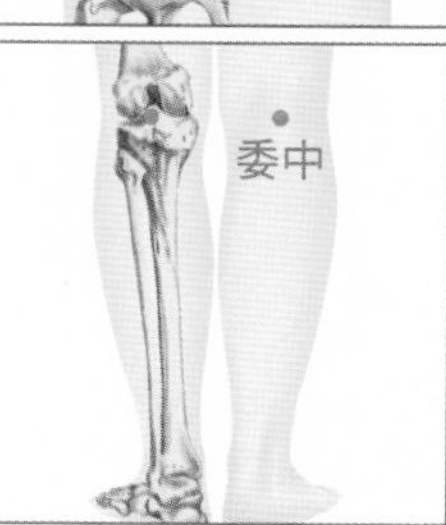

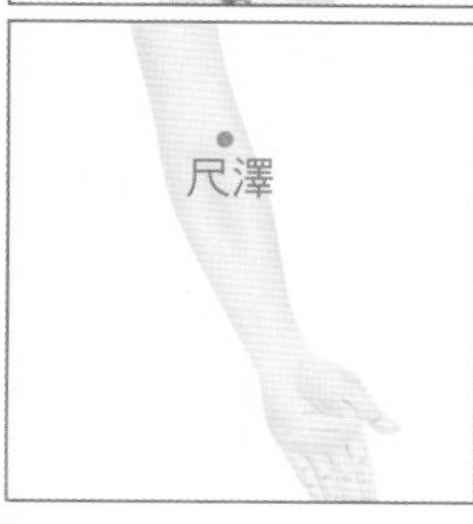

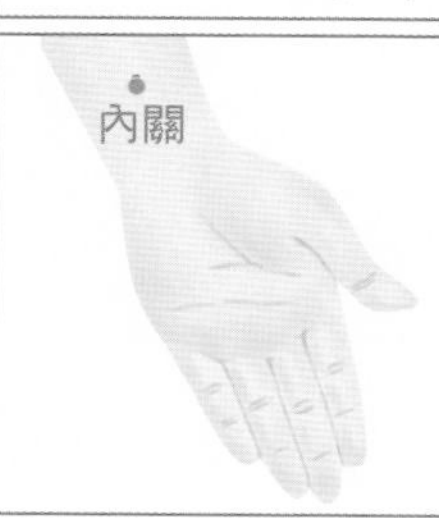

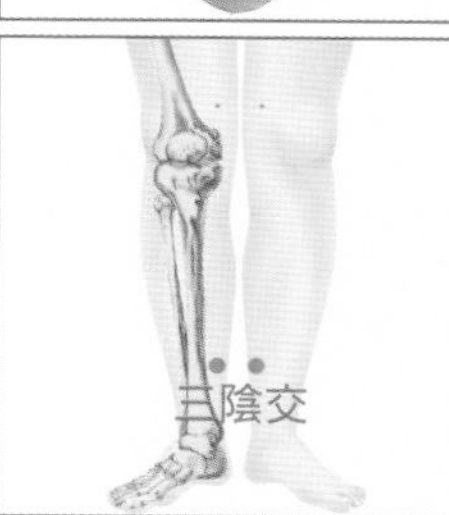

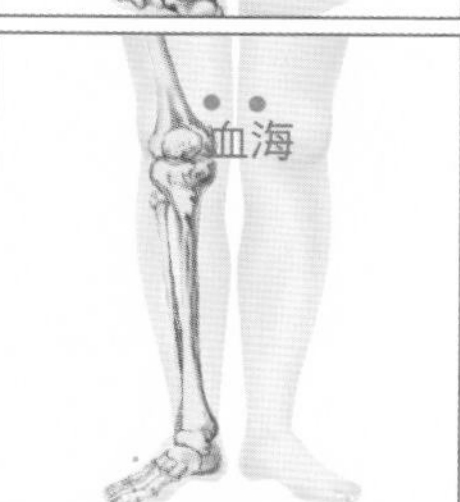

日常宜忌

1.急性腰扭傷者24小時內不要做熱敷。

2.高熱的患者一定要注意補充充足的淡鹽水。

養生專家告訴你　**人中穴的妙用**

1. 人中是急救要穴。當患者出現昏迷、休克時，醫者用食、中兩指端置於拇指面，以增強拇指的指力，用拇指端按於患者唇溝的中上處頂推，進行強刺激，每分鐘20～40次，可使患者很快甦醒。
2. 感冒時，只要在人中、太陽兩側多塗些牙膏，就能防止打噴嚏。
3. 如果出現腿或腳抽筋的症狀，可用拇指和食指捏住人中，持續用力捏20～30秒，通常抽筋的肌肉就可鬆弛，疼痛也隨之解除。
4. 工作之餘，取坐姿，以中指尖按揉人中1～2分鐘，可緩解慢性腰痛。

風池穴

風池一穴鎖頭顱　內風外風一併除

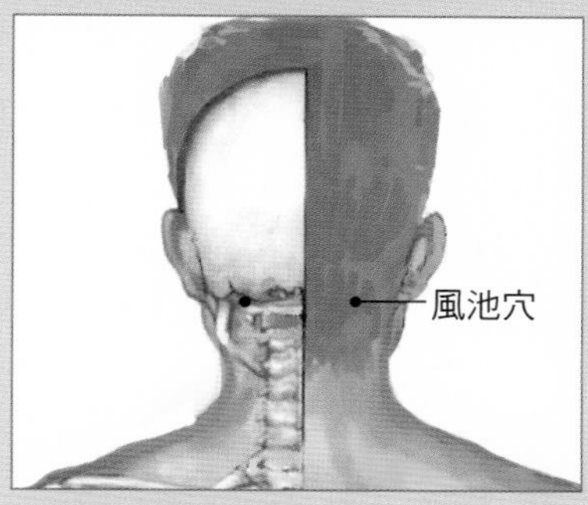

《風池穴名字出處》

風池這個穴是風邪進入人腦的關卡，也是頭部與身體交接處的大穴。風池中的「池」原意是指水的匯集，這裡是指風會聚的地方，也就是說，這個穴是人體中的風會聚的地方。而這裡的「風」包含了外來的風邪和身體內產生的內風。

風池穴位置

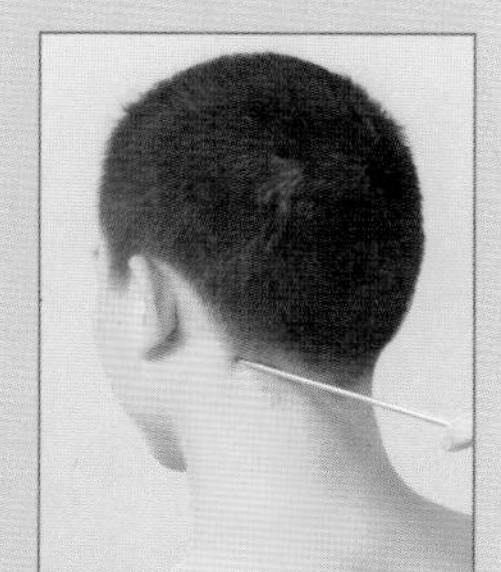

歸經：足少陽膽經。

解剖結構：在胸鎖乳突肌和斜方肌止點的凹陷中，它的深層是頭夾肌，並且有枕動脈、枕靜脈及枕小神經分布。

定位：胸鎖乳突肌與斜方肌之間的凹陷中，與風府相平。

快速取穴法：後正中線上1寸和耳垂後凹陷連線的中點（右圖）。

風池穴功效

按摩風池的作用

驅除外風：按摩風池可以有效緩解感受外邪導致的感冒、頭痛、頭部昏重等疾病。

平息內風：按摩風池可以有效緩解內風引起的血壓不穩、頭脹、語言不流利等問題。

通絡醒神：按摩風池對於頭暈、嗜睡等與頸項和頭部關係密切的一系列症狀也有很好的預防和改善作用。

艾灸風池的作用

升陽益智：艾灸風池對頭部供血不足所引起的失眠、健忘、精神不濟有明顯的改善作用。

通絡祛風：艾灸風池對於體質虛弱的人，由於外感風寒而導致的項背部不適、感冒、後頭痛等有著意想不到的效果。

風池穴適用的人群

是不是每個人都適合使用風池呢？或者說，什麼情況下，我們才可以使用風池呢？

什麼年齡段的人適合使用風池

原則上，各個年齡段的人都可以使用風池來進行保健。其中，中青年和老年人既可以用按摩的方法，又可以用艾灸的方法；而對於兒童來說，由於他們這個年齡段生機旺盛，所以盡量不要使用艾灸的方法，只使用按摩的方法就可以了。

什麼體質的人適合使用風池

◎**正氣不足，易感外邪**：這類人通常不是過瘦就是過胖，平時缺少運動，容易感冒；動不動就氣喘吁吁，滿頭大汗；胃口比較差，排便一般都有問題；面色萎黃或蒼白；日常精力比較差，容易疲勞；與一般人相比，難以適應溫度的變化。

◎**陰虛陽亢，內風妄動**：這一人群通常都存在情緒上的問題，煩躁不安、情緒暴躁；說話聲音洪亮，語速比較快，辦事俐落；多數人體型偏瘦，經常會出現眼乾、眼脹、口舌生瘡、牙齦腫痛、脇肋部不適、腰痠等症狀；容易患高血壓、心臟病等心腦血管疾病，嚴重者會出現腦溢血或者腦梗塞等問題。

養生專家告訴你　使用風池需要注意什麼

由於風池十分接近延髓的部位，所以即使我們日常保健所用的按摩或艾灸的方法十分安全，但有一些問題還是需要注意的。

◎按摩的時候，手指的力道要適中，要由輕到重，切不可以使用蠻力。

◎艾灸風池時，要注意不要燒到頭髮，而且艾灸的時間不宜過長，一般來說，以10分鐘左右為宜。

◎老年人在風池慎用艾灸。

◎在開竅醒神時，按摩風池的方向可以斜向上，但手法不宜過重。

◎頸項脆弱，精神不濟：主要表現為各種類型頸椎病所引起的不同症狀，尤其是對椎動脈型頸椎病所引起的頭痛、眩暈、噁心、嘔吐、眼脹等症狀有很好的改善作用，並且對於其他類型的頸椎病引起的頸項不適、易出汗、手麻等表現也有一定的改善作用。

上面三種情況，符合一種就可以使用風池來進行保健，如果同時出現，只要根據具體情況進行綜合使用就可以了。

風池穴養生小故事

在說完了風池的功效、應用等知識之後，我們照例要來講一講風池的前世今生，也就是看看我們的前輩是怎樣使用這樣一個簡單的穴位來改善複雜疾病。

我們的前輩如何利用風池

想必大家都知道華佗為曹操醫治頭風的故事吧，但是由於年代久遠，而且史料的記載也不完整，所以我們難以知道華佗究竟是用何種神奇穴位為曹操緩解了這一病痛的。但是，這裡我們要來講另一個治頭痛的故事。在這個故事裡，治好了病人多年頭痛的卻不折不扣地是風池這個穴位。

在清代的一本醫書中記載了這樣一個病案：在現在的河北省一帶有一戶窮苦人家，家中只有母子二人，母親常年臥病在床，而兒子就靠替富裕人家做長工賺點錢養活自己和母親。有一年秋冬之交，天氣出奇地寒冷，由於天氣變化太大，田裡收成不好，東家給的工錢很少。除了日常的開銷和給母親看病之外，他們已經沒有錢添置冬衣。於是年輕人只好穿著前一年單薄的衣服外出工作，每天回家感到不舒服就喝碗薑湯驅寒。第2天還是照常工作。慢慢的，他偶爾會感覺頭部昏脹，有時候還會出現頭痛的情況，但是因為忍忍就過去了，所以也沒太注意。在那之後的每年冬天，只要有些受涼，他的頭就會非常難受，但是家裡的情況不允許他去醫治自己的病。

終於在某年冬天，他又一次著涼後，頭痛難忍，用什麼辦法都沒法止住。母親忙請來村裡的大夫診治。大夫診過脈之後，說他積寒太重，難以驅除，只能試試喝藥的辦法。但是湯藥吃了十幾副，年輕人的病還是沒有什麼起色。大夫看了這種情況之後，直言自己沒有什麼辦法了，建議他們去找縣城一位姓趙的大夫，或許還有辦法。母親抱著試一試的態度從縣城請來趙大夫。看過病人之後，趙大夫的說法與前一位大夫大致一樣，老母親幾乎失去了信心，但是這位大夫卻讓她不要著急，然後拿出了銀針和艾草。只見他先在年輕人的左右風池各扎了一針，並把艾草搓成條，點燃後順著頭部經絡（督脈、膀胱經和膽經）灸了一會兒，然後又在風池灸了許久，最後撚了一會兒針，就起了針。說來也怪，這針一起，年輕人立即就從床上坐起來，說頭痛已經好了大半。聽到年輕人的話，這位趙大夫才拿起紙筆開了幾副湯藥，囑咐病人按時服用。果然，經過這一次診治，年輕人後來再也沒有犯過頭痛的毛病。

現代人如何利用風池

有一位40多歲的高血壓患者，是一家公司負責人，平時工作壓力大，脾氣十分暴燥，候診時因為等待時間過長，還和我們的工作人員吵了一架。當時，我的老師就偷偷跟我說：「你看吧，這個人的血壓一定很高。」結果等到他看病的時候，發現他果然是來看高血壓的。他的收縮壓達到180毫米汞柱，但是舒張壓卻一點兒也不高。

老師看過他的舌脈之後對他說：「你今天扎一次針吧，看看有沒有效果。」剛開始扎針的時候，他大呼小叫，一直喊痛，等到扎上10分鐘之後竟然呼呼大睡。起了針之後，一量血壓，由剛來時候的180毫米汞柱降到了150毫米汞柱，他也十分驚訝。但問到他能不能持續來扎針的時候，他又支吾了。老師一看這種情況就說：「那教你個簡單的辦法吧，你以後每天下班回家，堅持按揉風池360下，這樣堅持下來，也能產生降壓的作用。」說完，老師就讓他走了。

他的高血壓是單純的肝陽上亢所引起的，這種情況下，經常按壓風池就足以解決問題了。

過了半年左右，有一天又是老師出診，這個病人又來了。老師問

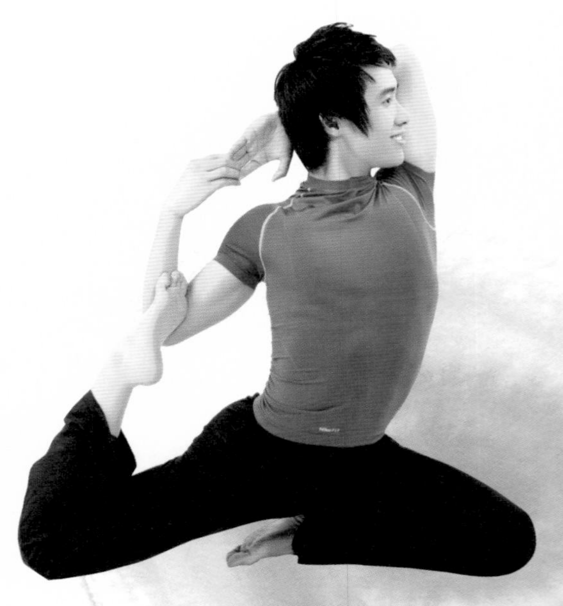

他現在的情況怎麼樣，他說自從按照老師的辦法去做，血壓一天比一天穩定，而且一點一點兒下降，現在已經恢復正常了。他離開之後，老師道出了其中的道理：「這個病人收縮壓很高，但舒張壓不高，說明他的陽亢跟陰虛關係不大，再結合他的一些狀況，可以確定他的高血壓是單純的肝陽上亢所引起的。這種情況下，經常按壓風池就足以解決問題了。

還有一次，一個在外商公司上班的同學打電話給我，說她從去年冬天開始到現在，一直斷斷續續在感冒，吃什麼藥都沒用，而且好像越吃越糟，問我有沒有什麼有效的辦法。我問了一下她的情況，覺得她氣血虛弱，因而才容易感冒，於是建議她吃些中藥。誰知她十分抗拒，說自己吃藥已經吃怕了。於是，我就讓她買了一盒艾條，每天回家讓家人幫她灸風池15分鐘。

一個星期後，她打電話給我，說她的感冒已經好了，整個人也精神了不少。之後，她把自己的這個經驗介紹給公司裡和自己狀況相似的同事，據說效果也都不錯。直到現在，一見面她還一直說我幫她省了不少藥錢呢！

刺激風池穴的具體方法

按摩

按摩手法

◎**按揉法**：將中、食兩指指腹放風池上，稍微用力，然後在穴位上做有一定滲透力的圓形運動，朝向鼻尖用力，力道以受力者能耐受為準（圖①）。

◎**點法**：把中指指腹放在風池上，然後用手腕出力，緩緩地在穴位上進行點按，力道要由小到大，以受力者能耐受為準（圖②）。

◎**擦法**：五指併攏，用小魚際著力於風池皮膚上，然後在穴位皮膚上來回地做小幅度快速摩擦，直到穴位皮膚發熱發紅為止（圖③）。

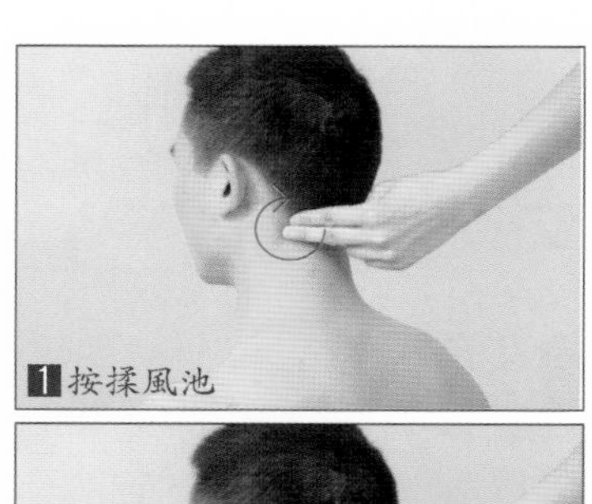

1 按揉風池

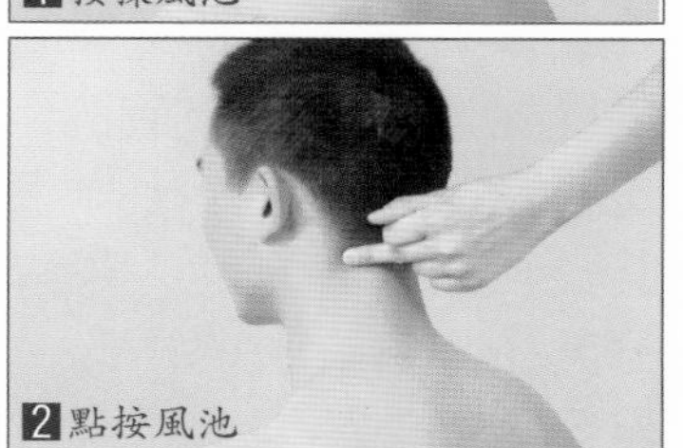

2 點按風池

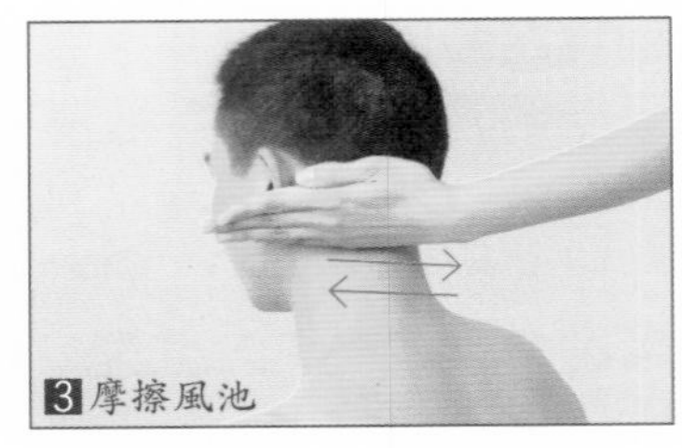
3 摩擦風池

具體操作

先用按揉法在風池上操作1～2分鐘，再用點法在風池上點按30下左右，然後再用擦法擦至穴位發熱，最後用按揉法放鬆即可。

適用病症

外感病邪引起的頭痛、鼻塞、打噴嚏、流鼻涕、全身發熱、四肢怕冷、頸項強直等症；內風引起的高血壓、頭暈、目眩、眼痛、眼脹等症；頸椎病引起的頸背部肌肉不適等症。

常用配伍

◎**外感頭痛**：常配合使用大椎、太陽。
◎**感冒**：常配合使用大椎。
◎**高血壓、頭暈**：常配合使用太沖。
◎**頸背部肌肉不適**：常配合使用頸夾脊。

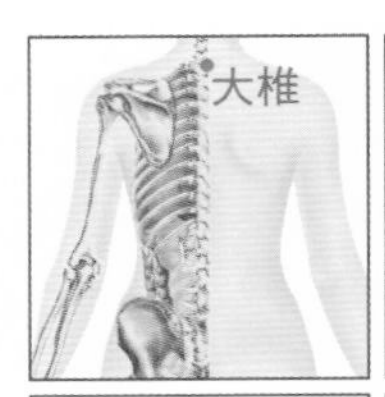

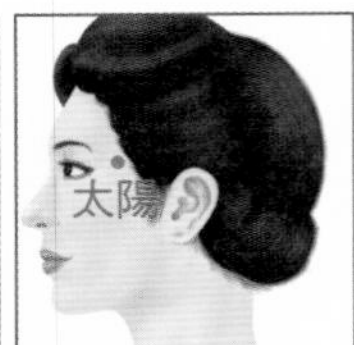

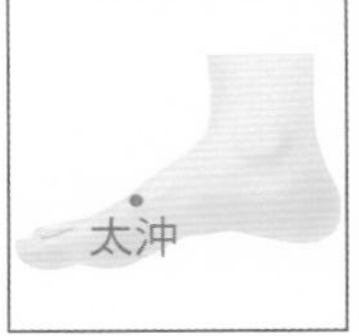

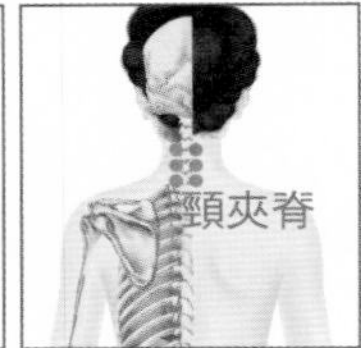

日常宜忌

1.外感頭痛者和感冒者可以配合飲用熱的生薑紅糖水。
2.高血壓、頭昏者要注意放鬆心情。

艾灸

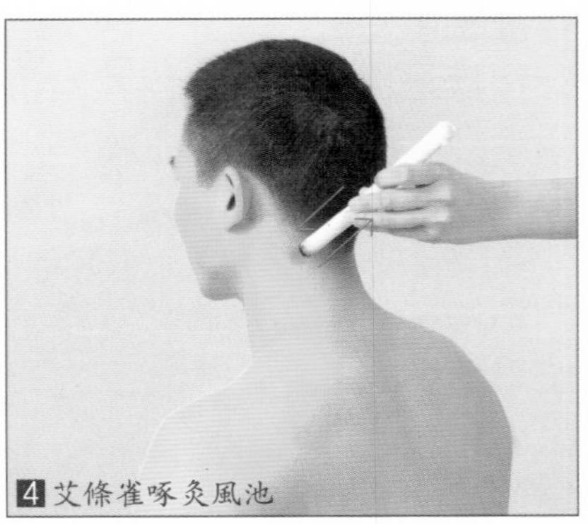
4 艾條雀啄灸風池

艾灸種類

◎**艾條雀啄灸**：將艾條的一端點燃，對準風池， 艾條與皮膚的距離不固定，而是像鳥啄食一樣一上一下地運動來進行艾灸。進行操作的人可以把食指和中指分開，放在穴位的兩側，這樣可以透過自己手指的感覺來預測被艾灸者的受熱程度，可以防止燙傷（圖④）。

具體操作

用艾條雀啄灸的方法在風池上燻灸，時間10分鐘或以患者感到溫熱舒服為準。但要注意，在艾灸過程中要及時將灰撣落，且不要用嘴吹艾條，讓其自然燃燒。

適用病症

頭部氣血不足而引起的記憶力下降、面色蒼白、容易感冒、頭部昏沉等症狀；頸項經脈失調而引起的頸部僵硬及一系列頭頸部問題。

常用配伍

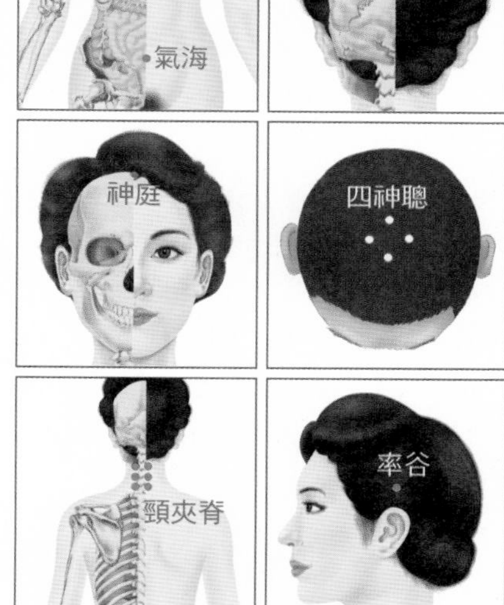

◎**氣虛易感**：常配合使用氣海、百會。
◎**記憶力下降**：常配合使用神庭、四神聰。
◎**頸部僵硬**：常配合使用頸夾脊。
◎**頭部昏沉**：常配合使用率谷。

日常宜忌

1.氣虛易感者平時可以多吃一些如山藥之類的補肺、脾之氣的食物，以及靈芝、西洋參、冬蟲夏草等補品；多做運動，尤其是戶外運動；工作不要過於勞累，尤其忌熬夜。

2.記憶力下降者可以多吃核桃、胡桃、碧根果等堅果類食品，以及黑豆、豆豉等豆類及其發酵品；生活上也是要忌熬夜，保證充足的睡眠。

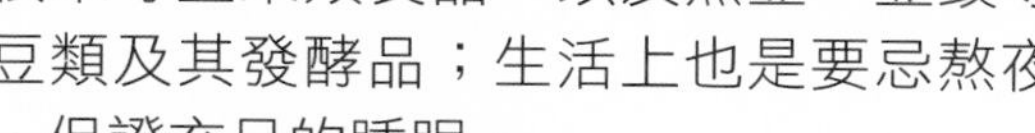
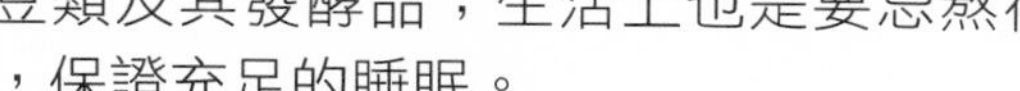

3.頸部僵硬的人首先應當選擇高度合適的枕頭，要用蕎麥皮、茶葉等硬性材料做的枕頭；長時間坐立後要在頸項部做一些搖頭、搖肩的放鬆動作。

太陽穴

泄火明目神志清 太陽高懸去頭疾

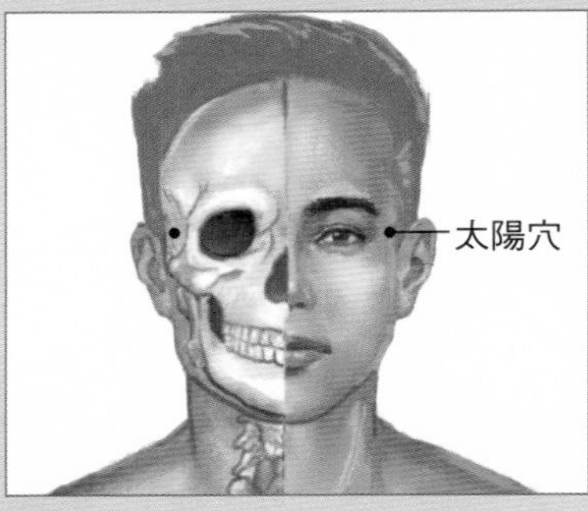

《太陽穴名字出處》

我們可以想像，自然界有了太陽，天地就會變得明亮。人體也是這樣，太陽這個穴位也有使人感覺更加明亮的作用，這一作用就反應在它泄火明目的作用上。另一方面，太陽位於人體的頭部，也有清頭目、改善頭部疾病症狀的作用。

太陽穴位置

歸經：十四經之外，為經外奇穴。

解剖結構：在顳筋膜及顳肌中，其下有顳淺動脈、顳淺靜脈、三叉神經第2、3支的分支以及面神經顳支經過。

定位：眉梢與外眼角之間向後約1寸處的凹陷中。

快速取穴法：將拇指橫紋平放在眉梢和外眼角之間，拇指橫紋外側即是（右圖）。

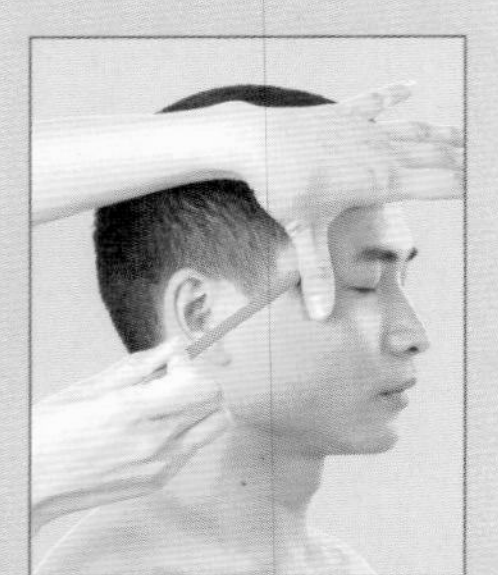

太陽穴功效

按摩太陽的作用

開竅醒神：按摩太陽可以改善頭部昏沉、神志不清、精神不振等病症。

通絡止痛：按摩太陽對絕大多數的頭痛都有比較理想的功效。

清竅明目：按摩太陽對於眼部疲勞、乾澀、刺痛、假性近視、視網膜病變等效果明顯。

刮痧太陽的作用

通絡瀉熱：在太陽使用刮痧的方法可以改善頭痛、失眠、發熱等症狀。

太陽使用皮膚針的作用

通絡止痛：在太陽使用皮膚針可以治療頑固性頭痛，收效甚佳。

太陽穴適用的人群和使用宜忌

太陽作為人體最重要的經外奇穴之一，使用範圍很廣，但值得注意的是，不同的人使用太陽時應當配合不同的手段，否則也會出現問題。

哪些人群適合使用太陽

從年齡上來說，按摩太陽適合所有人；在太陽進行刮痧僅適合成年人；而用皮膚針在太陽進行叩刺，則多用於嬰幼兒及青少年。

從體質上來說，按摩太陽適合所有人；在太陽刮痧適合體質偏壯實的人；用皮膚針對太陽進行叩刺，則適用於所有的青少年。

如何更合理地使用太陽穴

按摩太陽既可以在身體沒有不舒服的感覺時用於預防性保健，也可以在身體不適時進行治療性保健；在太陽進行貼敷主要是在身體不適時使用；艾灸太陽既可以做預防性保健，又可以做治療性保健；在太陽進行刮痧則主要用於治療性保健；用皮膚針在太陽進行叩刺，主要是在身體功能出現異常時才使用的。

如何掌握使用太陽穴的程度

按摩的手法應當輕柔，通常每次10～15分鐘，自己感覺舒服時就可以了。

同時，刮痧手法不宜過重，當太陽穴出現痧點或者痧條時即可。另外，對青少年使用皮膚針叩刺，應當叩到局部的皮膚變紅而沒有出血或有微微的滲血；對嬰幼兒使用皮膚針叩刺，只需要皮膚微微的發紅就可以了。

養生專家告訴你　使用太陽穴需要注意什麼

雖然太陽穴的使用範圍很廣，但由於它的深層是整個顱骨中最薄弱的地方，所以使用時有一定的風險。那麼，在使用太陽時我們應當注意些什麼呢？

◎按摩時手法不宜過重，應當由輕到重，逐漸找到適宜的力道，切忌使用暴力，或者突然出力。

◎由於太陽穴在面部，所以使用刮痧的方法時，出痧不宜過多，只要有輕微的痧點就可以了。

◎在太陽穴使用皮膚針時不要求出血，只要穴位皮膚變紅即可。

◎血友病患者、凝血因數異常、糖尿病患者不能使用皮膚針、刮痧的方法，使用艾灸時尤其注意不要燙傷。

太陽穴養生小故事

經過前面的介紹，想必大家對於太陽這個穴位已經有了一個整體的認識。那麼，這個穴位在實際使用時真有效嗎？看完下面幾個例子，你就心中有數了。

我們的前輩如何利用太陽穴

元代羅天益的《衛生寶鑑》中記載過這樣一個故事：朝中一位姓楊的參政，已經73歲了，常年患有眩暈等病。有一年春天，他又感覺到天旋地轉、眼前發黑、視物模糊、噁心、想吐又吐不出來，還伴有煩悶、偏頭痛，前額和側頭部微微紅腫，並且顏色發紅，臉頰顏色也是紅的，從腳踝往下都是涼的。他找了很多大夫治療，都沒有什麼效果，於是，便求助羅天益，希望他能治好他。

羅天益看過他的狀況，診過舌脈，覺得這位楊老先生一定是年輕時喜歡喝酒，而酒是濕熱很重的一種東西，常年累月下來，這種濕熱積存在身體裡，使得身體中氣的運行受到阻礙，水液的循環變得不順暢。時間長了，受阻的氣變成風熱，不能循環的水液變成了痰熱。這兩種東西留在身體裡，到處流竄，使得身體寒熱不調，陰陽難合，堵到哪裡，哪裡就會出現問題。

《黃帝內經》中說：「治熱以寒」，就是說治療體內的熱，應當用寒涼的方法。羅天益想，雖然這樣的治療原則是對的，但是真正的好大夫應當隨機應變，根據患者的具體情況具體對待。鑒於這位楊老先生年事已高，身體內的氣血已經虛弱，雖然上焦有熱，是一種實症的表現，但是中焦脾胃之氣已經不足，這種情況下怎麼敢再用寒涼的藥物進一步損傷本已不足的脾胃之氣呢？那樣的話，即使這個病能夠治好，恐怕老先生的身體也徹底被毀了。

《黃帝內經》中還說：「熱則疾之……高巔之上，射而取之」。意思就是說，熱病可以用放血的方法進行治療，而放血的地方應當是

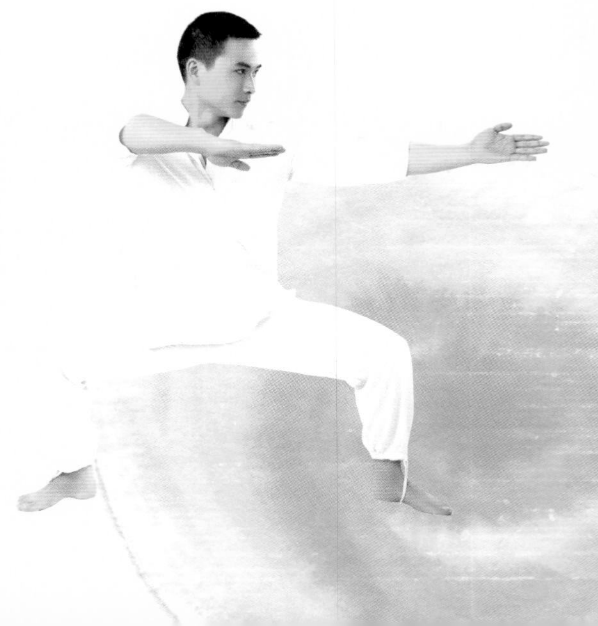

在頭上。於是，羅天益就用三稜針在楊老先生的太陽及其附近點刺放血，共放了二十幾處。只見這些地方出的血結成露珠一般，十分黏稠，而且顏色紫黑。過了沒多久，老先生就覺得頭輕鬆了很多，也不痛了，眼睛也能看清東西了。又過了一會兒，所有的症狀都減輕了。之後羅天益又遵循古法，給楊老先生開了一些中藥進行調理。最後，楊老先生的病總算是痊癒了。

熱病可以用放血的方法進行治療，而放血的地方應當是在頭上。於是羅天益就用三稜針在楊老先生的太陽及其附近點刺放血，共放了二十幾處。

現代人如何利用太陽穴

透過上面這個故事，我們不難看出用太陽穴改善疾病症狀時取效的迅速，也對太陽的療效有了進一步的認可。為了進一步說明它的有效性，我們接著來說一個發生在我們身邊的例子吧。

我的一個遠房伯父，他們家是祖傳的中醫，有很多治病的獨特祕方。有一年發生了這麼一件事：一位媽媽帶著兒子遠道而來，找我的這位伯父給她的孩子治病。我伯父看了孩子的舌脈之後，發現孩子並沒有什麼異常。再仔細一問，伯父恍然大悟，原來這個男孩子正讀高三，第2年6月份就要考大學了，他這次來就是來治眼睛的。

母親的敘述說出了孩子心中的願望。原來，這孩子想當飛行員，但卻遇到了一個麻煩——近視。

我伯父看了看這孩子的情況就接了診，開始用針灸進行治療。治了兩個星期之後，孩子的近視由原來的300度降到了200度，效果還不錯。但麻煩的是，孩子的假期結束，該回去上學了，這下可急壞了母子倆。後來，我伯父給他們想了一個辦法，讓他回家後每天用皮膚針敲穴位，需要敲的穴位總共就3個：太陽、睛明和四白。於是，母子倆就告辭了。

大概過了一年，又是個冬天，這位母親又來到了伯父的診所門口，身後跟著的是一身警服的兒子。伯父見了他們，心中一驚，以為這孩子沒當成飛行員，來找自己「算帳」來了。

誰想，這位母親進門就握住伯父的手，千恩萬謝，並講述了這段時間發生的故事。原來，母親回家後持續每天給孩子敲皮膚針，但是睛明和四白這兩個穴都在骨頭邊上，不好掌握，所以漸漸的，敲打的穴位就由3個變成了太陽一個，只是時間上是原來的3倍，這樣到了孩子體檢的時候，視力已經基本正常。但是，孩子還是沒能通過飛行員體檢的「C」形視力表，只通過了警察大學的體檢，最終考取了警察大學。雖然沒能實現最初的夢想，但多多少少還是沾了一點兒邊，畢竟都是穿制服的。於是，正好趁著孩子放寒假，母親就帶著他一塊兒過來感謝一下我伯父了。

刺激太陽穴的具體方法

按摩

1 按揉太陽

按摩手法

◎**按揉法**：將中、食兩指指腹放在太陽上，稍微用力，然後順時針做有一定滲透力的圓形運動，運動的速度要慢，力道以受力者能耐受為準（圖①）。

◎**點法**：把右手中指指腹放在太陽上，然後用手腕出力，緩緩地在穴位上進行點按，力道要由小到大，以受力者能耐受為準（圖②）。

◎**抅法**：將雙手食指彎成鉤狀，將食指內側面貼緊太陽皮膚，然後用患者能耐受的力量夾住穴位，同時向後進行抅抹（圖③）。

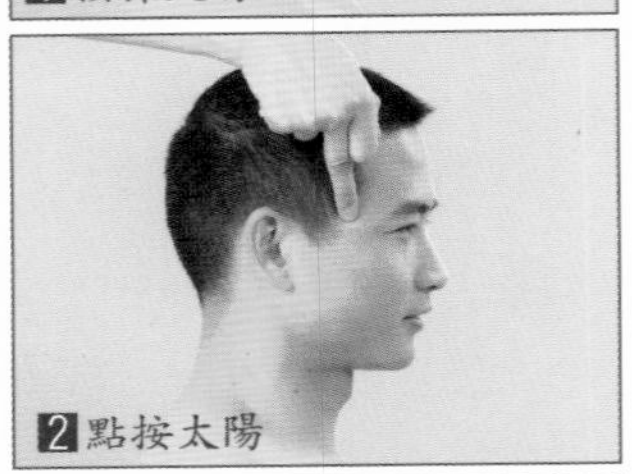

2 點按太陽

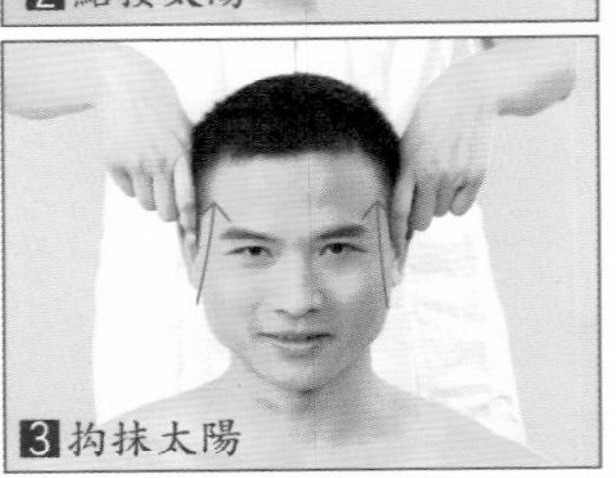

3 抅抹太陽

具體操作

先用按揉法在太陽上按摩1～2分鐘，之後再用點法在穴位上點按30次左右，然後再用抅法抅抹30次左右，最後用按揉法在穴位上按摩半分鐘即可。

適用病症

頭痛、頭暈、頭脹、記憶力下降、失眠、情緒不穩定等頭部及精神疾患；近視、眼睛疲勞等眼部不適。

常用配伍

◎**頭痛**：常配合使用頭維。

◎**偏頭痛**：常配合使用絲竹空。

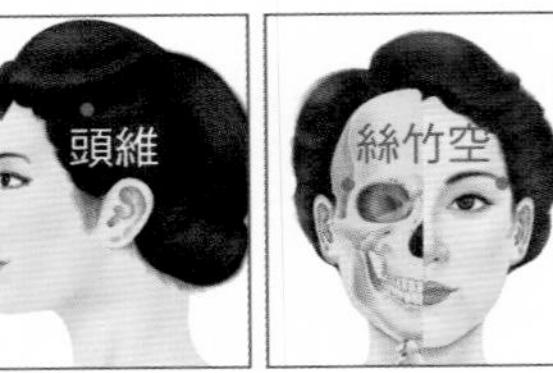

◎近視等眼部疾病：常配合睛明、四白。

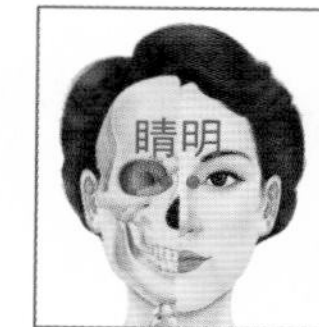

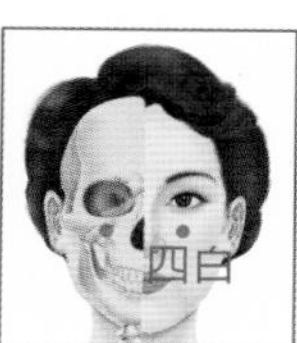

日常宜忌

1.頭痛、偏頭痛者注意頭部保暖並調暢心情。
2.失眠者注意作息規律。
3.眼部不適者注意用眼衛生和用眼習慣。

皮膚針

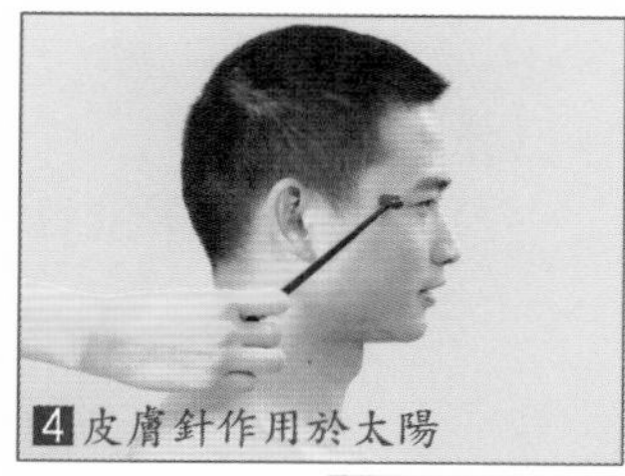
4 皮膚針作用於太陽

具體操作

先將皮膚針和太陽處的皮膚進行消毒，然後用針尖對準叩刺穴位，用手腕出力，將針尖垂直叩打在皮膚上，然後立即提起，如此反覆操作（圖④）。

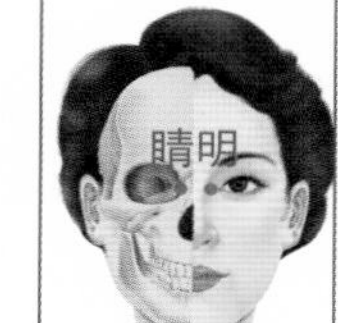

適用病症

青少年近視、弱視、散光等；嬰幼兒發熱、夜啼等。

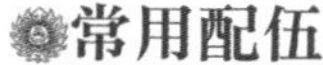

常用配伍

◎青少年近視、弱視、散光：常配合使用睛明、四白。
◎嬰幼兒夜啼：常配合使用四神聰。

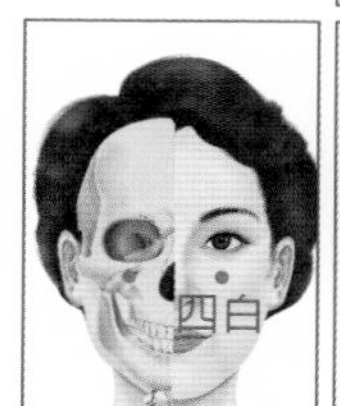

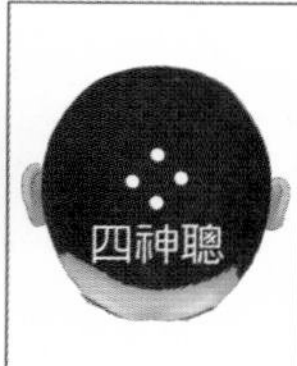

日常宜忌

有眼部疾患者應多吃胡蘿蔔及肝臟，並注意用眼衛生。

刮痧

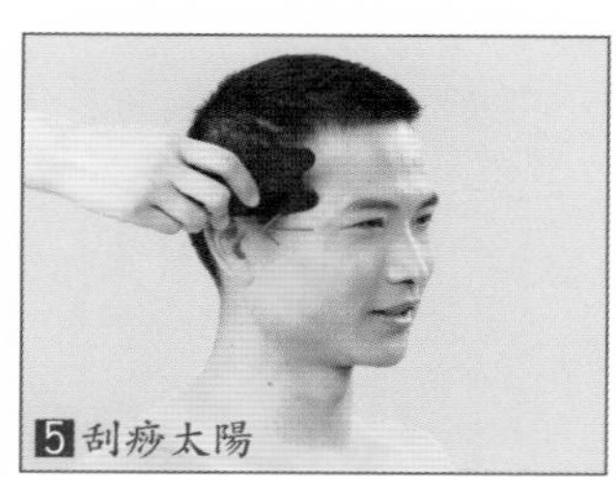
5 刮痧太陽

具體操作

先在太陽上抹上刮痧油，再用刮痧板一角在太陽皮膚上由前向後刮拭，至出現痧點或痧條為止（圖⑤）。

適用病症

頭痛、偏頭痛、失眠、嬰幼兒發熱等。

常用配伍

◎**頭痛**：常配合使用印堂。

◎**偏頭痛**：常配合使用風池。

◎**失眠**：常配合使用安眠。

◎**嬰幼兒發熱**：常配合使用大椎。

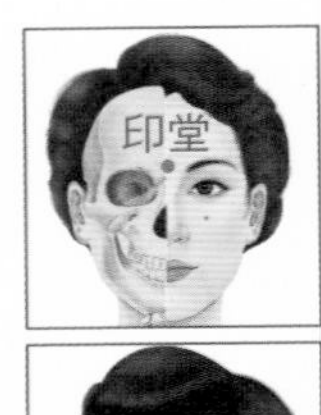

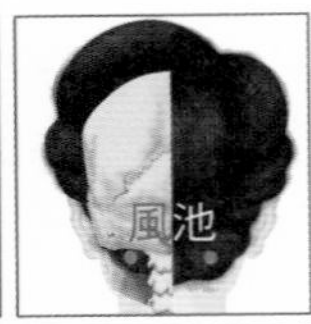

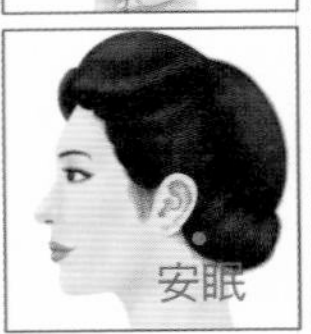

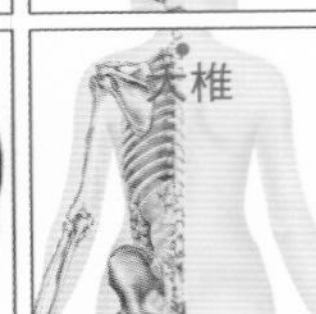

日常宜忌

頭痛、偏頭痛患者應注意睡眠品質。

四白穴

通絡明目找四白　新陳代謝不須待

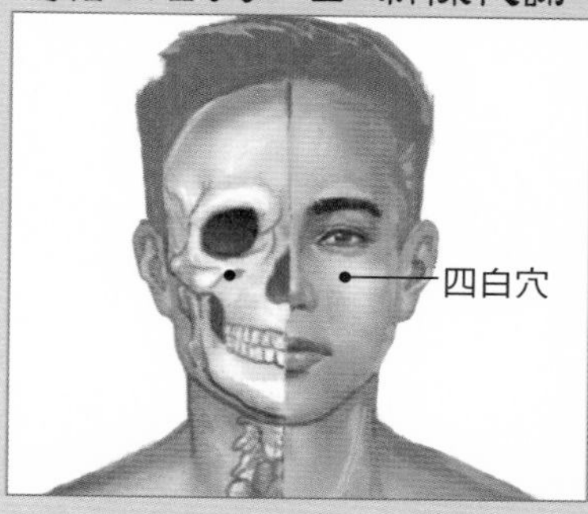

四白穴名字出處

「四白」實際上是「似白」的誤寫，就是說，用了這個穴，眼睛似乎比以前要明亮了，也就是「白」了。而後來人用這個穴位來美白，我們也可以把這個「白」理解成皮膚變白。透過這個名字，我們很容易看出這個穴位的作用，一方面就是治療眼部疾病；另一方面則主要用於面部的其他問題。

四白穴位置

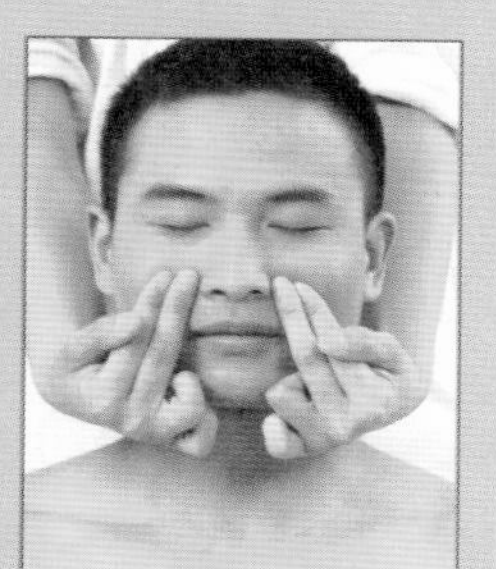

歸經：足陽明胃經。

解剖結構：穴位深層依次是皮膚、皮下組織、眼輪匝肌、眶下孔或上頜骨，神經分布主要是上頜神經的眶下神經。

定位：在面部，瞳孔直下，眶下孔凹陷處。

快速取穴法：正坐位，將食、中指兩指併攏，中指緊貼鼻翼，中指的末端指橫紋平鼻翼的下緣，食指尖下就是（右圖）。

四白穴功效

按摩四白的作用

活血潤目：按摩四白對由工作緊張、休息不足所導致的眼部疲勞、視力下降、兩眼脹痛、眼紅、眼乾問題等有明顯的緩解作用。

通經止痛：按摩四白對面癱、三叉神經痛等問題有著良好的改善作用。

養顏美白：按摩四白還能產生美白皮膚的作用，對於新陳代謝減慢而引起的面部色斑、面色萎黃、面部皺紋等問題，能夠有效地改善。

四白使用皮膚針的作用

開竅醒神：在四白使用皮膚針進行叩刺，對於腦卒中後遺症引起的記憶力下降、反應變慢、情感障礙，甚至是癡呆等腦部問題，都有著不亞於人中的保健作用。

四白穴適用的人群和使用宜忌

四白是人體面部最重要的穴位之一，它位於雙眼下面，正好在顴骨上，位置可謂十分的重要。而在作用上，它不僅是明目要穴，還能夠養顏美容，使人頭腦清醒。這麼重要的一個穴位，我們在使用的時候一定要弄清楚它適合哪些人使用，以及如何使用才能取得更好的治療效果。

哪些人群適合使用四白

原則上，所有人都可以用四白來進行日常的保健。青少年可以用它來預防或治療近視；中壯年人可用它預防黑眼圈和減小眼袋；老年人可以用它來防止老花眼；愛美女性還可以用它來美白養顏。

從年齡上來說，一般情況下，青少年主要使用皮膚針，但叩刺的強度不要太大，平時可以配合按摩；成年人則主要使用按摩的方法。

從適合的疾病來說，患有近視、弱視等眼部疾病的人，以及有腦卒中後遺症、腦竅不通的人適合使用皮膚針叩刺的方法，而其餘的問題則主要是用穴位按摩的方法來解決。

不同方法在四白怎樣使用更合理

按摩的時間一般是15～30分鐘，按摩的力道應當以穴位有明顯的痠脹感為度。皮膚針叩刺的時間不定，需要根據每個人的皮膚狀況而定，原則是不要出血，只要穴位變紅即可。尤其對於青少年來說，他們的皮膚比較嬌嫩，所以叩刺要在他們能耐受的基礎上進行。

養生專家告訴你　**使用四白需要注意什麼**

四白雖然作用很多，也很符合現代人愛美的要求，但是因為它的位置在雙眼的下面，而且它下面的孔中有神經通過，所以危險性相對大一點。因此，我們在使用過程中，對於一些問題還是應當加以注意的。

◎按摩時力道不要過大，應當由小到大，加到合適的力道時再進行長時間按摩。

◎在面部使用皮膚針時，叩刺的力道不可過大，並且不要出血，否則極有可能留下疤痕。

◎凝血功能不佳的人不要使用皮膚針叩刺的方法。

◎為了增加療效，無論是按摩還是使用皮膚針，在使用過程中都要閉上眼睛。

四白穴養生小故事

四白的神奇功效從最開始的單純治療近視，到後來的逐漸應用於美容、顏面神經問題，再到後來的中風恢復，期間經歷了漫長的時間。歷代醫生對於這個穴位的使用也都有自己的心得，而這些心得絕大多數都是在實踐中慢慢總結出來的。撇開古人對於這個穴位的應用不說，我們就來講兩個發生在我們身邊的故事，向大家更進一步說明這個穴位的良好功效。

提起影星趙雅芝，我想幾乎沒有不認識她的人，當年的「白娘子」可謂是深入人心。但是誰又能想到，她當時飾演白娘子的時候已經40多歲了。不僅如此，現在的她，也依然是風采依舊、美麗如初。人們在羨慕和嫉妒她的同時，卻又不得不感嘆歲月對於她真的是格外眷顧。但是，她的美麗也是自己長年累月一點兒一點兒地保養而來的。她曾經毫不避諱地同大家分享她的養生養顏之道，基本是飲食清淡；每週有規律地做1～2次有氧運動；起居有規律、不熬夜等。此外，她還透露了一個她的獨家養顏祕方，就是每天按揉「養顏穴」，其實這個所謂的「養顏穴」就是我們常說的四白。現在我們就教大家兩種經由按摩四白穴、達到美容效果的按摩操。

準備時，先端坐於椅子的前沿1／3處，閉目，自然呼吸，雙腿略寬於肩，鬆肩垂肘，雙手掌心向下放於膝上，意守丹田。

◎消除下眼袋的方法：兩手的食指和中指併攏，並排放在鼻翼的兩側，用食指尖按揉四白50下左右，然後從四白分別向內眼角和外眼角慢慢地推按30次左右，每天做1次。

◎消除魚尾紋的方法：右手食指按揉右眼內眼角，然後沿下眼瞼橫拉至四白。再把左、右食指和中指併攏對齊，分別按壓在鼻翼上緣的兩側，然後以雙手食指指腹分別在面頰中央按揉。按揉時手指不要移動

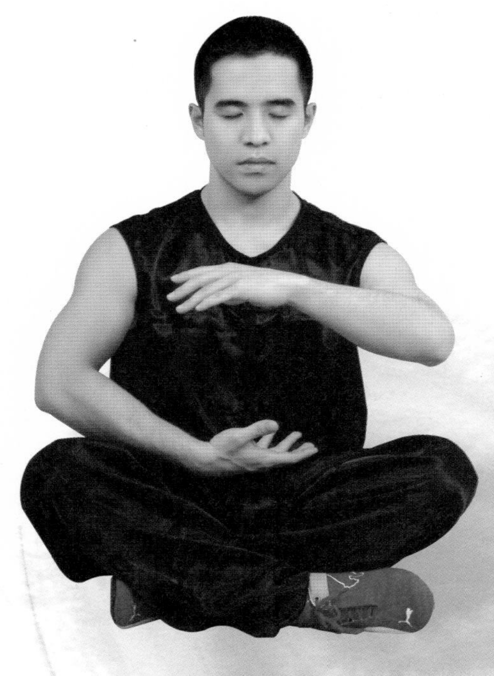

，按揉面不要太大，連做50下。然後向右上方稍稍用力，將食指拉至距太陽2公分處，順時針旋轉9次，同時盡力向上挑眼眉，再將眼球向左右各轉6次。

用了上面的方法，不僅能夠消除眼袋、魚尾紋，而且能使面部的皮膚逐漸變得細膩有光澤、白嫩而富有彈性。

另外一個例子是我在轉科的時候看到的。當時我轉到神經科，這是我們醫院的一個大科，病人非常多，而且這些病人中有很多是來治療腦中風後遺症的。所以，前幾年醫院就特地在這個科建立了一個腦中風復健中心，對腦中風進行專門的研究。在這個過程中，我們就見到了許多並不常見的腦中風後遺症症狀。

這天下午，門診的病人不是特別的多，我們正想著可以休息一下，忽然門口突然來了一大群人，大家一看，恐怕下午的休息又要泡湯了。可是一會兒之後我們發現，原來只有一個病人，其餘的都是家屬。病人50多歲，坐在輪椅上，被家屬前呼後擁地包圍著。他自己則低垂著腦袋，半邊身子不能動，沒法說話，神志也不清楚，所有的病情都是透過家屬你一言我一語地拼湊起來的。明白了病人是屬於腦中風後遺症之後，我們先把病人安置在病床上，只留一個家屬陪同，其餘的都到門口等候，然後用常規的穴位進行治療。因為考慮到病人有神志不清的症狀，所以對他的治療除了恢復肢體功能外，都用人中來醒腦開竅。

主任拿了兩根0.3的粗針，扎在了病人的四白上，然後雙手大幅度地在這兩個穴位上進行提插撚轉。之後，神奇的事情發生了，我們見到病人的眼睛一瞪，感覺以前沒有焦距的眼睛立刻有了焦距，等到撚轉停止後，他的眼神就已完全恢復到正常了。

一個月之後，病人的肢體活動有了明顯的改善，肩、肘等大關節已經能夠做一定程度的運動了，飲食、睡眠也都有了很大的改善。但唯一令人不滿意的就是這個神志的問題，絲毫沒見有什麼起色。家屬也提出要求，看能不能再在這方面加強一點治療強度。我們神經科的主任有著30多年的臨床經驗，但也說這種情況並不多見，考慮一會兒後，他對家屬說：「從下次治療開始，我們把治療方案稍微調整一下，看看會不會有更加明顯的效果。」

第2天病人來的時候，我們就見主任拿了兩根粗針，扎在了病人的四白上，然後雙手大幅度地在這兩個穴位上進行提插撚轉。之後，神奇的事情發生了，我們見到病人的眼睛一瞪，感覺好像以前沒有焦距的眼睛立刻有了焦距，等到撚轉停止後，他的眼神居然已經差不多恢復正常了。主任看了看，滿意地將這兩針起出。看到這個方法對病人很有效，我們在之後的治療過程也每次都會加用這個穴位。一個月以後，這個病人就能夠數數了，家人見了非常高興。

刺激四白穴的具體方法

按摩

按摩手法

◎**點法**：把左手中指指腹放在穴位上，然後用手腕出力，緩緩地在穴位上進行點按，力道要由小到大，以受力者能耐受為準（圖①）。

◎**揉法**：用左手的食、中兩指壓在穴位皮膚上，做輕輕迴旋揉動，操作時手不離開皮膚，使該處的皮下深部組織隨揉動而滑移（圖②）。

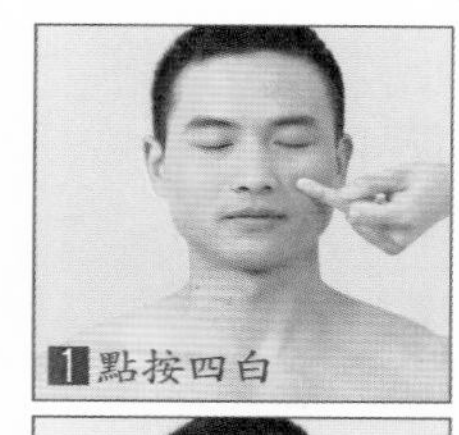
1 點按四白

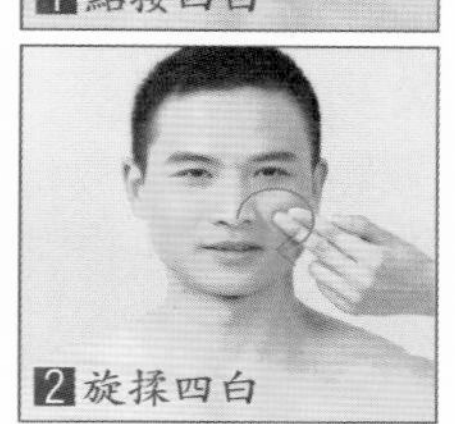
2 旋揉四白

具體操作

先將雙手搓熱，然手用揉法在四白進行輕輕的按揉，時間在3分鐘左右，然後再用點法在這個穴位上輕輕點按150次左右，最後再用揉法放鬆穴位半分鐘左右即可。

適用病症

工作緊張、休息不足所導致的眼部疲勞、視力下降、兩眼脹痛、眼紅、眼乾等問題；近視、老花眼等常見的眼部疾病；面部經脈不通所導致的面癱、顏面神經麻木、三叉神經痛等問題；新陳代謝減慢引起的面部色斑、面色萎黃、面部皺紋等問題。

常用配伍

◎**眼部疲勞**：常配合使用睛明、太陽。

◎**面部問題**：常配合使用陽白、下關。

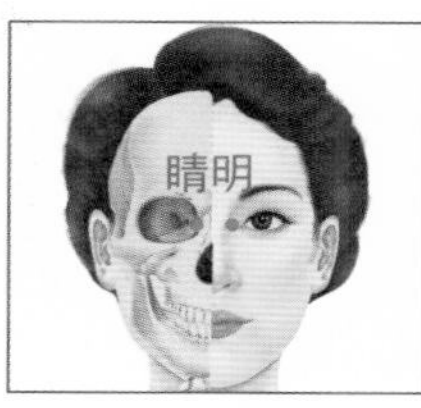

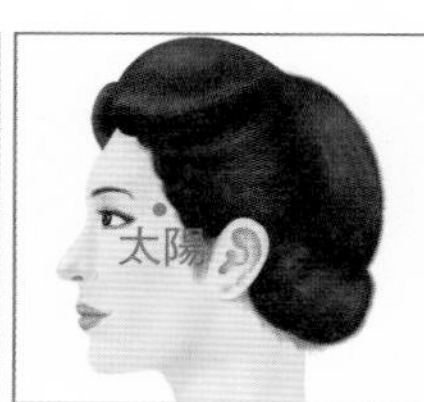

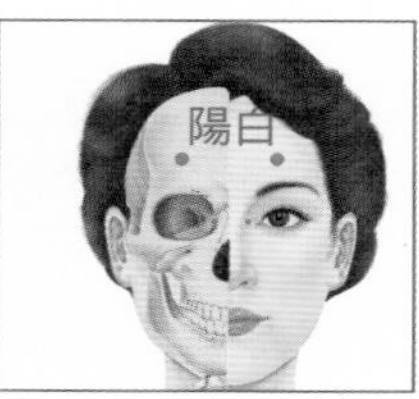

◎**美容養顏**：常配合使用印堂、顴髎。

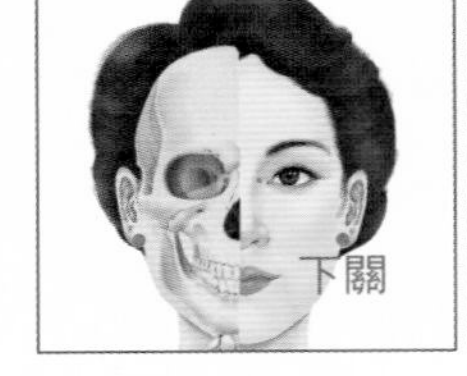

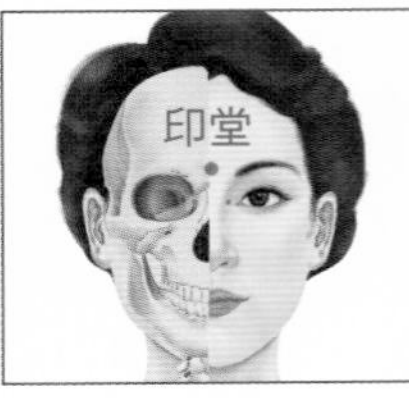

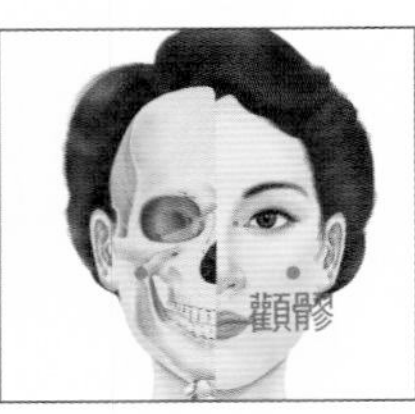

日常宜忌

眼部有問題的人日常可以多喝一些用菊花、枸杞子、決明子等有清肝明目效果的材料沖泡的茶。

皮膚針

具體操作

先將皮膚針對四白處的皮膚進行消毒，然後用針尖對準穴位，用手腕出力，將針尖垂直叩打在皮膚上，然後立即提起，如此反覆操作，直至穴位皮膚變紅為止（圖③）。

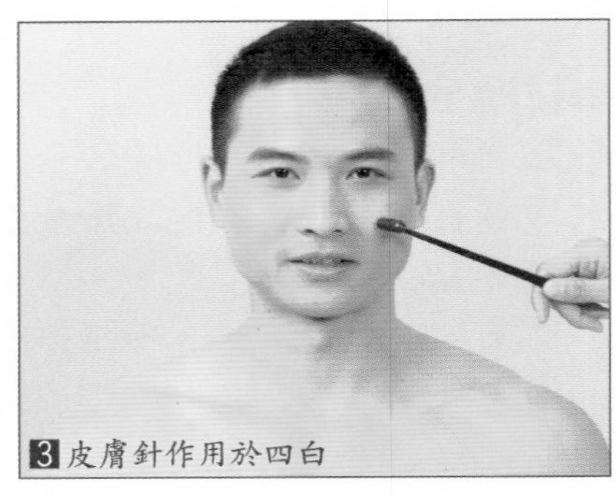
3 皮膚針作用於四白

適用病症

青少年近視、弱視、散光、斜視等常見的眼睛問題；腦中風後遺症引起的記憶力下降、反應變慢、情緒障礙，甚至是癡呆等腦部功能障礙。

常用配伍

◎**青少年近視、弱視、散光**：常配合使用睛明、瞳子、承泣。
◎**青少年斜視**：常配合使用睛明、太陽。
◎**腦中風後腦部障礙**：常配合使用人中、四神聰。

日常宜忌

1.使用皮膚針後12小時內，叩打部位不要沾水；在面部使用皮膚針時，一定要注意叩打的力道不要過大，只要穴位皮膚變紅即可。
2.有眼部疾患的兒童平時可以多吃胡蘿蔔及動物肝臟；注意養成良好的用眼習慣

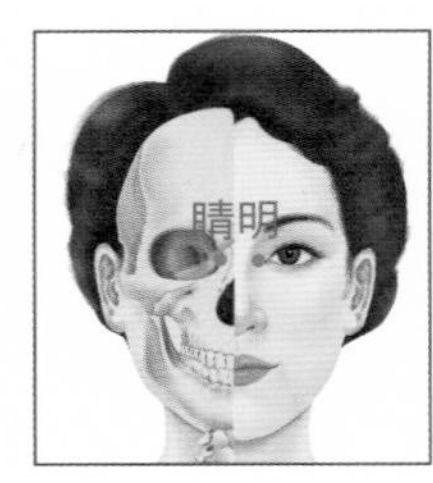

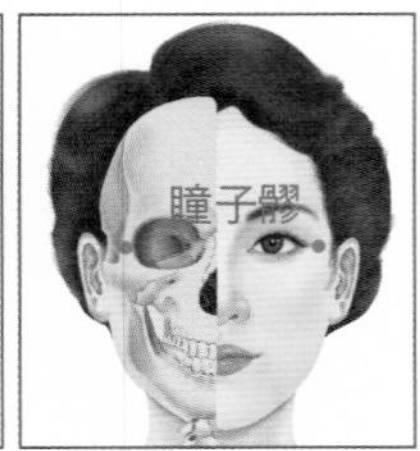

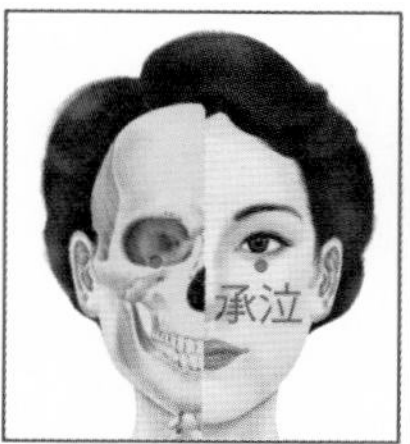

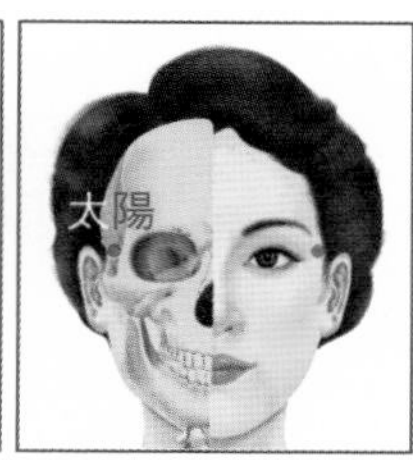

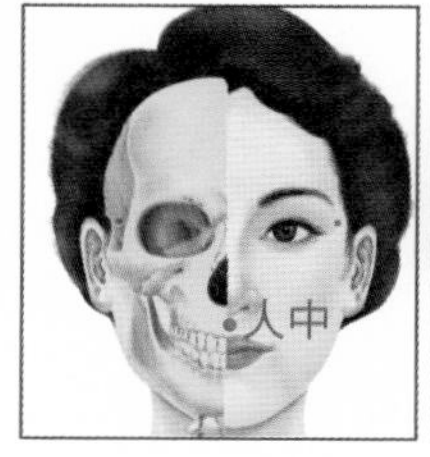

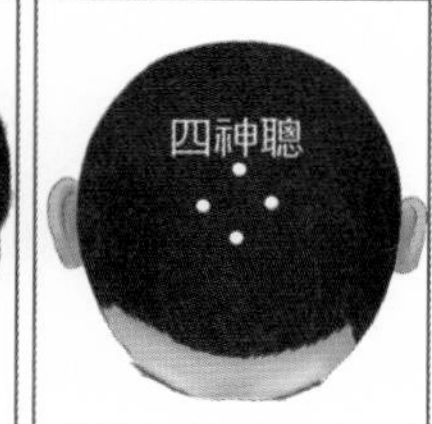

，每次用眼半小時左右，就要停下來休息一下，或者輕輕地按摩一下眼睛；如果有可能，可以多種一些綠色植物，對於緩解眼部疲勞有比較好的效果。

3.青少年斜視者平時注意用眼不要太過疲勞；多做眼部的肌肉鍛鍊，包括眼部按摩，或做眼睛向各個方向不停的運動等。

4.患腦中風後存在腦功能障礙的人平時應當多做戶外運動；多與周圍的人交流，家人也要給予適度的關愛和照顧；患者要多做功能訓練，包括數數、識字、認動物等初級的智力訓練，而且要不厭其煩地做，可以加深對於周圍事物的理解力和融入程度。

百會穴

疏通腦絡安神穴 醒神開竅提中氣

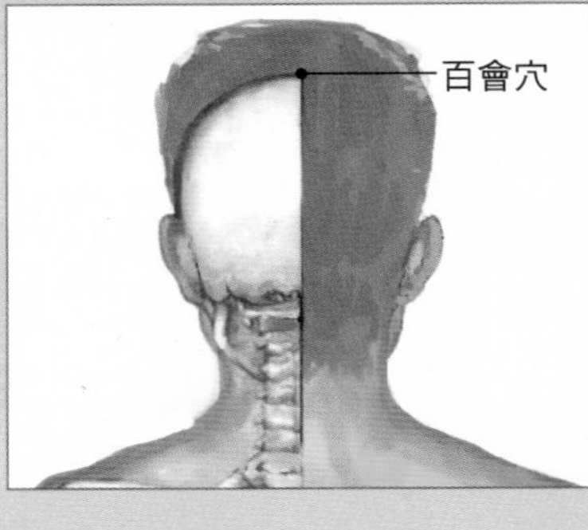

百會穴名字出處

道藏云：「夫腦者，一身之宗，百神之會，故名百會」。也就是說，這個穴位是全身陽氣和神志會聚的地方，因此名為「百會」。另一方面，這個穴位位於人體正中的最高處，如同《針灸大成》中所說的「猶天之極星居北」。意思就是說，它就像人體的北極星，對全身的穴位有著絕對重要的統領作用。

百會穴位置

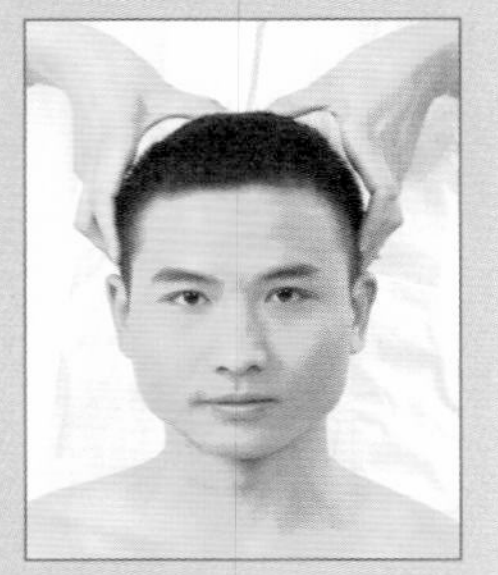

歸經：督脈（奇經八脈系統）。

解剖結構：在帽狀腱膜中。有左右顳淺動脈、靜脈的吻合網，並且分布有枕大神經和額神經的分支。

定位：在頭部正中線上，前髮際向後5寸。

快速取穴法：兩耳尖的連線與頭部正中線的交點（右圖）。

百會穴功效

按摩百會的作用

安神寧志：按摩百會可以改善失眠、嗜睡、煩躁等神志疾病症狀。

醒神開竅：按摩百會可以有效改善健忘、反應遲鈍，甚至腦中風後神志不清等神志方面的問題。

疏通腦絡：按摩百會可以有效緩解頭痛、頭暈、頭部昏脹等不適。

艾灸百會的作用

升提中氣：艾灸百會可以改善胃下垂、脫肛等臟器下垂性疾病症狀，對於常有氣短感覺者也能明顯地改善其症狀。

振奮陽氣：艾灸百會可以改善脾陽不足引起的便溏、腎陽不足引起的五更瀉，以及全身陽氣不足引起的手腳偏涼等症狀。

百會穴適用的人群

既然百會這麼重要，又能治這麼多的病，那麼是不是所有人都適合用它來保健呢？答案當然是否定的。下面我們就來看看哪些人適合用這個穴位保健。

什麼年齡段的人適合使用百會

原則上，中壯年和老年人比較適合使用百會來進行保健，而且年紀越大越適合使用；嬰幼兒在使用百會時應當多加謹慎。

什麼體質的人適合使用百會

適合使用百會進行日常保健的人一般有以下體質特點：

◎**陽氣不足**：表現為平時比較怕冷，一年四季手腳偏涼；面色偏白或有時候帶一點兒青色；喜歡吃偏熱的東西；大便偏稀、嚴重的每天凌晨3：00～5：00都會拉肚子，小便比較頻繁且顏色很淡等。這種體質的人更適合在百會使用艾灸的方法。

◎**中氣下陷**：這實際上是陽氣不足，沒有得到及時矯正而進一步發展而來的。所以，下面的這些症狀常常會伴有陽氣不足的某些症狀，如氣短、胸部憋悶、胃下垂、食欲不振、肚子發脹、容易得痔瘡，甚至出現脱肛等。這種體質的人按摩、艾灸都可以使用百會。

◎**神志不寧**：表現為失眠、健忘、反應遲鈍、煩躁不安或感情淡漠、對事情缺乏興趣、嗜睡等。同時，一部分患者也會有頭痛、頭暈、頭脹、頭部有小蟲子爬行的感覺、頭

養生專家告訴你　使用百會需要注意什麼

雖然百會的深層是十分堅固的顱骨，使用起來很安全，但是我們也不能因此就掉以輕心，現在就來看看使用時應當注意哪些問題吧！

◎按摩的時候，手指的力道要適中，以自己或被按摩者能耐受為最好，同時注意配合使用其他穴位。

◎百會位於頭髮比較密集的位置，頭皮對於艾灸溫度的感知有一定的延遲性，因此要隨時詢問被艾灸者是否能耐受，以防傷害頭皮（即毛囊）。另外，還要注意不要燒到頭髮。

◎給嬰幼兒使用百會時，一定要注意觀察其囟門是否已經完全閉合，如果囟門閉合不是很好，切勿用此穴。

部怕風、頭部感覺異常，甚至脫髮、斑禿等頭部經脈不通的症狀。這種體質的人更適合在百會使用按摩的方法進行保健。

百會穴養生小故事

我們已經介紹了關於百會各方面的知識，對於它的作用大家也都有了一個大致的了解。但是，它在實際的應用中是不是真的有效？如果有效，是不是有人已經去驗證過了呢？為了堅定大家的信心，同時也為了讓大家對這個穴位的作用有一個感性的認識，這裡我們就講幾個用百會養生的例子給大家聽。

我們的前輩如何利用百會

宋朝時有一個大戶人家，家庭和睦，財力雄厚，老爺慈善，深受眾人愛戴。但唯一不足的是這位老爺一直膝下無子。後來，經過四處求醫問藥，老爺終於老年得子。在欣喜之餘，這位老爺深怕自己的兒子會像其他的富家子弟一樣因為受到過度的寵溺而驕奢不堪，就對孩子十分嚴厲，無論吃穿，都秉承滿足六七分的原則。

這個孩子的陽虛到了很嚴重的程度，連將藥力運送到身體其他部分的力量都沒有了，所以我就用了百會這個穴來幫助他運送藥力。

誰知，孩子長到7歲的時候，家人逐漸發現，這個孩子不僅個子小，身體瘦弱，就連反應都比一般孩子慢。更糟糕地是，這個孩子越來越不願意跟別人說話，總是喜歡一個人獨處，而且這種情況有越來越嚴重的趨勢。家人這才意識到事情的嚴重性，於是開始遍訪名醫。但孩子吃了幾百副藥，都是剛開始見一點兒起色，之後就沒什麼動靜了。眼看著孩子的病一天天加重，全家人卻束手無策。

有一天，來了個郎中，聽說這家有人生了怪病，便毛遂自薦前來診治，孩子的家人抱著一試的態度就答應了。這個郎中看看孩子的面色、診完脈，說這個病好治，但是需要家人有耐性，少則1年，多則3年，這個孩子就可以康復。全家人聽了都十分高興，忙請大夫下筆開方子。可等大夫寫完之後，大家全都沒了剛才的高興。原來，這個郎中開的方子和以前那些大夫的方子如出一轍。於是，家人便開始質疑郎中的方子。郎中了解情況之後，思忖片刻，囑咐這家人還是照方抓藥、煎藥、服藥。但他的方法有個特別之處，就是孩子喝下藥半個時辰後，在孩子的百會扎一針，片刻後取針。然後囑咐這家人，孩子每次喝完藥後半個時辰，都要輕揉他的百會穴81次。

一年半後，郎中再次來到這家，一進門就看到一個活潑可愛的男童在院子裡玩耍，這正是當年那個幾乎被認為是無藥可救的孩子。老爺看到郎中，便好奇地問起郎中是怎麼治好病的。郎中笑答：「公子的病本沒有什麼複雜，無非是餵養不足，造成陽氣不足，日久累及脾腎，才出現這些症狀，治療時從這方面下手就不難。先前那些郎中的藥本是有用的，孩子吃了之所以沒用，主要是這個孩子的陽虛到了很嚴重的程度，連將藥力運送到身體其他部分的力量都沒有了，所以我就用了百會這個穴來幫助他運送藥力。讓你們家人給他按81次，這也是在幫助他補充這個陽氣。這樣，藥力、體力、外力三者綜合使用，孩子的身體自然就有了起色。」

現代人如何利用百會穴

上面這個例子生動地説明了百會的作用。當然，現代人巧用百會的例子也不少。

一位老大夫經歷過這樣一件事：一天深夜，他被急促的電話鈴聲吵醒，拿起電話一聽，是他的一個患者的妻子在電話那頭哭著説讓他快趕到醫院去，晚了恐怕就要死人了。放下電話，這個大夫邊出門邊納悶：這個病人平時沒有大毛病啊，怎麼説不行就不行了？到了醫院一看，他也嚇了一跳：那個病人已經意識不清了，半截身子都涼了。原來，這個病人前幾天因為腦梗塞住院，一直在打抗凝血的藥，今天突然出現多處臟器出血。各種方法都用過了，就是沒有辦法止血。醫生已經下了病危通知，他的家人正準備後事呢。

這位老大夫看了看，馬上讓病人家屬兵分幾路，一路用艾條給病人在百會做艾灸，保持病人的體溫溫熱，其餘的則分別去不同藥店買藥。等藥買回來，煎好了，給病人

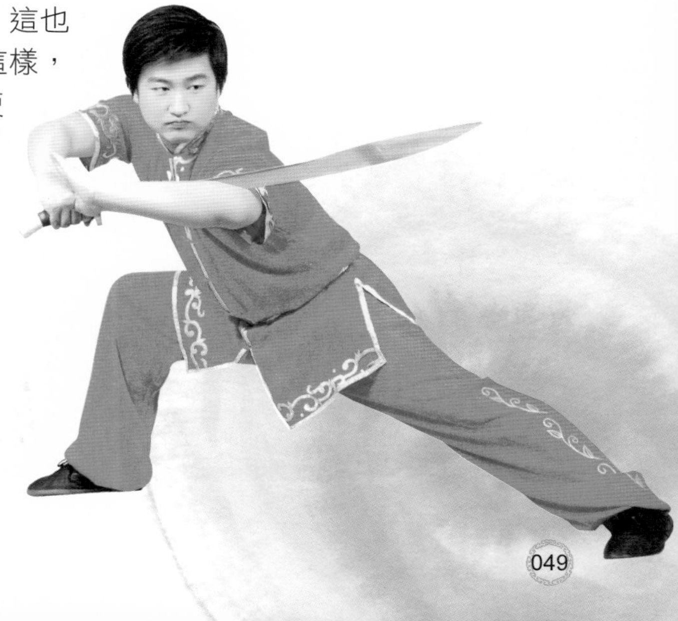

喝下去，才把艾條從病人頭上撤下來。半小時之後，病人的出血量明顯減少了，兩小時之後就基本不出血了，體溫也回升了。等到天亮，病人所有的症狀都穩定了。

這位老大夫事後回憶這件事情時說：「當時先艾灸百會是一切後期治療的基礎。在那種情況下，病人的血液大量流失，必然導致陽氣跟著耗散。如果不是用艾灸百會把最後一點兒陽氣固護在身體內，那麼等到藥買回來時，陽氣陰血也都差不多流失乾淨了，那麼這人也就真沒救了。」

刺激百會穴的具體方法

按摩

按摩手法

◎**一指禪推法**：把右手拇指的內側面放在百會上，然後用肩關節帶動肘關節，用肘關節帶動腕關節，用腕關節帶動手指，在穴位上左右擺動（圖①）。

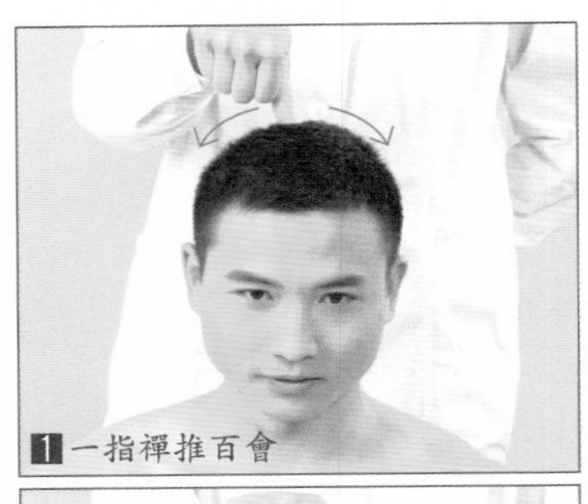

1 一指禪推百會

◎**點法**：把右手的中指或食指（如果力氣比較小，可以兩指同時用）指腹放在穴位上，然後用手腕發力，緩緩地在穴位上進行點按，力道要由小到大，以受力者能耐受為準（圖②）。

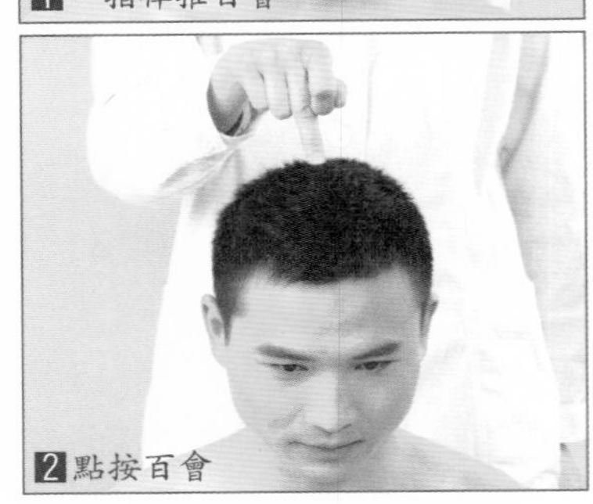

2 點按百會

具體操作

先用一指禪推法在百會上推1～2分鐘，之後再用點法在百會上點按30次左右，最後再用一指禪推法在百會上放鬆半分鐘即可。

適用病症

頭暈、頭痛、失眠、健忘、煩躁、情緒不穩定等精神、情緒輕微障礙性疾病；輕微的胃下垂、脫肛、下肢靜脈曲張等病症也可以使用。

常用配伍

◎**頭暈**：常配合使用率谷、太陽。

◎**頭痛**：常配合使用太陽、頭維。

◎**失眠**：常配合使用安眠。

◎**健忘、情緒不穩定**：常配合使用四神聰。

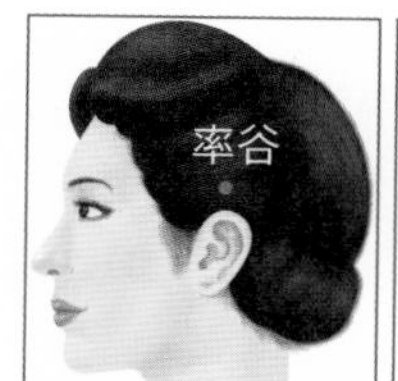

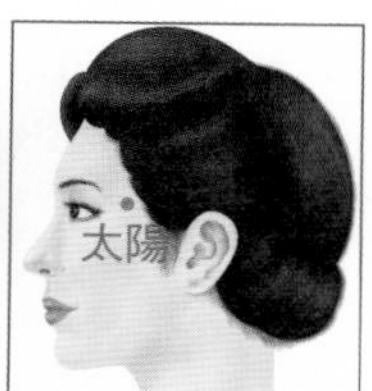

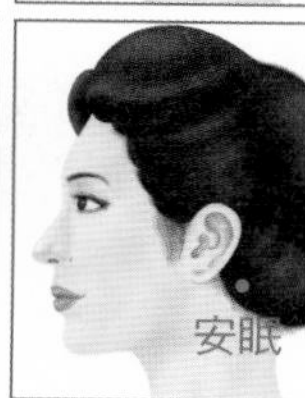

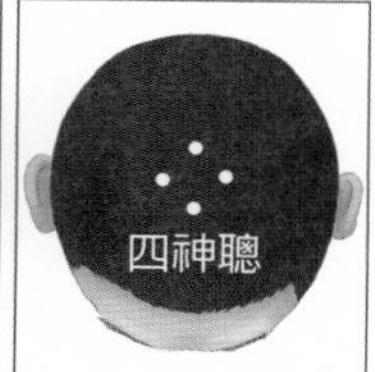

日常宜忌

1.頭暈、頭痛者需要充足的睡眠，同時不要使用過高的枕頭。

2.健忘者平時要多吃核桃、黑豆、豆豉等。

艾灸

艾灸種類

◎**艾條溫和灸**：將艾條的一端點燃，對準百會，大約距離皮膚2～3公分進行燻烤，通常要使被艾灸的人有溫熱感而沒有灼痛感為宜。進行操作的人應當把另一隻手的食指和中指分開，放在穴位的兩側，這樣可以透過自己手指的感覺來預測被艾灸者的受熱程度，可以防止燙傷（圖③）。

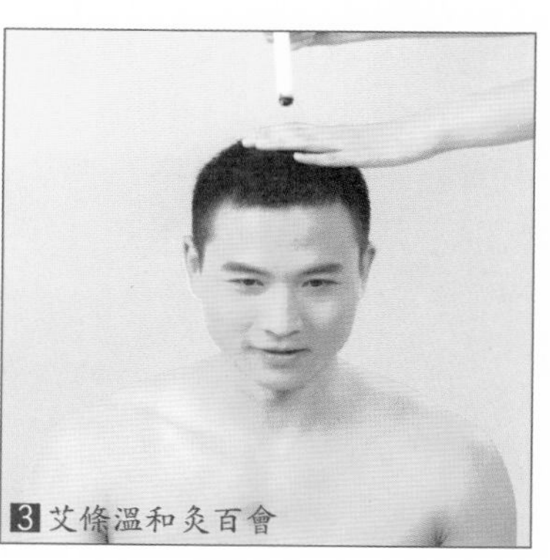

3 艾條溫和灸百會

具體操作

用艾條溫和灸的方法在百會上燻灸，時間5～7分鐘，或者以患者感到溫熱舒服為度。注意，在艾灸過程中要及時將灰撣落，並且不要用嘴吹艾條，要讓其自然燃燒。

適用病症

全身怕冷、手腳偏涼、長期便溏、五更瀉等陽氣不足的病症，以及中重度的臟器下垂，如胃下垂、脫肛、子宮脫垂等。

常用配伍

◎**全身怕冷、手腳偏涼**：常配合使用氣海、關元。
◎**便溏**：常配合使用中脘、公孫。
◎**五更瀉**：常配合使用腎腧、命門。
◎**臟器下垂**：常配合使用提托、關元。

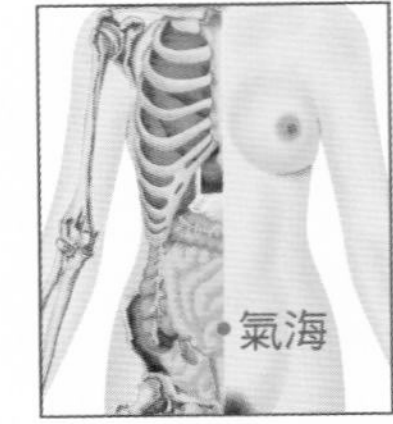

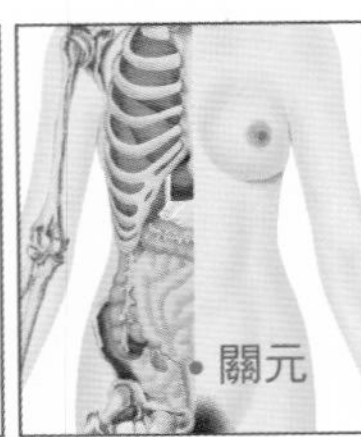

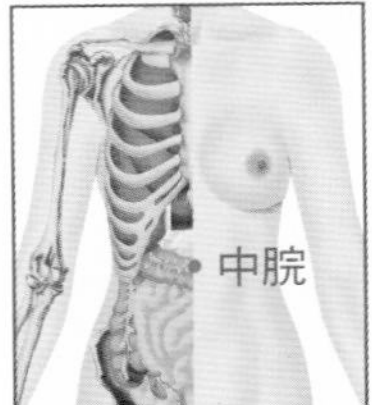

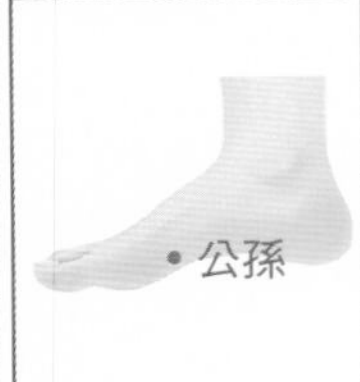

日常宜忌

1.全身怕冷、手腳偏涼者平時可以多吃羊肉、韭菜等具有補陽作用的食物；忌食生冷食物；多進行跑步等有氧運動。
2.便溏者平時應多吃小米，忌食生冷、黏膩食物。
3.五更瀉者平時可以適當多吃腰花，多喝海馬泡的藥酒。

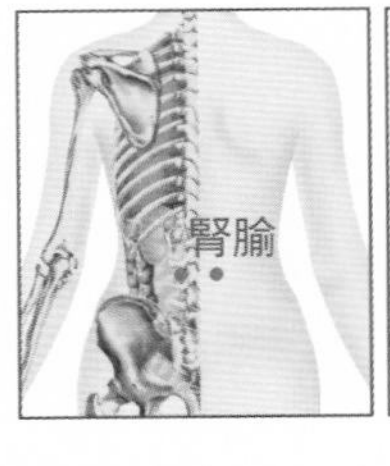

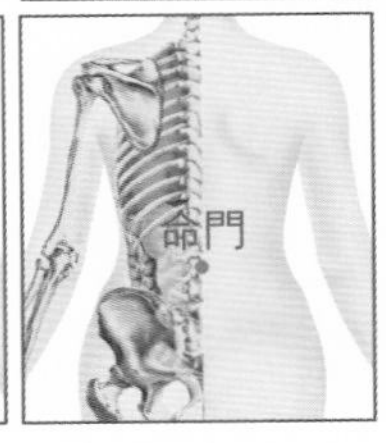

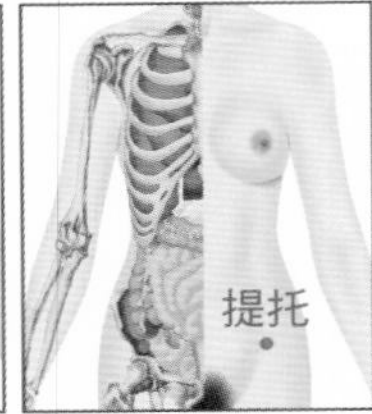

4.臟器下垂者可以多吃些山藥等補氣的食物。
5.以上四種類型的患者一定要有充足的睡眠和清淡飲食。

列缺穴

舒筋通竅止疼痛 疏風止咳解表邪

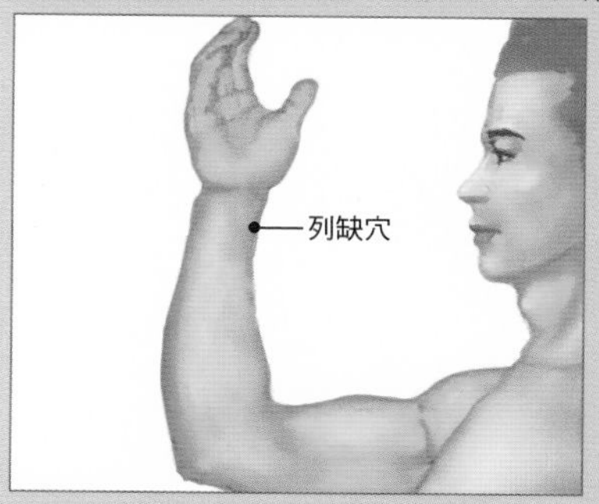

列缺穴名字出處

古代稱電神為「列缺」。列缺這個穴位能夠使頭部清爽，就像雷電能使陰霾散去一樣，所以把這個穴比喻為電神，並命名為「列缺」。此穴為「四總穴」之一，統治頭頸部疾病，也就是利用這個穴位能散頭頸部陰霾的意思。

列缺穴位置

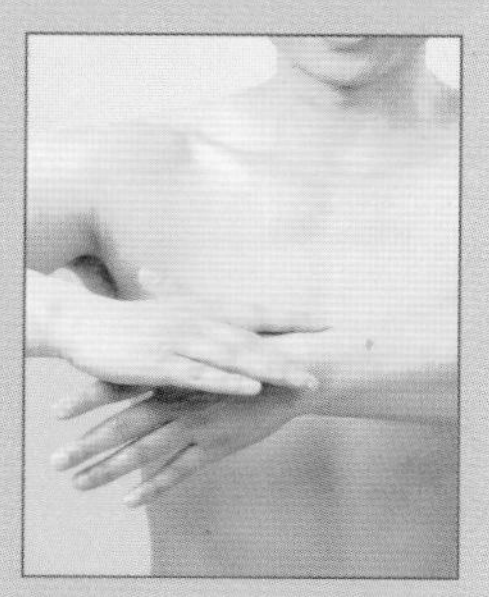

歸經：手太陰肺經。

解剖結構：在肱橈肌腱與拇長展肌腱之間，橈側腕長伸肌腱內側，深層血管有頭靜脈、橈動脈和橈靜脈。

定位：橈骨莖突上方，腕橫紋上1.5寸。

快速取穴法：兩手虎口相交，一手食指壓在另一手橈骨莖突上，指尖下凹陷中就是（右圖）。

列缺穴功效

按摩列缺的作用

通竅止痛：按摩列缺對於頭面部孔竅不通導致的頭痛、頭暈等症狀能夠有效緩解。

舒筋活絡：按摩列缺能夠有效緩解常見的頸項強直、頸部肌肉痠痛、頸部麻木不舒服等問題。

艾灸列缺的作用

祛風解表：艾灸列缺對於外感風邪引起的咳嗽、頭項僵痛、咽喉痛等有明顯療效。

通經活絡：艾灸列缺能有效緩解腱鞘炎、腕痛、上肢癱瘓、三叉神經痛等。

刮痧列缺的作用

清熱利咽：在列缺刮痧能夠有效地緩解咽喉腫痛、聲音嘶啞等常見問題。

列缺穴適用的人群和使用宜忌

大多數人都可以用列缺來進行保健。在這個前提之下，只要弄清楚不同的保健方法的適用人群和適當的使用時機，以及使用程度就可以了。

哪些人適合使用列缺

從年齡上來說，按摩的方法適合所有年齡段的人使用。

艾灸的方法主要適合老年人使用，一些體質比較虛弱的年輕人和兒童也可以適當應用；刮痧列缺的方法一般主要是用於青年人和兒童，老年人則一般很少會用到刮痧。

從體質上來說，適合在列缺使用按摩的方法的人主要表現為以下幾種症狀：

◎頭項僵直、頸部痠痛、頸部麻木等頸項不適。

◎有咳嗽、痰多、流鼻涕等外感症狀。

◎有頭痛、鼻塞、耳堵等腦竅不通的症狀表現。

適合在這個穴位使用艾灸的方法的人表現為肺氣不足，包括容易感冒及感冒後咳嗽，但是聲音很小，有時候有痰，但是痰一般都很難咳出；平時說話無力，聲音很低，不能做重體力勞動，動不動就氣喘吁吁等。適合在列缺使用刮痧的方法的人一般都有肺熱的典型表現，如咽喉腫痛、劇烈咳嗽、有咳黃色的黏稠痰液、聲音嘶啞、臉色紅等。

養生專家告訴你　使用列缺需要注意什麼

這個穴位使用廣泛，作用強大，但是因為其下有很重要的肌腱通過，如果使用不當，一旦造成損傷必然得不償失。所以，我們在使用時還是應當多加小心。

◎在這個穴位按摩時，手法可以稍重，方向要向上，使得氣感向著頭項部傳導。

◎在此穴位使用刮痧的方法時，一定不要強求出痧，避免損傷深層的肌腱。

◎穴位處有疤痕、破損、皮疣等皮膚損傷時，不宜使用刮痧的方法。

不同方法在列缺怎樣使用更合理

在列缺按摩的時間一般以10分鐘左右為宜，按摩時的方向應當是斜向上的，讓穴位的感覺向著頭項部傳導。

使用艾灸時，時間不宜過長，一般控制在15分鐘之內即可。溫度要求也不要太高，只要被灸的人感到微微的發熱即可。

在這個穴位刮痧時一定要注意，只要穴位變紅就可以，不要求出痧。

列缺穴養生小故事

從我們的古人將列缺編寫進「四總穴歌」的那一刻起，歷代的醫家就從來沒有忘記過這個穴位。一代又一代的大家們將這個穴位靈活地應用到各種疾病的治療當中，並取得了傲人的成績，為後來更深入地了解這個穴位奠定了良好的基礎。現在，我們就向大家介紹幾個用此穴位來治療疾病的案例。

我們的前輩如何利用列缺

針灸名家呂景山在他的醫案集中記載了一個用列缺改善頸項強痛症狀的例子：患者是個12歲的小女孩，來看病的時候，脖子一直向左邊歪著，小心翼翼用左手托著左邊的下巴，一動也不敢動。陪著她一起來看病的媽媽替她陳述，這個孩子左邊脖子痛已經有兩個多月了，總是時好時壞的，家裡人都覺得小孩子應該沒有什麼大問題，就沒當回事，可後來發現，孩子每次犯病的程度越來越重，今天又發作了，於是就帶她來看看。

呂大夫用手摸了摸孩子左邊的脖子，發現左邊的胸鎖乳突肌痙攣得厲害，簡直像石頭一樣硬。他又看看孩子的整體狀況，發現整個人很瘦弱，一副弱不禁風的樣子，臉上沒有一點兒血色，屬於營養不良的典型特徵。再看她的舌頭，舌質也比較淡，舌苔是薄白的，脈象是弦細的。呂景山大夫就覺得，這個孩子出現這

呂大夫選了列缺和後溪，快速進針得氣之後，大幅度行針1分鐘，孩子當時就覺得脖子不痛了。然後又留針30分鐘，再每隔5分鐘行針1次，等到起針的時候，她已經能夠比較自如地活動脖子了。

個問題極有可能是因為氣血不足，偶爾感受了風寒之邪，邪氣積存在經脈裡，再加上經氣不足，沒有力氣把它驅逐出去，於是就出現了血脈不和、筋脈拘急抽搐的情況。這個時候，只有宣通氣機、疏經活絡、緩急止痛，才能有效解決問題。

於是，呂大夫就選了兩個穴位，也就是列缺和後溪，快速進針得氣之後，大幅度行針1分鐘，孩子當時就覺得脖子不痛了。然後又留針30分鐘，再每隔5分鐘行針1次，等到起針的時候，這個孩子已經能夠比較自如地活動脖子了。看到針灸見效後，呂大夫囑咐孩子近一段時間內一定要注意保暖，尤其是脖子的保暖。

第2天，這個小女孩來複診的時候，說昨天晚上睡了個好覺，脖子一點兒都沒有痛，早上起來時覺得左邊又有一些發緊，所以趕緊來看。呂大夫按照原來的辦法給她又做了1次治療，效果依然很明顯。

現代人如何利用列缺

前面這個案例讓我們對於列缺這個穴位的作用有了更深刻的了解，能從中學到一些前輩治療的經驗和思路。只要我們積極吸取這些經驗，再與身邊的實際情況相結合，也能將這個穴位應用得如魚得水的。接下來，我再給大家講述一個發生在我們身邊的事。

記得當時我是在上大三，那一年開的都是針灸方面的專業課，像經絡腧穴學、刺法、灸法等。因為課程進度特別緊，根本不能落下一節課，所以大家的壓力很大。結果，開學的第2個星期，我就感冒了，雖然不是什麼大病，但是卻非常難受，鼻塞、流鼻涕、流眼淚、哈欠連天、渾身乏力，最要命的就是整天頭部昏昏沉沉的，一點兒精神都沒有。因為是剛開學，不能請假，所以我只好強撐著去上課。這一天，正好上腧穴課，我當時正在迷迷

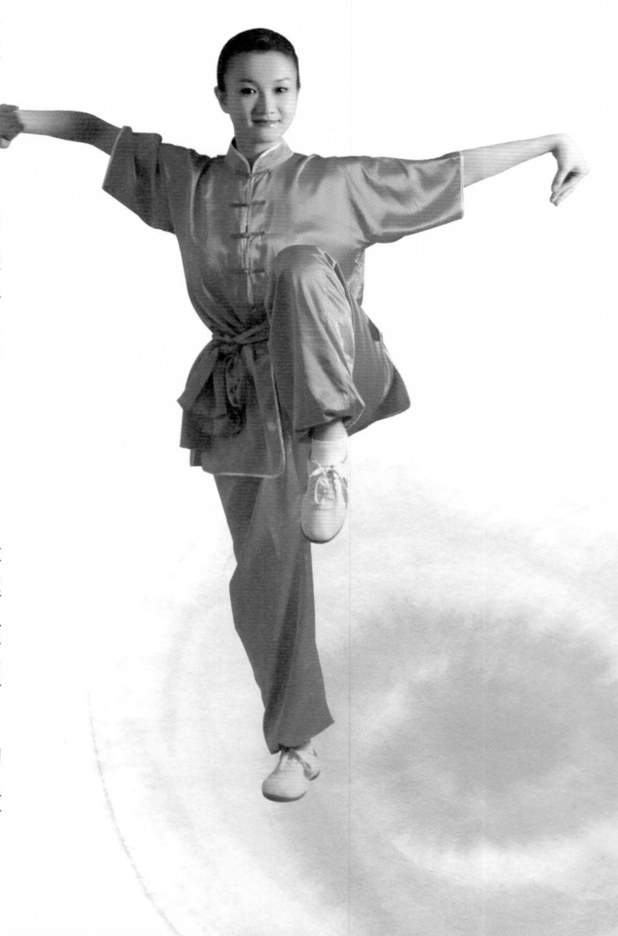

糊糊著，教我們腧穴的老師突然站到我身邊，問我在想什麼，我只好如實回答，說我感冒了，沒精神，什麼也沒聽見。

她笑了笑說：「就知道你沒聽見，來吧，給大家做個示範。」然後對大家說：「我現在就向大家解釋一下列缺這個穴名的意思，大家看這裡，一會兒等我扎完針，就讓這位同學跟大家說一說具體感受吧。」然後就抓著我的手腕，用棉球消了消毒，接著，一針就扎下去了。當時那種感覺我想我一輩子都不會忘，那是一種什麼樣的感覺啊？痛，很痛，麻，而且這種感覺似乎一下子就竄到腦袋，把昏昏沉沉的腦袋鑽出一條縫兒來，透過這條縫就透進一點新鮮的空氣，接著腦袋就覺得有點兒清醒了。後來我想了半天，終於想到了一個比較貼切的詞來形容這種感受，就像一道閃電劈開了我混沌的腦袋。當我說出這個比喻之後，教腧穴的老師哈哈大笑說：「沒想到你坐在那裡不聽課，可是對這個感覺的概括能力還是很不錯的。」然後她又向同學們說：「這位同學形容得非常好，這個穴位能夠像閃電般快速使人的頭腦清爽，讓人為之一振。」

刺激列缺穴的具體方法

按摩

按摩手法

◎**按揉法**：拇指與食指、中指相對用力按揉列缺（圖①）。

◎**點法**：用中指點按列缺（圖②）。

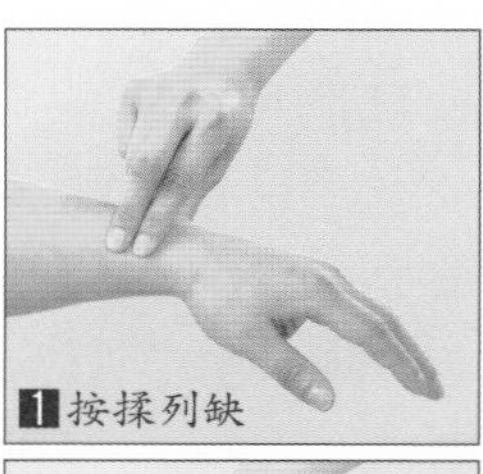

1 按揉列缺

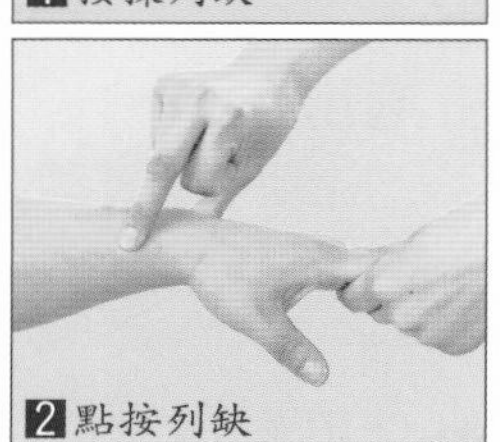

2 點按列缺

具體操作

先用按揉法在穴位上放鬆3分鐘，之後再用點法在穴位上點按60次，最後再用按揉法在穴位上放鬆半分鐘。

適用病症

頭面部孔竅不通導致的各種問題。

常用配伍

◎**頭痛**：常配合使用太陽。

◎**鼻塞**：常配合使用迎香。

◎**頸項強直**：常配合使用風池。

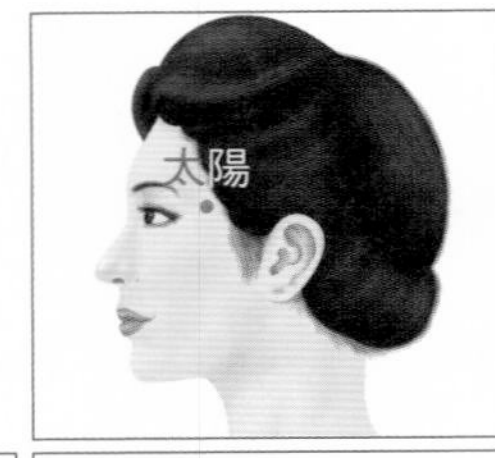

日常宜忌

1.腦竅不通者要注意多運動，多呼吸新鮮空氣。

2.頸項強直者注意枕頭不要過高。

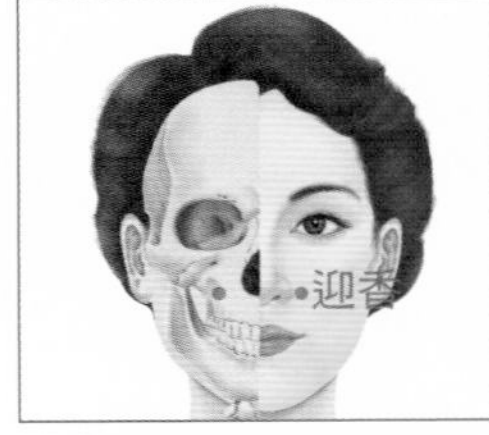

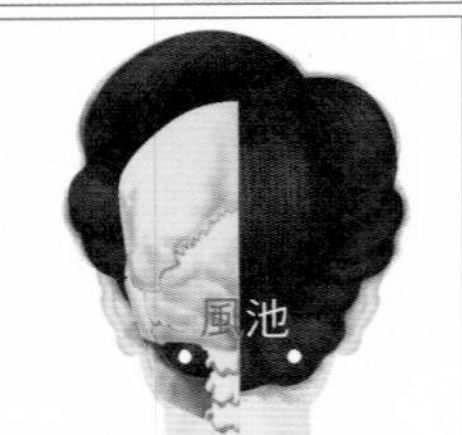

艾灸

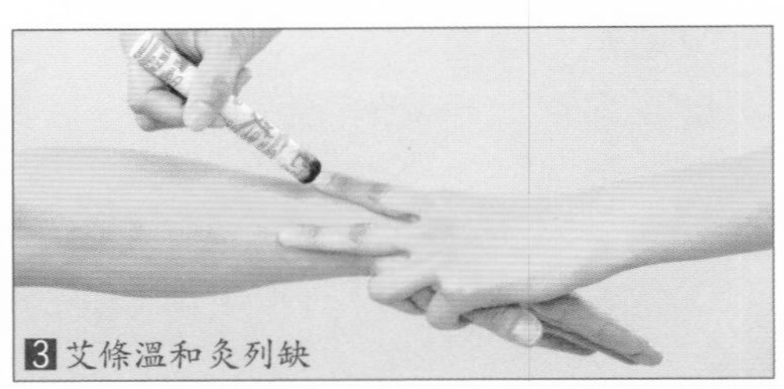
3 艾條溫和灸列缺

艾灸種類

◎**艾條溫和灸**：左手食、中兩指放在列缺左右感覺溫度，右手持艾條，對準穴位進行艾灸，艾條和穴位皮膚距離2～3公分，或者根據皮膚溫度適當調整（圖③）。

具體操作

用艾條溫和灸的方法在穴位上燻灸，時間為15分鐘，或者以患者手腕感到明顯的溫熱為準。在艾灸過程中要及時將灰撣落，且不要用嘴吹艾條，要讓其自然燃燒。

適用病症

由外感風邪引起的感冒、咳嗽、鼻塞、流涕、咽喉痛等症狀，以及由經脈淤阻導致的各種症狀等。

常用配伍

◎**頭項僵痛**：常配合使用風池。

◎**感冒咳嗽**：常配合使用肺腧、風門。

◎**面部不適**：常配合使用合谷。

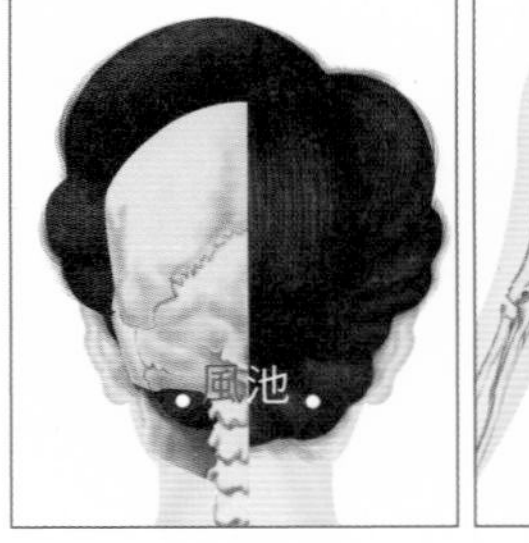

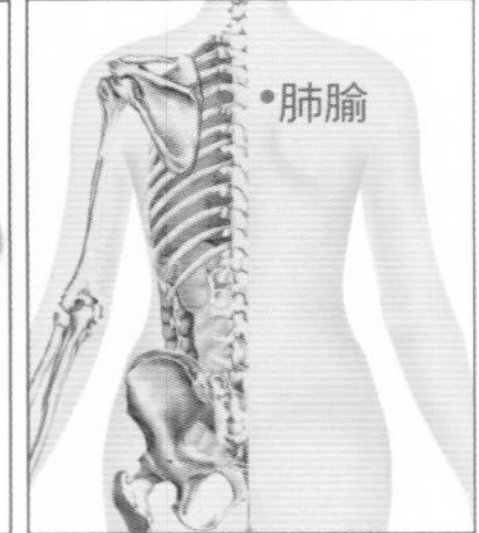

日常宜忌

有外感風邪引起的各種症狀時，可以透過運動進行改善，比如，經常打球、游泳等。

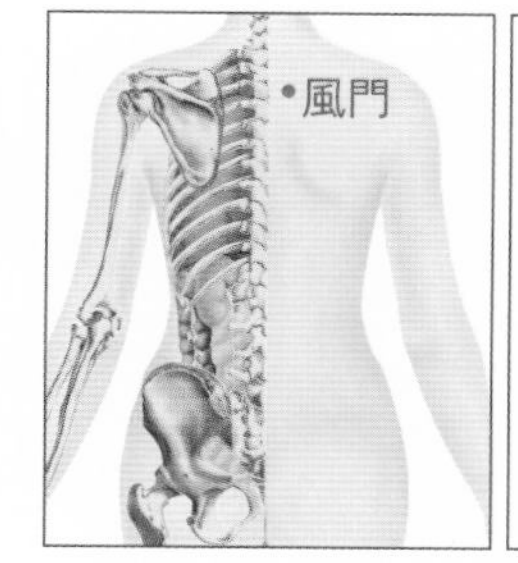

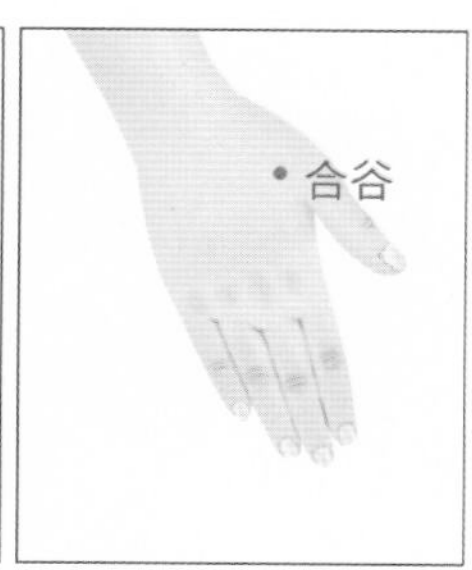

刮痧

具體操作

在皮膚上抹刮痧油，用刮痧板在列缺皮膚上刮拭。

適用病症

咽喉腫痛、咽部有異物感等咽喉問題。

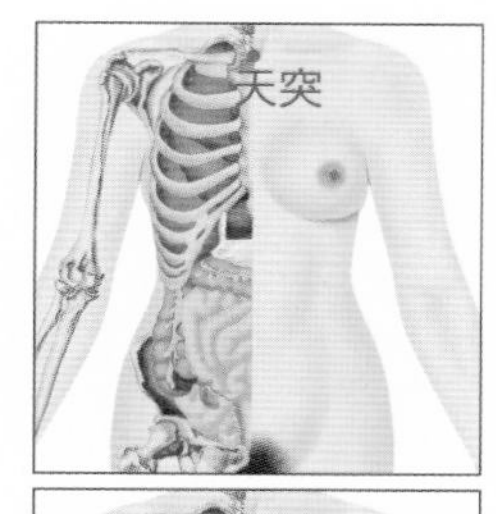

常用配伍

◎**咽喉腫痛**：常配合使用天突。

◎**咽部異物感**：常配合使用膻中。

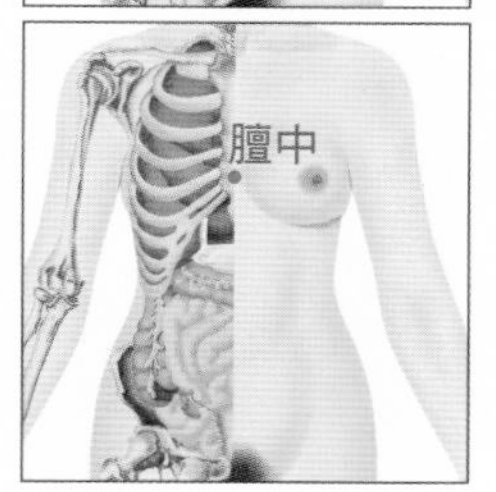

日常宜忌

1.咽喉腫痛者可沖泡膨大海、錦燈籠、決明子等代茶飲。

2.咽部有異物感者注意保持心情舒暢。

合谷穴

活血止痛功效著 清熱解表找合谷

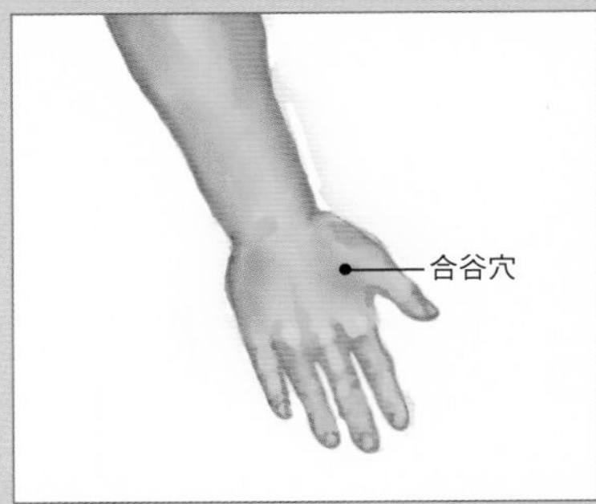

合谷穴名字出處

合，是會聚、交會的意思，「黃帝內經」中說：「肉之大會為谷。」這個穴位在拇指和食指之間的凹隙中，所以就比喻成「谷」，周圍又有其他小的凹陷在聚集，所以統稱為「合谷」。這個穴可以改善很多種病症，但「四總穴歌」中明確指出：「面口合谷收」，所以又以頭面部病症為主。

合谷穴位置

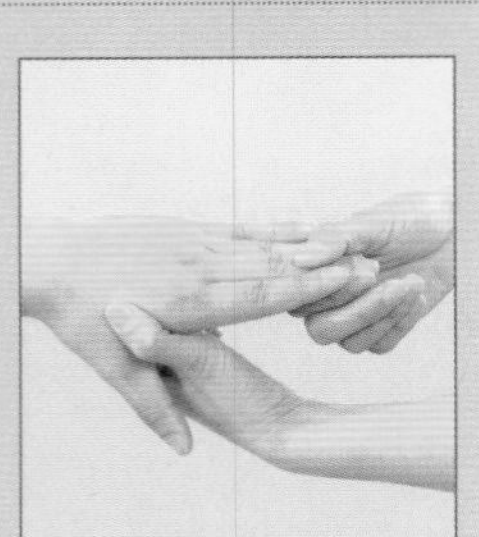

歸經：手陽明大腸經。

解剖結構：在第1、2掌骨之間，第1骨間背側肌中，其深層有拇收肌的橫頭；有手背靜脈網，也有橈動脈經過；淺層有掌背側神經，深部有指掌側固有神經。

定位：在第1、2掌骨之間偏第2掌骨側，第2掌骨的中點處。

快速取穴法：以取患者左手穴為例，將左手拇指的指間關節放在患者左手虎口的指蹼緣上，使左手拇指的方向垂直於患者左手第2掌骨，左手拇指尖下，即是這個穴位（右圖）。

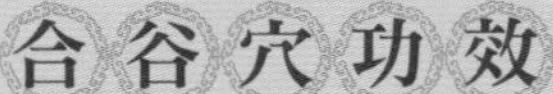

合谷穴功效

按摩合谷的作用

通治面口：按摩合谷可以改善各種頭面部疾病，如牙痛、咽痛、目赤腫痛、面癱等。

活血止痛：按摩合谷可以改善便祕、腹痛、痛經、關節痛等一系列疼痛性疾病。

清熱解表：按摩合谷還可以改善各種類型的發熱、寒顫、汗多，或者無汗等內傷外感症狀。

艾灸合谷的作用

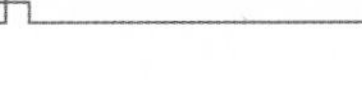

溫經通脈：艾灸合谷可以溫通經脈，治療閉經、月經量少、滯產等問題。

合谷穴適用的人群

合谷作為人體最重要的大穴之一，有著廣泛而明顯的治療和保健效果，但也正是因為它的作用迅速而強烈，決定了它並不適用於所有的人群和所有的疾病，而這就是我們接下來要討論的。

什麼時期適合使用合谷

在使用合谷時是男女有別的。對於男性來說，各個階段都可以使用，而且從兒童到老人都沒有什麼禁忌。而對於女性來說，問題就比較多。女性眾多特殊的生理階段決定了在使用合谷這個穴位時需要區別對待：兒童期和老年期的女性在使用時沒有什麼禁忌；成年女性在月經期應當慎用此穴，在妊娠期間應當絕對禁止使用這個穴位。

什麼體質的人適合使用合谷

合谷的效果通常比較快，不像其他穴位那樣，效果的產生需要一個長期過程。這也說明了它的作用比較強烈，所以在使用時一定要弄清楚適用的人群，以免出現意外。

◎**頭面失和**：大部分人都有這樣一種體會，自己的身上總是有一個脆弱的地方，只要身體有一點兒不適，就會影響到這個脆弱點。如果你的脆弱點在頭面部，比如，經常喉嚨痛、扁桃腺發炎、牙痛、眼睛紅腫等，那麼就可以用合谷來解決這些問題，而且還可以在沒出現這些問題之前進行一下預防。

◎**體質偏熱**：這一體質類型的人脾氣一般都比較暴躁，行事風風火火，通常易上火，動不動就發燒、喉

養生專家告訴你　使用合谷需要注意什麼

合谷位置淺表，作用迅速，在使用時有些事項還是應該注意的。

◎按摩時手法不要太重。

◎艾灸時間不要太長，否則會由於感覺太強烈而影響第2天手部的活動。

嚨痛、牙腫、便祕、泌尿系統感染，這類人經常使用合谷可以幫助緩解以上各種症狀。

◎**經脈瘀阻**：這一類型的人與上面那種類型完全是天壤之別。這類人以女性居多，平時不好動，工作壓力大或想的事情太多。大部分人月經量偏少、顏色偏暗，甚至顏色會是褐色的，偶爾還會伴有痛經，嚴重的有閉經的現象。

合谷穴養生小故事

我們在前面介紹合谷的過程中一直反覆地強調這個穴位的作用迅速、強烈，所以在用的時候要小心。那麼，它的作用到底有多麼迅速和強烈？下面就將從古至今的幾個案例呈現在大家面前，讓大家自己去體會。

我們的前輩如何利用合谷

《臨證指南醫案》中記載著這樣一個案例：有一家的兒媳婦懷胎十月，臨近分娩，但不知什麼原因，生得十分費力，足足有半天，總算是生出了一個女嬰。因為這個孩子生得十分不容易，所以舉家歡慶，注意力都放到了孩子身上。對於產婦就沒有那麼在意，只是按照慣例給她多燉了一些補氣補血的補品。

針刺合谷迅速地達到了活血通經的作用，所以能夠如此立竿見影。

但過了幾天，婆婆就發現情況不妙，因為一般的產婦在生產完之後，面色都只是蒼白，但她家兒媳卻不是這樣。面色不僅還是青的，而且有越來越黑的趨勢，還時不時地出現小腹絞痛。更糟糕的是，這種絞痛越來越嚴重。婆婆又觀察了兩天，發現所有的症狀不僅沒有因為加倍調理而有任何減輕，反而越來越嚴重，尤其是小腹絞痛，弄得產婦連床都下不了。

於是，家人請來了一位附近十分有名的大夫，看看到底是哪裡出了問題。大夫把完脈後，眉頭緊皺，問了一下她已經生產多久了。家人算了算，足足有6天了。於是，大夫讓家人去準備一大盆熱水，然後在產婦的兩個合谷扎了兩針，便用力地撚起針來。

結果過了沒多久，產婦突然大喊肚子痛，頭上汗珠直滾。大夫就在她的肚子上用力地推了兩下，一會兒就見產婦的兩腿間露出了一個黑黑的東西，大夫伸手慢慢將其拽出。全家人大驚：原來這是一個已經成型的胎兒，雖然比正常的嬰兒小，但已經手腳俱全了。之後再看產婦，雖然明顯體力不支，但自己卻說整個身體有種說不出的輕鬆。

原來，她懷的是雙胞胎，而其中一個已經胎死腹中，所以在生產時才會如此困難。接生的產婆也沒有想到產婦腹中還有一個胎兒，就造成了這個死胎遺留在產婦肚子裡。隨著時間的推移，死胎慢慢阻塞胞宮的經脈氣血，從而出現了上面一系列症狀。針刺合谷迅速地達到了活血通經的作用，所以能夠如此立竿見影。

現代人如何利用合谷

你也許會說，上面這個例子太特殊了，而且在實際生活中也不是很實用。那麼，這裡再舉兩個發生在我們身邊的例子。

著名的高式國大夫就曾在他的著作中記載道：「我曾經治過這樣一例重感冒的病人，他來的時候發著高燒，打著寒顫，嘴裡還胡言亂語，但就是不出汗。帶他來的家人顯得十分著急。我先針刺了他的兩個合谷。結果針一扎上，他就不打寒顫了，然後我又大幅度地撚轉了幾下，就看見他的汗瞬間往外出。這時候，我摸他的額頭，發現他燒也退了不少，也不胡言亂語了。沒過多久，他就躺在床上睡著了。到了第2天，他又來了，說已經能吃飯了，但還不是很舒服。我就又給他針扎了幾個解表清熱的穴位。等到第3天來就診的時候，他已經沒有感冒症狀了，只是還有一點兒虛弱。我告訴他回家注意休息，稍作調養就可以了。」

俗話說：「牙痛不是病，痛起來真要命。」這裡還有一個用合谷治牙痛的例子。

一天早上還不到7點，我家鄰居就來敲門。打開門一看，只見他捂著腮幫子，滿臉痛苦的表情，一看就是牙痛。我問他牙痛多長時間了，他說前一天晚上多喝了點酒，回來又吃了根雪糕，半夜的時候就突然痛醒了，覺得整個下牙床和半

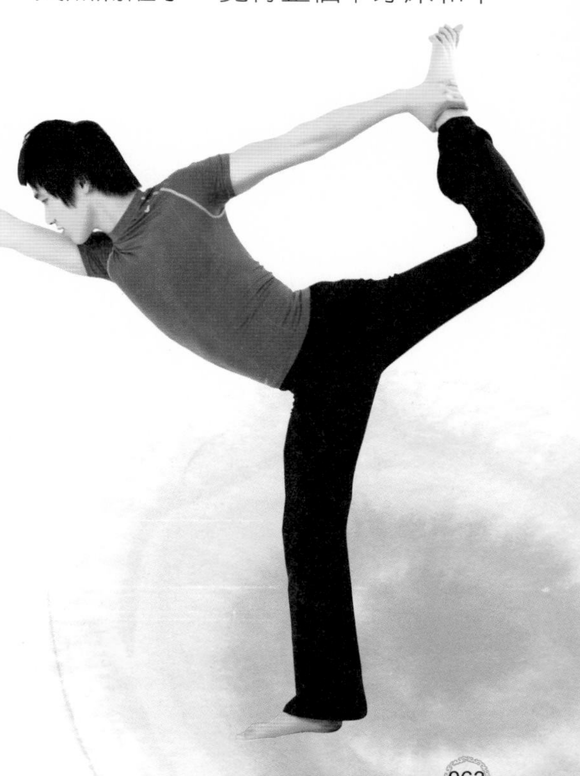

邊臉都火辣辣地痛。因為是晚上，他沒好意思打擾我，吃了止痛藥，但沒管用，好不容易挨到天亮，就趕緊來讓我幫忙想想辦法。我先是在他的頰車扎了一針，針下去後，他安靜了一會兒，但起了針沒多久就又痛了。我一想，既然近處的沒用，就用遠處的試試吧。於是我在他的合谷扎了一針，用瀉法用力地提插撚轉，結果他立刻就說不痛了。針留了半小時，起針後我又讓他待了一個小時，見他沒再痛才讓他走了。臨走時，我囑咐他少喝酒、少吃辣，就不會復發了。

通常情況下，我們遇到這種比較緊急的狀況時，首先考慮的都是去看西醫，認為西醫的效果快，但是也許你會發現，西醫對於這些問題有時候是束手無策的。所以，下次再有這種情況發生，你不妨先用一下這個穴位，說不定會有意想不到的效果呢。

刺激合谷穴的具體方法

按摩

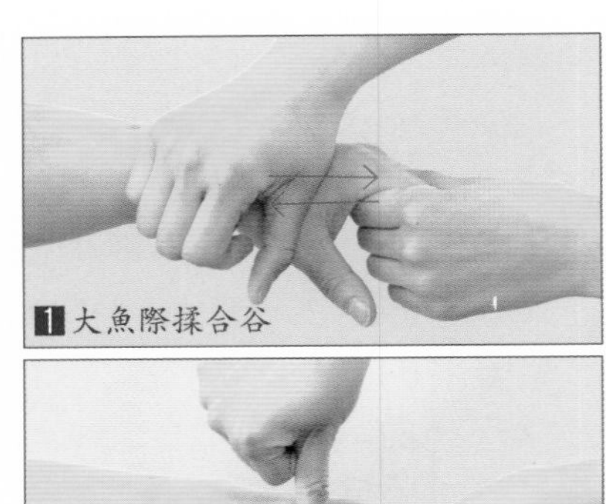
1 大魚際揉合谷
2 一指禪推合谷

按摩手法

◎**大魚際揉法**：左手抓住被按摩者的4指，右手大魚際放在合谷上，以大魚際為著力點，由肩關節出力，帶動肘關節、腕關節做一左一右的擺動動作。著力點滑動的幅度不宜過大（圖①）。

◎**一指禪推法**：左手抓住被按摩者的4指，把右手拇指的內側面放在合谷上，然後用肩關節帶動肘關節，用肘關節帶動腕關節，用腕關節帶動手指在穴位上做一左一右的推動動作（圖②）。

具體操作

先用大魚際揉法在合谷上按揉2分鐘，之後再用一指禪推法在穴位上推1分鐘左右；重複2次，最後再用大魚際揉法在穴位上放鬆半分鐘即可。

適用病症

牙痛、咽痛、目赤腫痛、面癱、面肌痙攣、鼻炎、口眼歪斜等頭面部問題；便祕、腹痛、痛經、關節痛等一些經脈不通導致的問題；發熱、寒顫、汗多或無汗等內傷外感症狀。

常用配伍

◎**牙痛**：常配合使用頰車。
◎**鼻炎**：常配合使用迎香。
◎**便祕、腹痛**：常配合使用天樞。
◎**發熱、寒顫**：常配合使用大椎。

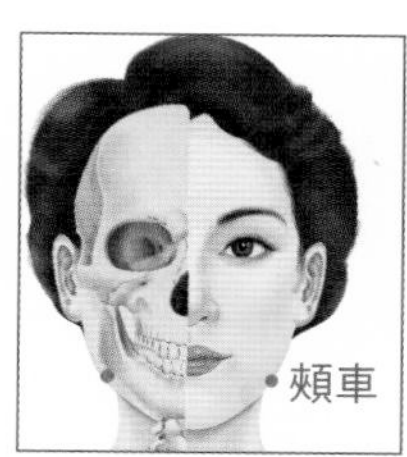

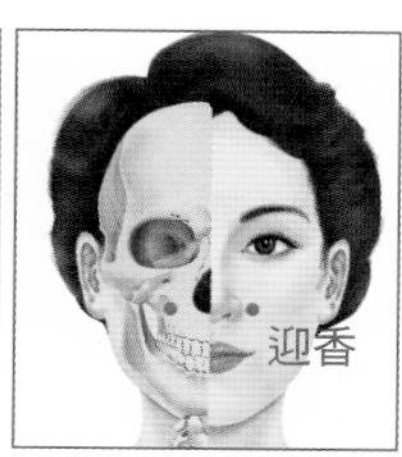

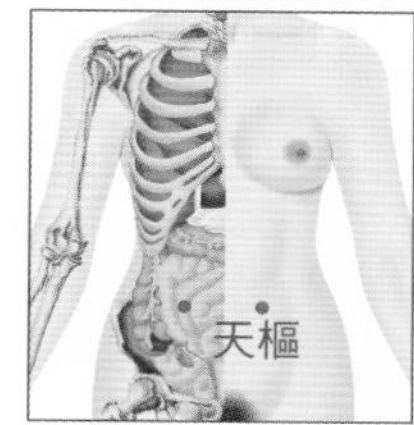

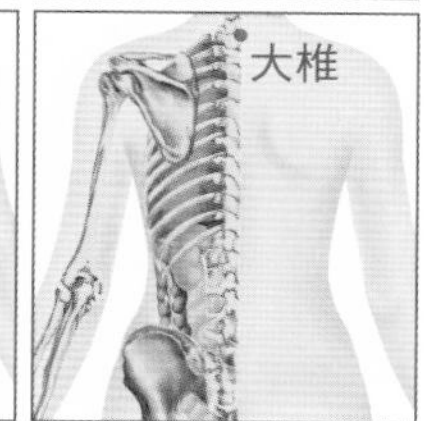

日常宜忌

1.牙痛者可以在牙痛的部位放幾粒花椒。
2.鼻炎患者可以每天早上將鼻子浸在涼水中半分鐘，以幫助恢復。

艾灸

艾灸種類

◎**艾條溫和灸**：左手無名指、小指鉤住被艾灸者的4指，食、中兩指放在合谷的兩側，以感覺溫度。右手拿點燃的艾條，對準合谷進行艾灸。艾條和穴位皮膚的距離是3公分左右，當然，可以根據每個人情況的不同給予適當調整（圖③）。

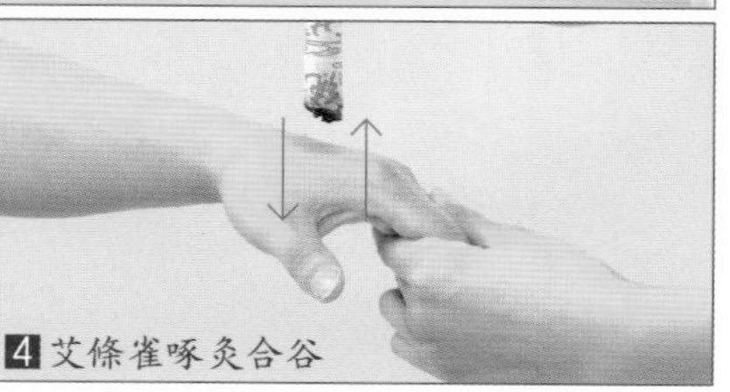
3 艾條溫和灸合谷
4 艾條雀啄灸合谷

◎**艾條雀啄灸**：左手握住被艾灸者的4指，右手拿點燃的艾條，對準合谷進行艾灸。艾灸時，艾條應當像鳥啄食一樣一上一下地運動，艾條和皮膚的距離不固定（圖④）。

具體操作

用艾條溫和灸或者艾條雀啄灸的方法在合谷上燻灸，灸10分鐘或以患者感到溫熱舒服為準。注意，在艾灸過程中要及時將灰撣落，並且不要用嘴吹艾條，而要讓其自然燃燒。

適用病症

艾條溫和灸適合治療月經量少、閉經；艾條雀啄灸適合治療滯產和胞衣不下。

常用配伍

◎**月經量少、閉經**：常配合使用八髎、子宮。

◎**滯產、胞衣不下**：常配合使用三陰交、血海。

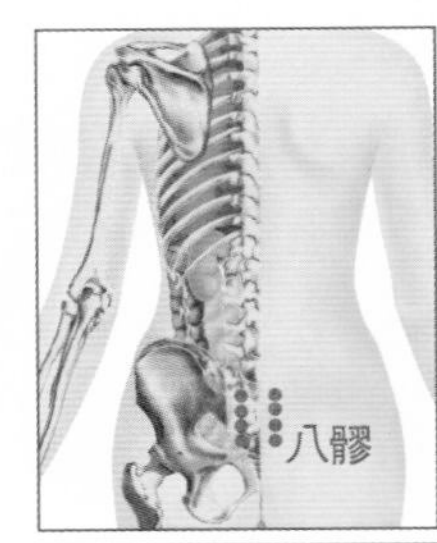

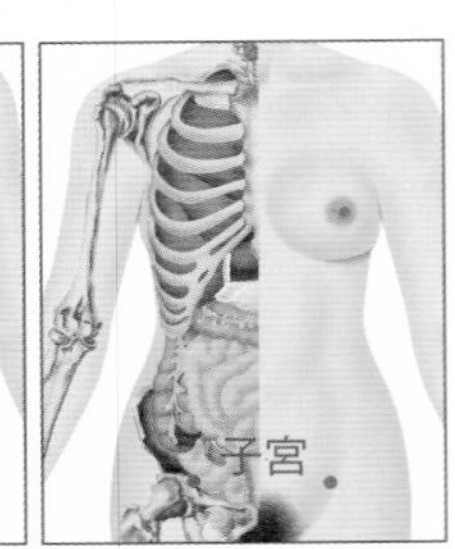

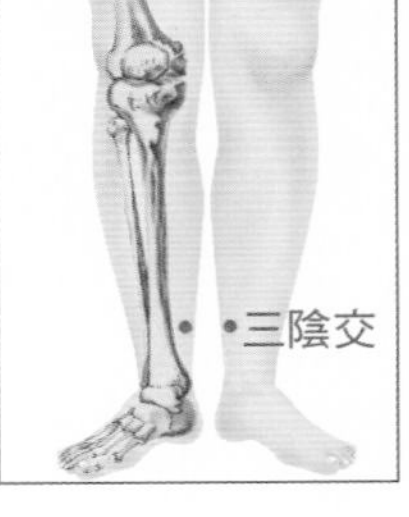

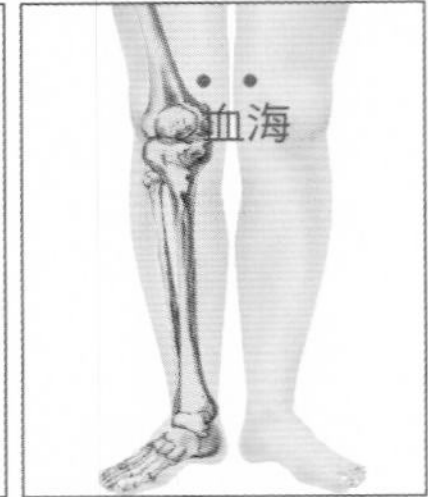

日常宜忌

1.月經量少或者閉經的人平時應當注意保暖，尤其是腹部和腰骶部的保暖；飲食上忌食生冷，要多吃溫性食物；同時要保持心情的舒暢。

2.有滯產、胞衣不下情況者，在問題解決後應當適當服用益母草製劑活血，以及用阿膠補益氣血，但阿膠用量不宜過大；恢復兩週後可以配合少量運動，但運動量要適當；保持心情舒暢尤其重要。

內關穴

調整心律止嘔吐 緩急止痛心暢寬

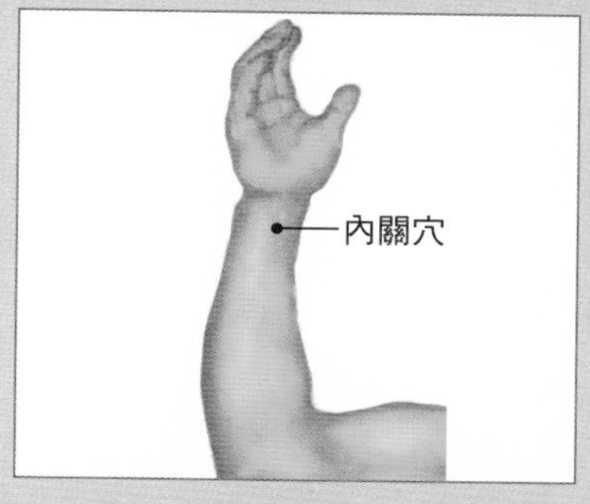

內關穴名字出處

這個穴位對於所有內臟的問題都有一定的作用，就像是內臟設在體表的一個與外界聯絡的關口；另外，它的位置與摸脈時的關脈位置相平，又處在胳膊的內側，所以稱為「內關」。這個穴位可以改善絕大多數與腹部臟器相關的疾病症狀及心律不整等問題。

內關穴位置

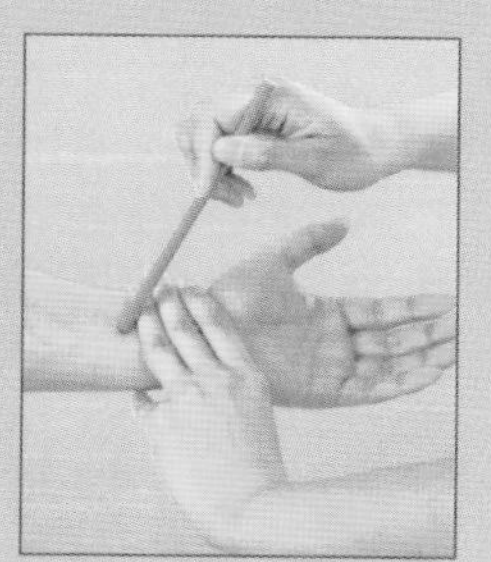

歸經：手厥陰心包經。

解剖結構：深層的肌肉是指淺屈肌、指深屈肌和旋前方肌、前臂骨間膜，而神經主要是前臂內、外側皮神經。

定位：腕橫紋上2寸，掌長肌腱與橈側腕屈肌腱之間。

快速取穴法：在人體前臂的內側，在兩條筋之間，從手腕的橫紋向上3指寬的地方就是（右圖）。

內關穴功效

按摩內關的作用

調整心律：按摩內關既能改善心跳過快，又能改善心跳過緩。

緩急止痛：按摩內關對於心絞痛、膽絞痛、腸絞痛、胃痙攣甚至是痛經等都有明顯的緩解作用。

止暈止吐：按摩內關對於各種原因引起的嘔吐均有明顯的效果，對於暈車效果尤其明顯。

艾灸內關的作用

強壯腸胃：艾灸內關對於由腸胃敏感引起的腹痛、腹瀉、腹脹等現象能夠產生標本兼治的作用。

寬心暢情：艾灸內關可以寬胸理氣，對於心情抑鬱、緊張等症和心臟病效果顯著。

內關穴適用的人群

內關作用強大，應用範圍廣泛。但是，由於使用的方法不同，所以在適用的人群和相關人群的體質上還是有所區別的。

什麼年齡段的人適合使用內關

按摩的方法比較安全，原則上所有人都可以按摩內關來保健；而艾灸的方法由於偏補、偏熱的作用明顯一些，所以主要適合於中老年人，部分體質虛弱的青年人也可以使用，但是一般不用於兒童。

什麼體質的人適合使用內關

◎**心陽不振**：這種體質類型多見於中老年人，主要的表現為心律不整、心絞痛、心臟無力、低血壓等心血管症狀。

同時，心陽不振的人常會伴有心悸、心慌、氣短、胸悶、胸前區、左側肩胛區疼痛，以及面色發青、發白、脈率不整等症狀。

◎**脾胃不足**：這一體質類型的人多見於中壯年，由於平時不注意保養，不按時吃飯或因為節食而不吃飯，又或者經常暴飲暴食，造成脾胃嚴重不和及不足、消化不良、胃泛酸、胃脹、大便異常等。

如果脾胃不足的症狀進一步發展，就會出現面色萎黃、身體瘦弱等現象，再加上內臟功能受影響，就會出現暈車、嘔吐等症狀。

◎**氣滯不行**：這種體質類型的人大部分極少運動，而且氣機運行狀況很差，所以一旦稍微運動不當，或者是受涼，就會出現胃痙攣、腸絞痛等症狀，輕者一般表現就是肚子脹、很少排氣，同時做事沒有精神等。

◎**情志不暢**：這一人群最典型的表現就是愛嘆氣。此外，還常常伴有胸悶、氣短、失眠、煩躁易怒、頭脹、眼脹、胸脇脹痛等表現。嚴重者甚至會出現神經衰弱、癲狂等。

養生專家告訴你　使用內關需要注意什麼

◎按摩內關來調整心臟功能時，最佳的時間段是晚上7～9點。按揉的力道不要太大，而應當以自己感覺舒適就可以，艾灸時的溫度也不要太高。
◎按摩內關時不要憋氣。
◎每次按摩的時間應當控制在20～30分鐘。
◎艾灸的時間應當控制在15分鐘以內，或者以被灸的人感到心中舒暢為宜。

內關穴養生小故事

從《黃帝內經》開始，人們就已經認識到了內關的重要作用，在之後歷代的醫書中，甚至是史書中，都記載了很多用內關治病的案例，而我們現代人在認真研究前人應用內關的經驗的基礎上，又將這種經驗進一步發展和發揮，使之能夠更加適應現代社會的各種現狀。

我還記得實習轉科時，轉到了針灸門診，因為病人非常多，大家每到下班的時候都已經累得不想說話。這天快下班的時候，有一個中年婦女站在門口，膽怯地敲敲門，然後輕聲地問：「大夫，還能看病嗎？」大家都很累，一時之間也就沒有人回答她。沒想到，過了沒2分鐘，她竟然站在門口抽抽搭搭地哭了起來。我們一看情況不對，趕緊問她怎麼了，她說沒事，就是想哭。

接著，門診大夫就問她哪裡不舒服，她說她總覺得胸口堵著一口氣，還總是想打哈欠，而且暈車暈得厲害，坐車的時候都不能多說話，也不能看手機，不然一定會吐得一塌糊塗。看過很多大夫，人家都說她沒有病，說她可能是精神因素。她聽一個同事說，自己以前暈車暈得也很厲害，每天敲打足三里，慢慢調理，就治好了。於是，她照著人家的做法自己回家也敲，但是也沒見有什麼效果。最後，連她都覺得是精神有問題，心裡就開始莫名不安，心情也開始煩躁，動不動地就想哭。她聽說針灸對這種精神、神經的問題有很好的作用，所以就來看一看。聽了她這一大串的描述之後，我們總算是摸著點兒頭緒，可這麼複雜的情況到底應該怎麼處理呢？

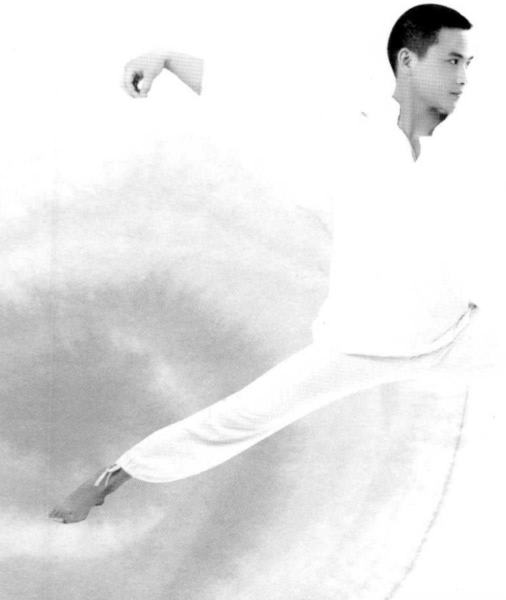

只見門診大夫拿了兩根針出來，在她的內關上扎了兩針，然後就讓她帶著針在走廊上來回地散步。我心想，就算你累，也不能這麼糊弄病人吧，就兩根針，能解決這麼複雜的情況？誰知，我剛想到這，就聽到在走廊裡那個病人打了兩個很響的嗝，然後就見她急匆匆走進來，對大夫說：「通了，通了，打了嗝我覺得胸不是那麼悶了，那股氣也好像提起來了。」大夫這才滿意地把針去掉，然後囑咐她，以後少想點兒事情，把心放寬一點兒，多出去運動運動，萬一再有胸悶的情況，就按一按剛才給她扎的穴位就可以了。這個病人走了之後，門診大夫才跟我們說了他用內關的理由：內關除了大家都知道的可以改善胃、心、胸的疾病症狀之外，還有很好的調暢情志的作用。而這個病人一進門，表現出來的就都是情志不暢的症狀，而且也伴有胃、心、胸的疾病症狀，所以用內關再適合不過了。

還有一個例子，發生在我的一個同學身上。有一年放長假，她坐火車回家，剛坐上車，就聽列車廣播裡說，8號車廂裡有緊急病患，哪位是醫務工作者，請快速到8號車廂救治。她一聽，立刻就往8號車廂趕，倒沒有想著自己能夠救治什麼危難重症，就是想看看誰能處理這種情況，自己也能學些經驗。可是沒想到，她到了8號車廂一看，哪裡還有第2個醫務工作者，就她一個人。列車員一看見她，就像看見救命稻草，抓住就不放了。她一看，患者是個老伯，滿臉冷汗，面色蒼白地躺在長椅上，由他老伴扶著。她一看，也顧不得許多了，上前搭了搭脈，發現是一時之間的氣機鬱阻，心氣被閉，還好，情況不嚴重。於是，她拿出隨身帶著的一次性針灸針，也顧不得消毒了，就在老伯的印堂和兩側內關各扎了一針。過了沒多久，就聽老伯長長地舒了一口氣，慢慢地臉色就變過來了，汗也不出了。整個車廂的人這才算放心。又經過了一會兒，病人就站起來了，也能說話了，還拉著我同學的手千恩萬謝，弄得她怪不好意思的。

在老伯的印堂和兩側內關各扎了一針，過了沒多久，就聽老伯長長地舒了一口氣，慢慢地臉色就變過來了，汗也不出了。

有一年春節，也是這個同學，還是在回家的火車上。她的位置正好在列車員的旁邊，閒著沒事兒，就和列車員聊天，聽列車員講些天南地北的事。他們正談得熱烈呢，突然之間，這列車員就不說話了，再一看，他頭歪在一邊，面色灰暗，流著口水，已經休克了。我同學摸了摸他的脈，發現他的脈象平穩，並沒有什麼異常，再看看周圍，人擠人的，便猜想，可能是人太多，空氣不流通，他們坐的地方又在車尾上，晃得厲害，所以列車員就一下子暈過去了。這回她身上可沒帶針，怎麼辦呢？她一邊抓頭一邊想，突然心中一喜，天助我也。於是，她拔下頭上的簪子就用力地在列車員的內關上按壓。過了沒兩分鐘，這個年輕人就醒了，說今天早上工作忙，就沒顧得上吃飯，誰知道就出了這個問題，還一直謝我同學。

因為對列車員有「救命之恩」，直到現在，無論工作多忙，我同學回家從來都是那位列車員代買票，我們還時不時地管她叫「鐵路衛士」。

刺激內關穴的具體方法

按摩

按摩手法

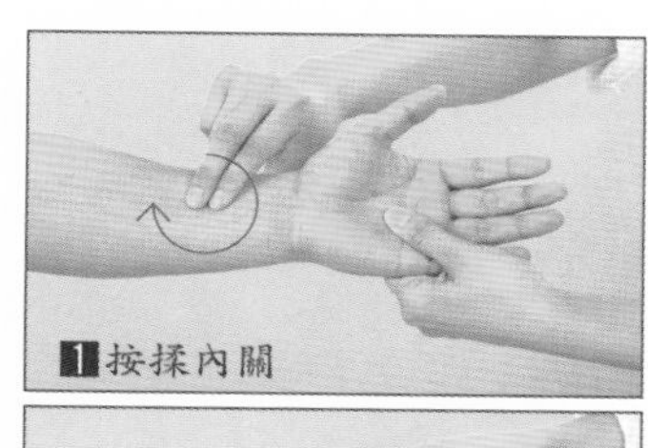
1 按揉內關

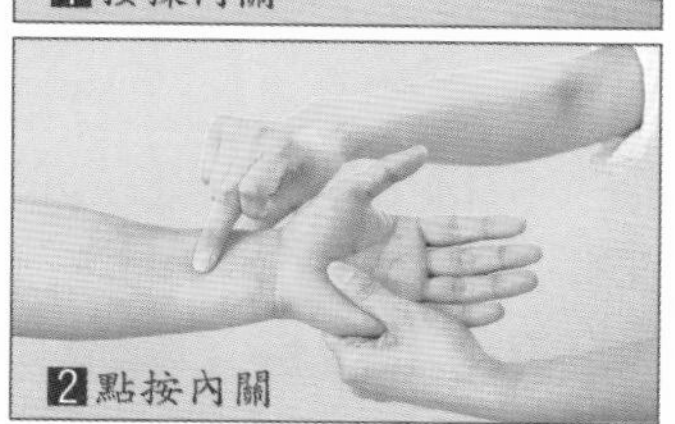
2 點按內關

◎**按揉法**：將右手中、食兩指指腹放在穴位上，稍微用力，然後在穴位上做有一定滲透力的圓形運動，運動的速度要慢，力道以受力者能耐受為準（圖①）。

◎**點法**：把右手的中指指腹放在穴位上，然後用手腕發力，緩緩地在穴位上進行點按，力道要由小到大，以受力者能耐受為準（圖②）。

具體操作

先用左手採取按揉法在右手的內關上按揉1～2分鐘，再用中指或食指尖點按10～15分鐘，每日2～3次；然後再用右手按壓左側的穴位，反覆操作。用指尖進行點按時要有節奏，以產生痠、麻、脹的感覺為最好。點按時如果感到一種刺激感沿著前臂內側傳至心臟，為較好的刺激效果。

適用病症

心律不整、心跳過快、心跳過緩等，以及伴隨這些問題出現的心悸、眩暈、頭昏眼花、胸悶、氣短等症狀；心絞痛、膽絞痛、腸絞痛、胃痙攣，甚至是痛經等內臟痛；各種原因引起的嘔吐、暈車、呃逆。

常用配伍

◎**心律不整**：常配合使用厥陰腧。

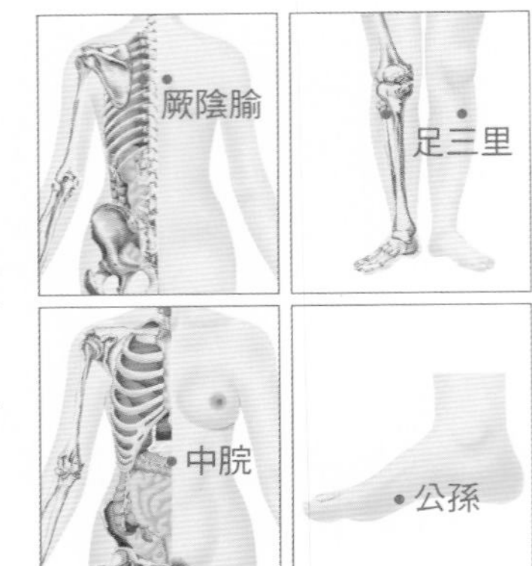

◎**內臟絞痛**：常配合使用足三里、中脘。
◎**嘔吐**：常配合使用公孫。

日常宜忌
1.有心臟問題的人平時可以多吃些番茄、胡蘿蔔等紅色的食物。
2.有內臟絞痛問題的人平時飲食注意忌食生冷的食物；保持心情舒暢。

艾灸

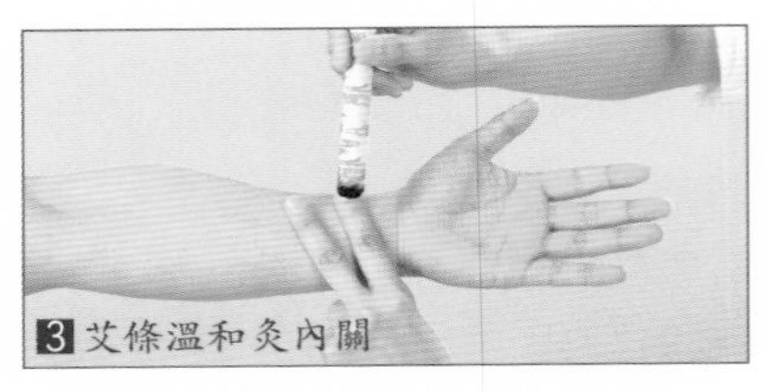
3 艾條溫和灸內關

艾灸種類
◎**艾條溫和灸**：將艾條的一端點燃，對準穴位，大約距離皮膚2～3公分進行燻烤，通常要使被艾灸的人有溫熱感而沒有灼痛感為宜。進行操作的人應當把食指和中指分開，放在穴位的兩側，這樣可以透過自己手指的感覺來預測被艾灸者的受熱程度，以防止燙傷，如果艾灸的溫熱感能夠向上肢及心臟傳導，效果會更佳（圖③）。

具體操作
用艾條溫和灸的方法在穴位上燻灸，時間10分鐘左右，或者以患者感到胸中順暢或腹中通暢為準。在艾灸過程中要及時將灰撣落，且不要用嘴吹艾條，要讓其自然燃燒。

適用病症
心陽不足引起的心絞痛、冠心病、心悸、四肢偏涼、面色青紫等症狀；中氣不足引起的胃寒、胃脹、消化不良、食欲不振，甚至是胃下垂，以及腸敏感引起的腹瀉、腹痛等腸胃不適。

常用配伍
◎**心臟疾患**：常配合使用厥陰腧、脾腧。
◎**胃寒、胃脹、消化不良**：常配合使用中脘、足三里。
◎**腸胃敏感**：常配合使用足三里、神闕。

◎**胃下垂**：常配合使用百會。

日常宜忌

1.有心臟疾病的患者平時運動要適當，盡量不做過於劇烈的運動；工作不宜過於勞累；飲食適度，不能過飽或者過餓。

2.有中氣不足症狀者注意少食多餐，飲水量不要過大，尤其運動後不宜立即飲涼飲；運動量及工作量不能過大。

3.腸胃敏感者多在肚臍周圍做按摩和熱敷；並注意肚臍及胃部的保暖。

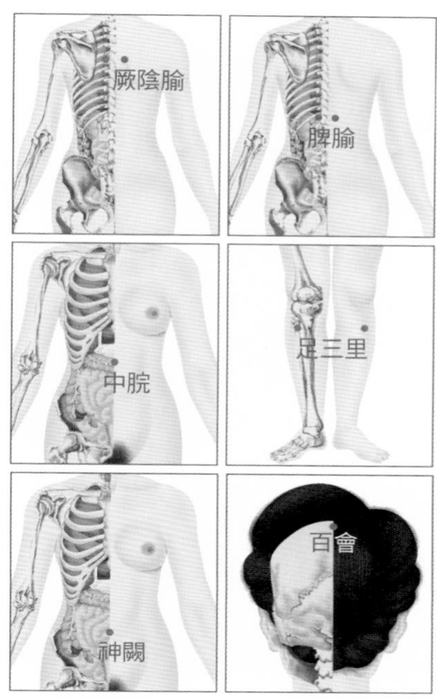

大椎穴

通陽泄熱振陽氣 清利頭目不須等

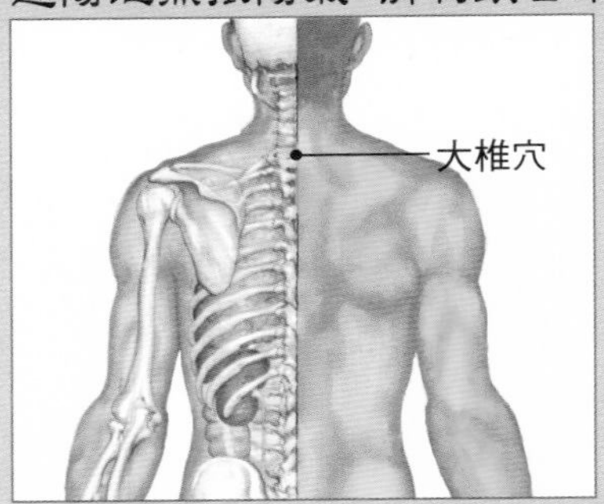

大椎穴名字出處

大椎，就是「最大的椎」。因為大椎在第7頸椎棘突下，而第7頸椎是頸背椎體中最突出的一椎，所以古人排序以此椎為諸椎之長。本穴位於背部之巔，而背部為陽，所以本穴為陽中之陽，為調節一身陽氣之總綱；本穴又是四經交會穴，一穴可以通四經，所以對於調整一身經絡有著不可替代的作用。

大椎穴位置

歸經：督脈（奇經八脈系統）。

解剖結構：深層是腰背筋膜、棘上韌帶以及棘間韌帶，有棘間靜脈叢，並有第7頸神經後支分布。

定位：在第7頸椎棘突下。

快速取穴法：患者低頭，後項部最突出的骨頭下面的凹陷中（右圖）。

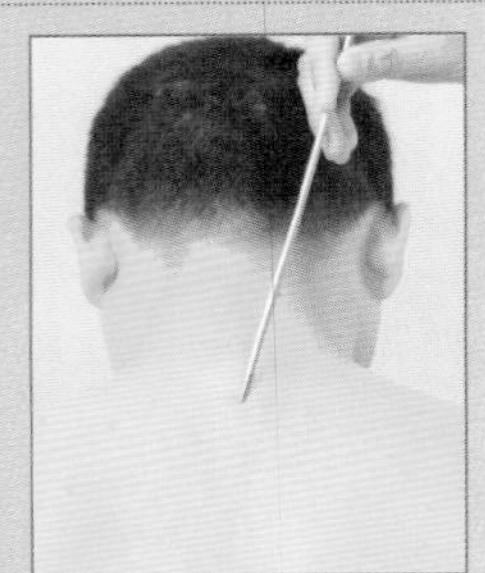

大椎穴功效

艾灸大椎的作用

振奮陽氣：艾灸大椎可以緩解人體陽氣不足引起的怕冷、面色青白、頭昏腦脹等症狀。

刮痧大椎的作用

解表泄熱：大椎刮痧可以緩解外感風寒引起的頸項僵硬、怕冷、鼻塞、咳嗽等症狀。

疏通經脈：大椎刮痧可以緩解經脈不通引起的頸椎病、頭痛、脊柱強直等症狀。

大椎刺絡拔罐的作用

泄熱除蒸：大椎刺絡拔罐可以緩解各種原因引起的發熱（高熱、低熱都可以）。

清利頭目：大椎刺絡拔罐可以緩解面紅、目赤、鼻流黃涕、牙齦腫痛等頭部熱症。

大椎穴適用的人群和使用宜忌

大椎應用範圍比較廣，幾乎所有人都可以用。由於其可供選擇的保健方法也比較多，所以弄清楚哪些人適合使用大椎，以及每種方法適當的使用規則，就顯得十分重要。

哪些人群適合使用大椎

原則上，所有的人都可以使用大椎來進行保健，只是保健的方法需要有所區別。

從年齡上來說，艾灸大椎只適合用於中老年人；刮痧大椎適合所有年齡段的人使用；而在大椎刺絡、拔罐，一般只適用於兒童和中壯年人，而老年人則應當盡量少用。

從體質上來說，艾灸大椎適合陽氣不足的人群；大椎刮痧幾乎適合所有體質的人使用；而在大椎刺絡、拔罐只適用於體質比較壯實的人。

如何更合理地使用大椎

艾灸大椎既可以作為預防性手段來改善陽氣不足的狀況，也可以作為治療性保健手段來改善頸部經脈不通的狀況；而大椎刮痧和大椎刺絡拔罐一般都只在發病時，作為治療性的保健手段使用。

如何掌握大椎的使用程度

艾灸大椎的時間可以稍長，一般15～20分鐘都可以，以頸部感到溫熱或頸部感覺舒適即可；大椎刮痧時，兒童只要刮到微微有痧點顯現即可，青壯年可以刮到有紫紅色的痧條出現，而對於老年人來說，只要刮到皮膚泛紅或症狀減輕即可，不必強求出痧；在大椎刺絡、拔

養生專家告訴你　使用大椎需要注意什麼

雖然大椎深層結構相對安全，但鑒於它是頸部與身體交接的部位，在使用時有一些問題還是需要注意的。

◎刮痧時要注意避開第7頸椎的棘突，應當在棘突下進行刮拭，以防刮破局部皮膚。

◎刺絡拔罐時應當注意嚴格消毒，刺絡後24小時內傷口不能沾水，以防感染。

◎刮痧和拔罐後都要注意保暖，防風。

◎兒童在使用刺絡放血時可以不拔罐，而直接用手在點刺的地方擠出血滴即可。

罐，對於兒童，只要出血20滴左右即可，而青壯年則要求出血量較多，一般要出到中號罐的1/6～1/5。

大椎穴養生小故事

與其他穴位不同的是，古代的醫書中很少有關於用大椎養生保健的精彩案例。但是，這並不影響我們在現代生活中對它的應用。下面我們就來看幾個發生在我們身邊的例子，一起來體會一下用大椎治病的神奇之處。

有一年春節，一個親戚帶著她的女兒來找我，說讓我幫一下忙，看看能不能讓她女兒變得聰明一點兒。這個孩子有什麼特點呢？15歲的小女孩，個子小小的，瘦瘦的，臉色偏黃，低頭不語，問一句答一句，聲音很小，小手偏涼，舌色淡，有齒痕，脈象又細又軟，很典型的氣血不足症狀。

我問她能吃點藥嗎？她搖搖頭，說受不了中藥的味道。問她願意扎針嗎？她又說要中考，時間不允許。想來想去，只有用艾灸的辦法了。我跟她媽媽說：「總共分3步，先灸足三里和中脘，每個穴位隔天灸一次，每次10分鐘；等到孩子胃口變好了，手腳不偏涼了，再灸大椎，隔天一次，每次10分鐘；等到孩子臉色變得紅潤、脈象比較有力了，再灸百會，3天1次，每次10分鐘。」

> **她的身體還不足以把這剛生成的氣血全部調動到頭部去，這種情況下，就需要大椎這個中轉站。**

假期過後，這個親戚經常打電話跟我回報孩子的進展狀況，說孩子的胃口一天天好起來，手腳也暖和了，臉色也紅潤了，連性格也變得開朗了。最後，這個孩子考取了一所不錯的高中。

在這個例子裡，大椎其實產生了一個非常重要的引經作用。孩子氣血不足是根本原因，而生氣血必然要從脾胃下手，所以第1步要健脾胃，足三里和中脘就是不二之選。在脾胃之氣被調動起來之後，我們就要把全身的氣血牽引到需要的地方去了，這個地方就是頭。但是，就小患者的具體情況來說，她的身體還不足以把剛生成的氣血全部調動到頭部去，這種情況下，就需要大椎這個中轉站。因為大椎是3條陽經和督脈的交會點，能夠比較容易地集合一身的陽氣。我們先將全身的陽氣會集到大椎這個地方，讓它們在這裡會集、增長，然後再用艾灸百會的方法把這些彙集的陽氣一點兒一點兒地調動到頭部去，最終達到我們的目的。

這是個典型的用大椎改善虛症的例子，那麼大椎對實症有沒有作用呢？答案是肯定的，而且大椎改善實症的範圍更加廣泛。

一天下午，一個朋友打電話給我，這個人平時是個大嗓門，這天聲音卻格外溫柔，我問她是不是生病了，果然被我猜中。她說她已經發燒4天了，從第1天就開始做檢查，結果什麼也沒查出來，最後只能打點滴。但每次都是打完之後一小時還好，過了一個小時又燒起來了，體溫一度升到達39℃。她實在是太難受了，問我有沒有辦法解決。我就讓她把握時間過來。等到她進門，我才意識到問題的嚴重性，平時那麼有精神的一個人，這個時侯已經是形容枯槁、沒精打采的了。我看了看，她的舌頭是絳紅色的，脈緊而且很快，其餘的沒有什麼異常，應該就是著涼之後沒有正確治療，導致熱入營血了。

於是，我讓她趴在床上，在大椎給她用力地點刺了十幾下，重重地拔了個大罐子。罐子拔下後，我心裡想，這燒肯定退下來了，因為紫色的血流出了很多，沒多久就流了半罐子。等到起了罐，她自己就覺得好多了，沒那麼熱了，精神也好了一些，就是身上沒力。為了防止熱勢再起，我又在她的兩個曲池放了點兒血，然後囑咐她回家喝點稀飯，早點上床睡覺。到了第2天中午，她才打來電話，說自己剛睡醒，出了一身汗，但是輕鬆了很多，再也沒發燒，這場病總算是過去了。

其實，大椎不僅能幫大家解決常見的身體不適，還有很好的美容效果呢！

一次，門診來了位小姐，身材很好，長相也漂亮，唯一的缺點就是皮膚不僅又黑又暗，還長滿了痘痘，實在是有些遺憾。我們接診之後，按照常規程序進行了診斷，可就在我們決定讓她扎針的時候，這

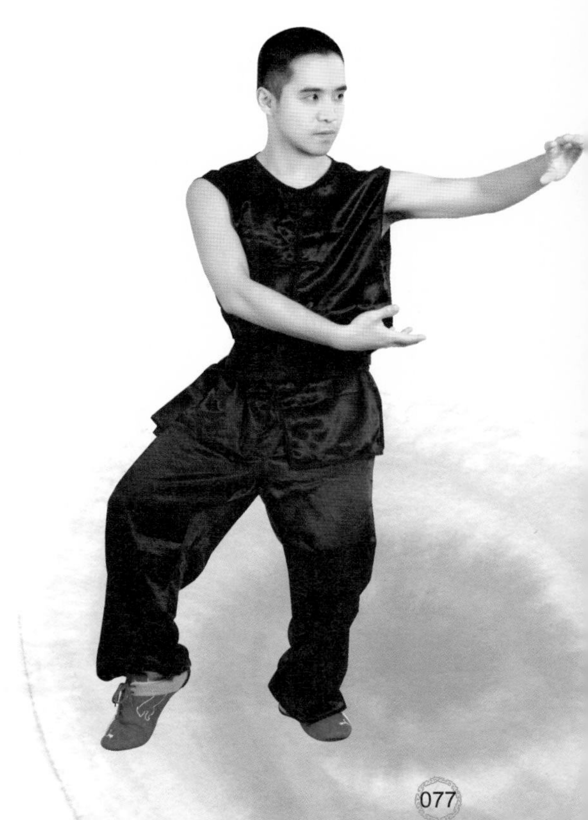

小姐卻問我們想怎麼扎。在向她解說完之後，她說：「那你們不用麻煩了。」原來她在很多地方都扎過針，扎針的方法與我們大同小異。但結果是扎的時候很好，一旦停止就又有一大批新的痘痘冒出來，無法解決根本性問題。這樣一來，我們總算明白她的癥結在哪了。於是，讓她再扎一次試試。

我們依然採取常規的針刺方法，唯一不同的，就是取針後在她的大椎點刺放血、拔罐。治療後，這小姐什麼也沒說就走了。隔了一天，又是門診時間，這小姐又來了，說要繼續扎。我們問她為什麼，她說她覺得這辦法也許能行。經過4個月的治療，雖然其間也有反覆發作，但最終這位小姐的痘痘還是基本祛除了。不僅如此，她的臉色也變白變亮了。

刺激大椎穴的具體方法

艾灸

艾灸種類

◎**艾條溫和灸**：將艾條的一端點燃，對準大椎，距離皮膚2～3公分進行燻烤（圖①）。

1 艾條溫和灸大椎

具體操作

用艾條溫和灸的方法在大椎上燻灸，時間5～7分鐘，或者以患者感到溫熱舒服為準。注意，在艾灸過程中要及時將灰撣落，並且不要用嘴吹艾條，要讓其自然燃燒。

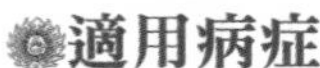

適用病症

人體陽氣不足引起的怕冷、面色青白、頭昏腦脹、記憶力差、精神不濟、胃腸不和、腰膝冷痛等。

常用配伍

◎怕冷：常配合使用關元。

◎**記憶力差、精神不濟**：常配合使用百會、四神聰。

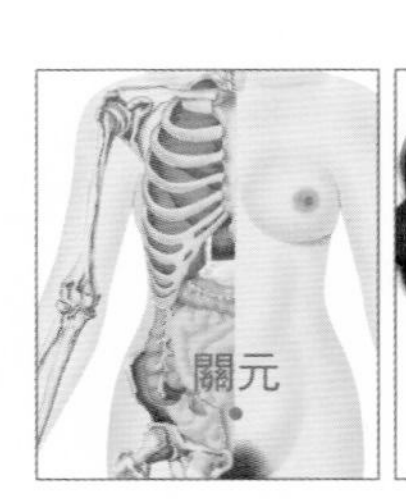

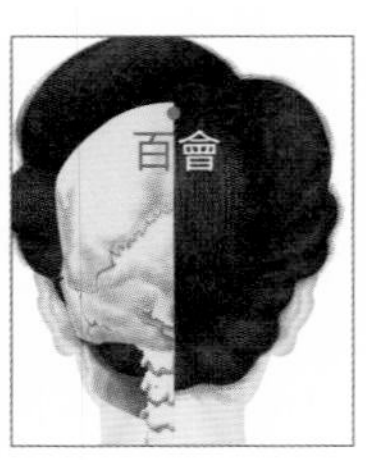

◎**胃腸不和**：常配合使用中脘、足三里。
◎**腰膝冷痛**：常配合使用腎俞、命門。

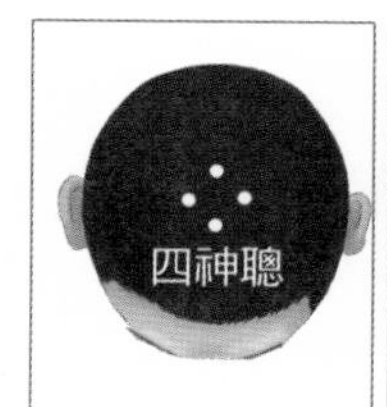

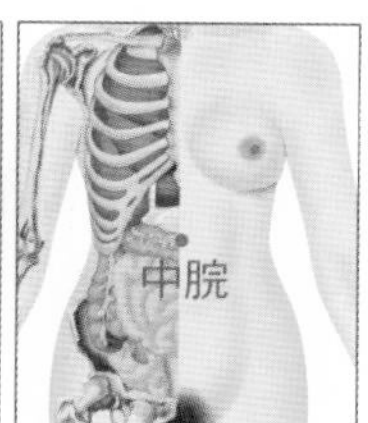

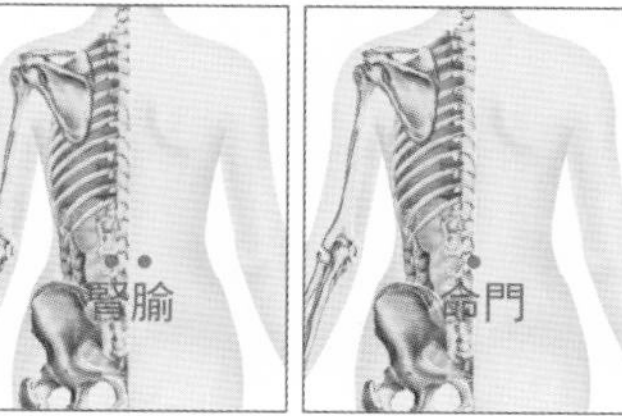

日常宜忌

1.怕冷者可以多吃羊肉、花椒、桂圓等補陽的食物，且可以每晚用花椒水燙腳。
2.記憶力差、精神不濟者應當保證充足睡眠，避免因睡眠不足而精神不振。
3.腸胃不和者多食發麵食品、稀飯等易消化物，同時忌食辛辣、生冷、油膩之類食物。
4.腰膝冷痛者可以配合熱敷，而且節制房事。

刮痧

具體操作

先在大椎抹上刮痧油，再用刮痧板一角在大椎做由上到下的刮拭，直至出現痧點或痧條為止（圖②）。

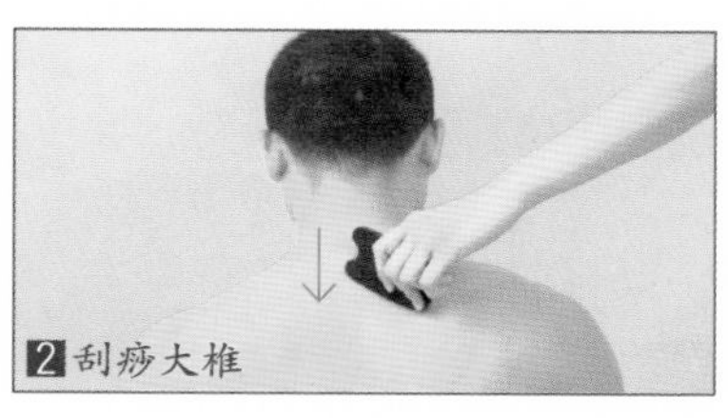
2 刮痧大椎

適用病症

外感風寒引起的怕冷、發熱、鼻塞不通、咳嗽等症狀。

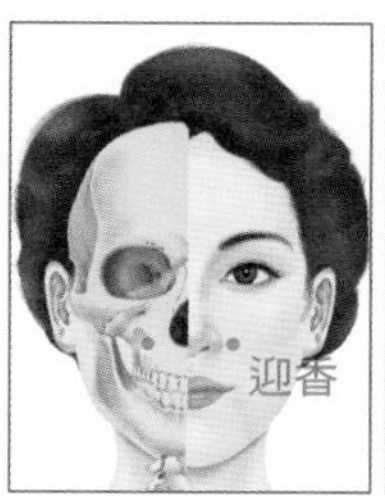

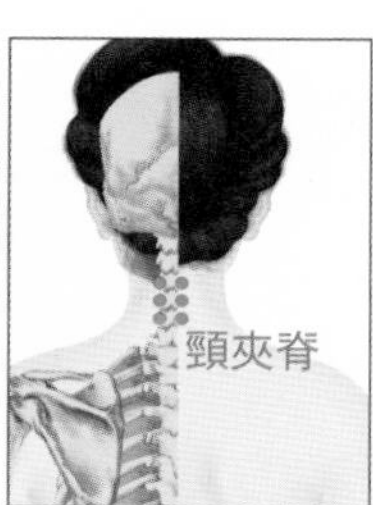

常用配伍

◎**鼻塞不通**：常配合使用迎香。
◎**頸項僵硬**：常配合使用頸夾脊。

日常宜忌

鼻塞不通者可用生薑擦鼻翼兩側。

刺絡拔罐

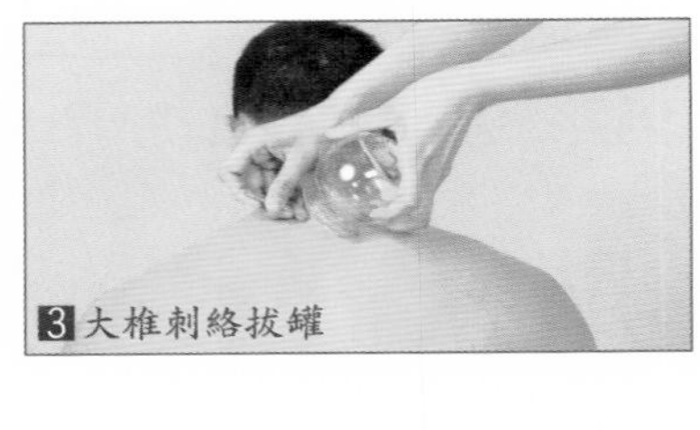
3 大椎刺絡拔罐

具體操作

消毒後，左手捏住穴位皮膚， 右手持三稜針對準大椎迅速刺入，出針，此為刺一個點，共刺3～5個點。然後用鑷子夾住一個棉球，蘸取濃度為95%的酒精後，點燃棉球，放進玻璃罐內，停頓1～2秒鐘，待罐中空氣燒完，將罐放在大椎上即可（圖③）。

適用病症

各種原因引起的發熱、咽喉腫痛等熱症。

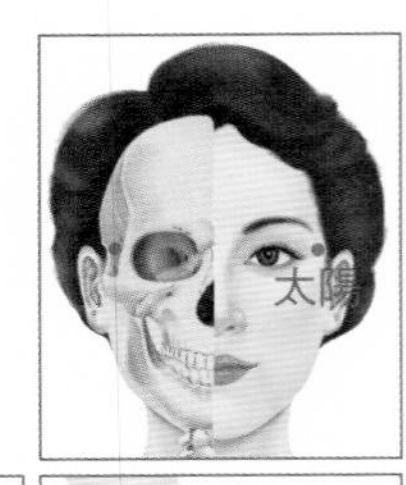

常用配伍

◎**目赤**：常配合使用太陽。

◎**咽喉腫痛**：常配合使用商陽、少商。

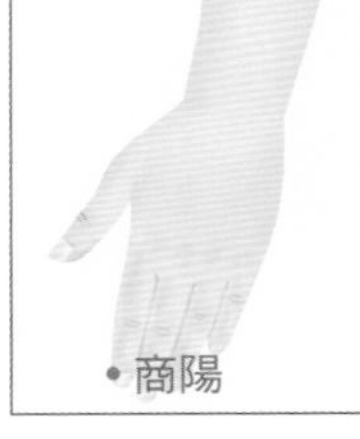

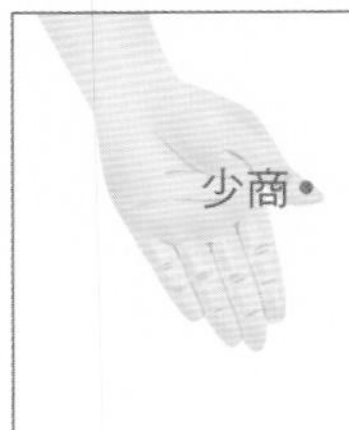

日常宜忌

咽喉腫痛者應少說話，並多飲膨大海、決明子泡的水。

膻中穴

寬胸理氣調情志 心胃同治中丹田

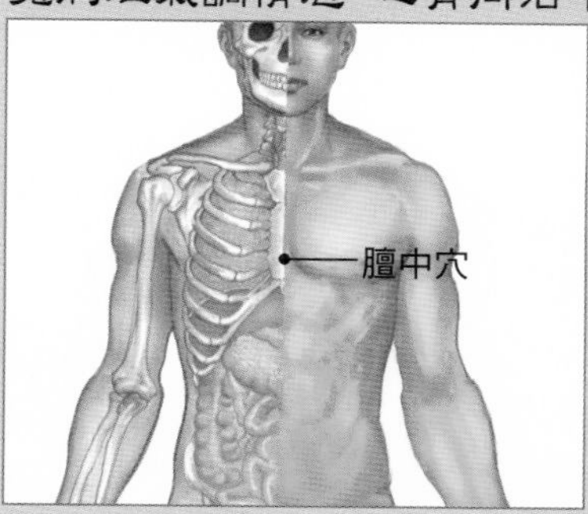

膻中穴名字出處

《靈樞經.脹論》說：「膻中者，君主之宮城也。」就是說，本穴與心包外腔關係密切，是保護心臟這一人體之「中」的，故名「膻中」。另一方面，膻中是八會中的氣會，又稱「上氣海」、「上丹田」，是全身氣匯聚的地方，所以膻中又能改善全身一切的氣分證。

膻中穴位置

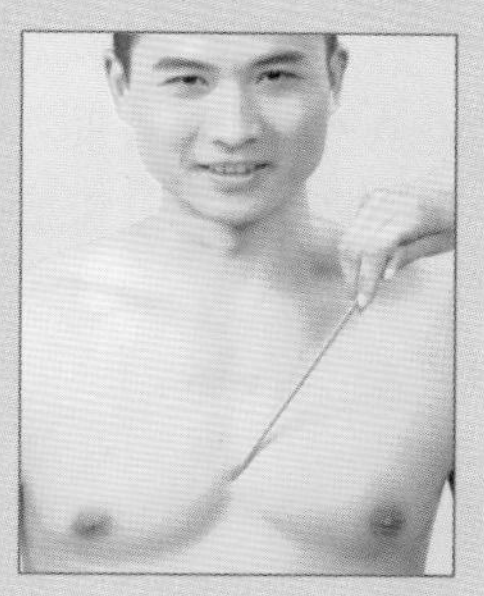

歸經：任脈（奇經八脈系統）。

解剖結構：皮下是胸骨體，有胸廓內動脈、靜脈的前支通過，分布有第4肋間神經前支的內側皮支。

定位：在前正中線上，平第4肋間隙。

快速取穴法：兩乳頭連線的中點（右圖）。

膻中穴功效

按摩膻中的作用

寬胸理氣：按摩膻中可以改善胸悶、氣短、噯氣、胸脇脹痛、呼吸不暢等上焦經氣不通的症狀。

調節情志：按摩膻中可以改善情志不暢引起的胸脇脹痛、善太息、月經不調等症狀。

寧心護神：按摩膻中可以改善心悸、胸悶、冠心病、心律不整、心功能不全等心臟的功能性病變，對於部分器質性心臟病變也有一定的改善作用。

艾灸膻中的作用

調整胃腑：艾灸膻中對於胃寒、胃脹、消化不良、胃下垂都有不錯的改善作用。

振奮心陽：艾灸膻中可以有效地振奮心陽，從而改善心陽不足而引起的心絞痛、冠心病、心悸、四肢偏涼、面色青紫等症狀。

膻中穴適用的人群

膻中的深層是堅硬的胸骨，所以這個穴位使用起來很安全，應用的範圍也很廣，幾乎所有人都能使用。但是對於不同年齡和體質的人，在使用時還應該有所區別。

什麼年齡段的人適合使用膻中

原則上，按摩的方法比較安全，所有人都可以按摩膻中來保健；而艾灸的方法偏補、偏熱的作用明顯多一些，所以主要適合於中老年人，部分體質虛弱的青年人也可以使用，但是一般不用於兒童。

什麼體質的人適合使用膻中

◎**情志不暢**：這一人群最典型的表現就是愛嘆氣。此外，還常常伴有胸悶、氣短、失眠、煩躁易怒、頭脹、眼脹、胸脇脹痛等症狀表現。

◎**氣滯不行**：這種體質類型的人多見於白領，他們每天做得最多的事情就是坐著。由於極少運動，所以經常會出現胃脹、胸悶、頭暈、心煩、胃口差、便祕等氣機不暢的表現，嚴重者甚至會出現胸部憋悶、呼吸不暢等症狀。

◎**心陽不振**：多見於中老年人，這種體質的人常常會出現心絞痛、冠心病、心律不整、心臟無力、低血壓等心血管疾病症狀，同時伴有怕冷、面色青、口唇發紫、心慌、胸悶、呼吸不暢、下肢浮腫等全身症狀。

◎**胃氣不足**：這一類型的人主要的表現就是胃寒、胃脹、胃下墜感，總是覺得胃裡空空的，但是吃東西又吃不了太多。長此以往，往往面色蒼白、營養不良。

養生專家告訴你　使用膻中需要注意什麼

雖然膻中是一個十分安全的穴位，但是在應用的時候，有一些問題還是應當給予足夠的重視。

◎按摩時，手法要由輕到重，不可使用暴力。尤其對於老年人和停經期婦女，一定要明確是否有骨質疏鬆的問題。如果有這個問題，手法更要輕柔。

◎艾灸膻中時，一定要把握分寸。灸的時間過長容易耗傷心氣，並導致心火上炎；灸的時間過短，又達不到應有的治療效果。一般說來，灸15分鐘左右為宜，或者以患者感到胸中順暢時為最佳。

◎一年之內做過心臟手術的人禁止在膻中使用灸法。

膻中穴養生小故事

很早以前，人們就已經認識到了膻中的重要作用。之後的歷代醫書，甚至是史書中都記載了很多關於用膻中養生保健的案例。我們現代人在繼承祖先經驗的基礎上，透過進一步的研究，將這些經驗進行拓展，使之更加適應了現代社會中各種病症的治療。

我們的前輩如何利用膻中

清朝康熙年間，武昌有一位姓郭的巡撫，年過六旬才得一子。想著偌大家業終於後繼有人，巡撫一家人將這個兒子視為掌上明珠，巡撫更是常常抱著兒子自得其樂。但偏偏這個孩子身體十分虛弱，常年咳嗽、氣喘，平時小臉慘白，發病時更是嘴唇發青、臉色發紫、呼吸急促，一副奄奄一息的樣子。

在培補元氣的基礎上，運用膻中將元氣引到上丹田，使得病人渾身上下氣血充足、陰陽平衡、事半功倍，達到理想的治療效果。

周圍的大夫聽到這個消息，紛紛毛遂自薦，請求為這孩子診治。但是一年多過去了，方法用了不少，藥也吃了一堆，孩子的身體就是不見起色。不僅如此，這個孩子還添了個新毛病：全身的汗毛一天比一天濃密，甚至比大人的還要多。

眼見著兒子的身體沒有任何起色，郭巡撫心急如焚，但卻束手無策。一天，他偶然聽說漢陽歸元寺的德明法師有祕方，於是親自趕往漢陽，求取祕方。德明法師早就聽說這位郭巡撫是一位勤政愛民的好官，所以見到郭巡撫，問清了他的來意就滿口答應。只見法師提筆開了個方子，然後囑咐巡撫，回去將藥研成粉末，加生薑汁調成糊狀，然後貼敷在孩子的膻中和膏肓兩個穴位上，每次貼半個時辰，每天一次，貼49天即可痊癒。

回家後，郭巡撫立即依照法師的囑咐幫兒子貼敷，絲毫不敢怠慢。貼到三十多天的時候，他就發現孩子比以前有精神了，喘息和咳嗽也不像以前那麼頻繁和嚴重了，汗毛好像也沒有以前那麼密了。等到49天貼完，孩子唇紅齒白，皮膚又白又亮，精神充沛，身上的汗毛也比之前稀疏了，終於可以像別的孩子一樣在院子裡奔跑玩耍了。

在這個例子中，我們固然不能忽略貼敷藥物的作用，但是我們應當不難想像，經過皮膚被人體吸收的藥量有多麼微小，所以在這裡，穴位產生了更重要的作用。用膏肓，是為了培補孩子的元氣，為下一步的治療打下堅實的基礎。而點睛之筆，也是最重要的一個步驟，就是膻中的使用。在培補元氣的基礎上，運用膻中將元氣引到上丹田，使得病人全身上下氣血充足、陰陽平衡，所以才能事半功倍，達到理想的治療效果。

現代人如何利用膻中

上面，我們了解了古人是怎樣靈活地應用膻中來治病，並取得理想的效果的。那麼，下面我們要講的是，我們身邊的大夫是怎樣獨具匠心地運用這個穴位做到手到病除的。

前幾年，我們門診遇到過這樣一個病人：她來的時候不停地打嗝，而且聲音很大，至於大到什麼程度，我可以舉一個例子來說明。我們的診室在樓層的東面，她在我們門口候診，但在這層樓的西面都能聽得見她打嗝的聲音，以至於叫號的時候，她前面的病人都讓她先看。一問她的病史，我們恍然大悟，原來她這個病是從生氣上得的。

在她來看病的一年半之前，她和她老公因為家裡投資的問題大吵了一架。盛怒之下，她跑到外面去大吃了一頓，直到撐得不行了才回家。結果半夜就開始難受，她先是不停地打嗝，接著胃絞痛，最後又噁心嘔吐。後來，她在醫院住了兩個星期，把其他的不適症狀都治好了，惟獨這個打嗝怎麼也治不好。那天，她剛好路過我們醫院，想著也許用中醫的方法治這個病管用，就來試試。

聽了她的講述，大夫就讓她把衣服拉起來，在她的膻中扎了一針，然後找了一個進修的女大夫坐在那兒給她撚針，並告訴這個女大夫，什麼時候病人感覺到胸口順暢了，就可以起針了，然後我們幾個大夫就各忙各的了。誰知過了二十幾分鐘左右，我們突然聽到隔壁一聲大叫，接著有人開始嚎啕大哭。我們嚇壞了，趕緊跑過去看，正是那個打嗝的病人，只見她坐在那兒，張著大嘴哇哇地哭，一點兒也不理會旁人。

我們剛想過去勸，給她扎針的大夫就攔住了我們，說要讓她哭個

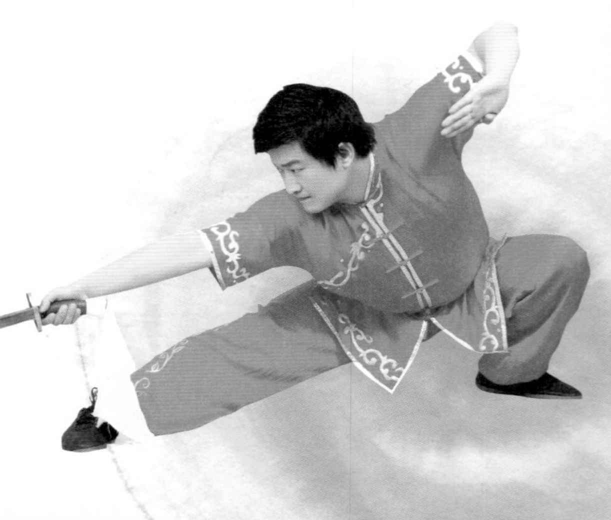

痛快，結果她哭了足足有半個多小時才漸漸止住。等到她平靜下來，我們發現她説話的時候已經不打嗝了，只有在不説話的時候還打幾聲嗝，而且聲音也小了很多。本來這麼好的效果理應乘勝追擊，再扎幾次的，但其他病人實在受不了她的聲音，所以大夫就讓她每天回家自己按摩膻中就行了。後來也見過她來醫院治別的病，但她那打嗝的聲音我們是再沒聽過了。

刺激膻中穴的具體方法

按摩

按摩手法

◎**按揉法**：將右手中、食兩指指腹放在膻中上，稍微用力，然後在穴位上做有一定滲透力的圓形運動（圖①）。

◎**點法**：把右手中指指腹放在膻中上，然後用手腕發力，緩緩地在穴位上進行點按，力道要由小到大，點到穴位有明顯的痠脹感為止（圖②）。

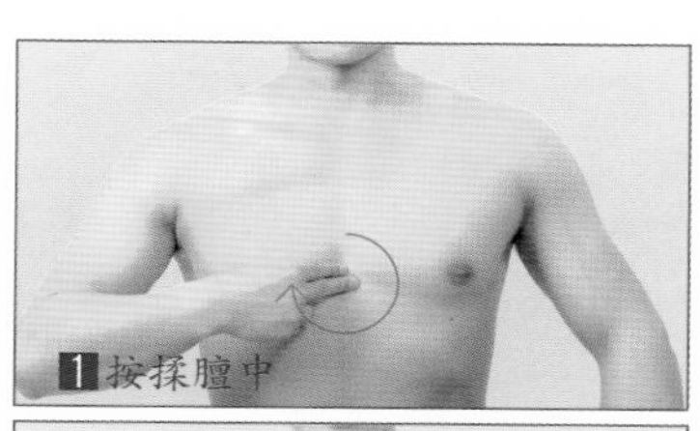

1 按揉膻中

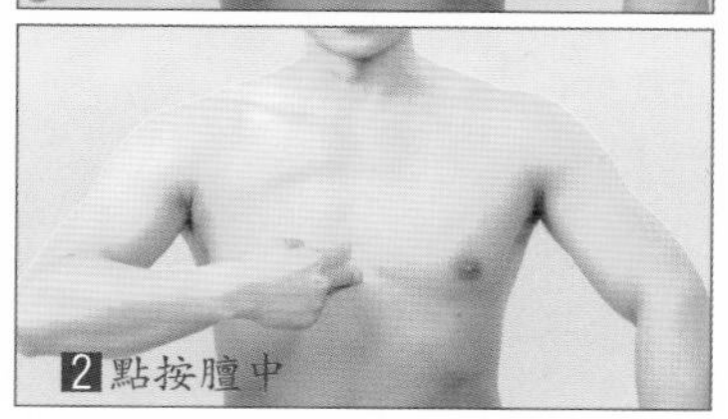

2 點按膻中

具體操作

先用按揉法在膻中上放鬆1～2分鐘，之後再用點法在穴位上點按30下左右，最後用按揉法在穴位上放鬆半分鐘即可。

適用病症

心氣不足引起的心絞痛、冠心病等；胸部氣機不暢引起的心悸、胸悶、氣短等；情志不疏所造成的經常嘆息、胸脇脹痛等問題。

常用配伍

◎**心絞痛、冠心病**：常配合使用巨闕。

◎**胸悶、氣短**：常配合使用期門。

◎**愛歎氣、胸脇脹痛**：常配合使用合谷、太沖。

日常宜忌

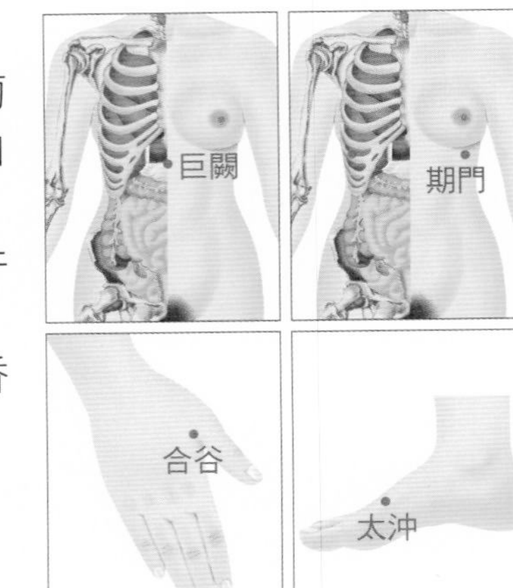

1.有心絞痛、冠心病者平時可以多吃胡蘿蔔、番茄等紅色食物，並可適當飲用紅酒、白酒，可以有效緩解病症。

2.有胸悶、氣短者可以多爬山、郊遊。條件允許的情況下還可以大聲唱歌，甚至呼喊。

3.有胸脇脹痛者可以多吃蘿蔔、蔥、薑、香菜等芳香的食物。

艾灸

艾灸種類

◎艾條溫和灸：右手拿艾條，將艾條的一端點燃，左手的食指和中指分別放在膻中的兩邊，然後使艾條距離穴位3公分左右進行艾灸。當左手手指感到溫度過高時，應將艾條與穴位皮膚的距離調得遠一些（圖③）。

具體操作

用艾條溫和灸的方法在穴位上燻灸，時間為15分鐘左右，或者以患者感到胸中順暢時為宜。注意，在艾灸過程中要及時將灰撣落，並且不要用嘴吹艾條，要讓其自然燃燒。

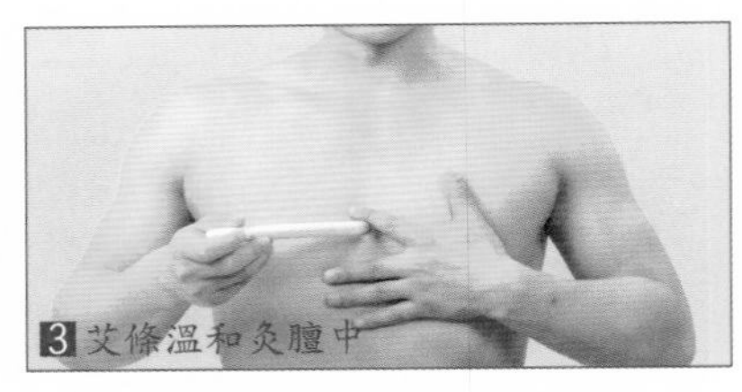
3 艾條溫和灸膻中

適用病症

心陽不足而引起的心絞痛、冠心病、心悸、四肢偏涼、面色青紫等症狀；中氣不足所引起的胃寒、胃脹、消化不良、食欲不振，甚至胃下垂等。

常用配伍

◎心絞痛、心悸、四肢偏涼：常配合使用心腧、巨闕。

◎胃寒、胃脹、消化不良：常配合使用中脘、足三里。

◎胃下垂：常配合使用百會、提托。

日常宜忌

1.心絞痛、心悸者應該注意平時盡量避免劇烈運動，但輕度運動是最佳鍛鍊方式；飲食上應該以溫熱為主，少食生冷，多吃番茄等食物，平時可以少量飲酒，但千萬不要酗酒，以飲紅酒、白酒最佳。

2.胃寒、胃脹、消化不良者應該少吃辛辣、生冷、黏膩的食物，忌菸酒，多吃饅頭、麵包等比較乾燥的食品及炒類食品。

3.胃下垂者應當採用少食多餐的飲食方式，並注意飯後3小時內不要劇烈運動，同時少喝水。

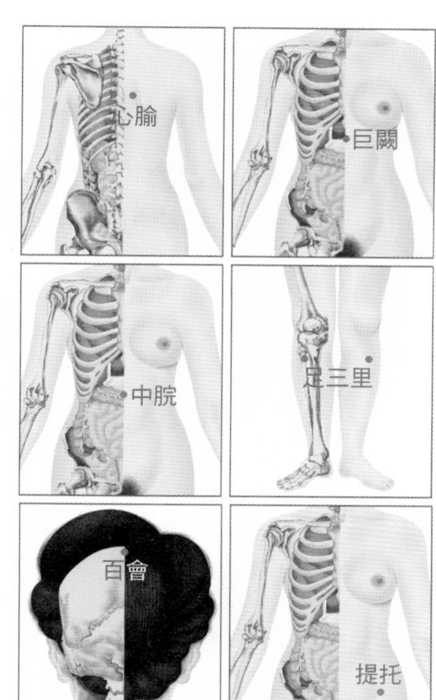

中脘穴

溫中健胃助消食 後天之本是中脘

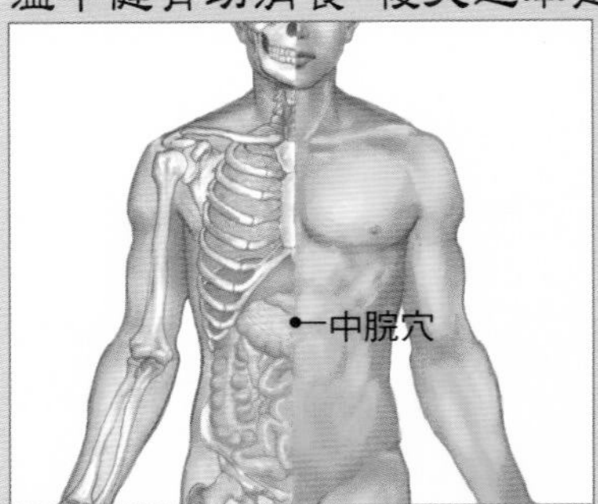

《中脘穴名字出處》

滑伯仁說：「太倉，一名中脘。」《難經》中又說：「府會太倉。」而這裡的「府」指的就是五臟六腑中的六腑。這兩句話的意思就是說，六腑之氣都在中脘這個穴會集。所以，我們說中脘是後天之本，所有跟脾胃有關的病症都可以用它來改善症狀。

中脘穴位置

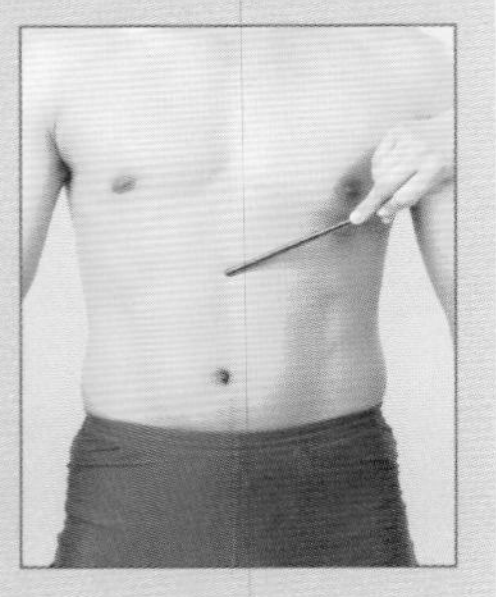

歸經：任脈（奇經八脈系統）。

解剖結構：皮下是腹白線，深層有腹壁上動脈、靜脈分布，同時也分布有第7肋間神經前支的內側皮支。

定位：在前正中線上，肚臍上4寸。

快速取穴法：兩肋弓交點與肚臍連線的中點(右圖)。

中脘穴功效

按摩中脘的作用

健胃消食：按摩中脘可以改善胃腑運動無力所造成的消化不良、胃口不佳、胃脹等症狀。

降逆和胃：按摩中脘對胃氣上逆引起的呃逆、噁心、嘔吐、泛酸等，都有明顯效果。

艾灸中脘的作用

溫中健胃：艾灸中脘對於胃陽不足導致的胃寒、嘔吐、泛吐酸水，甚至是未消化食物都有明顯作用。

貼敷中脘的作用

滋養胃陰：用滋養胃陰類藥物貼敷在中脘，可以在不刺激胃黏膜的前提下達到養胃陰的目的，從而解決胃部泛酸、不思飲食等問題。

中脘穴適用的人群和使用宜忌

中脘作為擔負著後天之本任務的一個穴位，使用安全，應用十分廣泛，但是究竟哪些人更加適合使用？不同的方法怎樣使用更合理？這都是我們要探討的問題。

哪些人群適合使用中脘

原則上，所有的人都可以使用中脘來進行保健，只是保健的方法需要有所區別。

從年齡上來說，按摩和艾灸中脘適合所有人，而中脘貼敷則主要用於成年人。

從體質上來說，按摩中脘適合所有的人使用。艾灸中脘則主要用於胃陽不足的人，他們的特點是胃口差，飯後難消化，消化時間比一般人要長。最典型的表現就是喝完水後，胃部長時間有水聲，同時有胃寒、嘔吐清水，甚至是未消化食物的現象。在中脘進行貼敷主要適合胃陰不足的人，常常表現為泛酸、不思飲食等現象，這些人的舌頭中部一般是沒有舌苔的，嚴重的時候整根舌頭都沒有舌苔。

如何更合理地使用中脘

按摩的手法應當輕柔，按摩時間可以比較長，通常20～30分鐘，如果時間允許的話，最長可以按摩1小時。如果時間有限，也可以按摩到胃部微微發熱或有明顯的蠕動感；艾灸中脘一般灸20分鐘左右，時間也可以適當延長，或者灸到整個胃部微微發熱或有明顯蠕動感為止；而在中脘貼敷沒有明顯的時間限制，一般每次貼敷的時間應當在8～12小時，但因為貼敷的主要是滋陰類藥物，藥效的滲透比較慢，對皮膚的刺激也比較小，所以時間

養生專家告訴你　使用中脘需要注意什麼

雖然中脘本身十分安全，但由於它與心臟、肺、橫膈等一些重要臟器比較接近，所以在使用時有一些問題還是需要注意的。

◎按摩的時候，用力的方向不要向上，而應當由上而下，順著整個胃的蠕動方向按摩。

◎使用艾灸的時候盡量避開巨闕，否則容易使人心煩。

◎在給嬰幼兒按摩時，一定要蘸一點滑石粉或痱子粉。另外，艾灸的時間也不要超過10分鐘。

可以延長到一天。每兩次貼敷之間最好間隔6小時，以便給皮膚一點兒休息和恢復的時間。

中脘穴養生小故事

中脘作用廣泛，地位重要，在人體中有著不可替代的作用。從古至今的醫生都注意到了這一點，他們不僅從傳統的思路出發來應用中脘，更透過自己的理解和體會對中脘的作用進行了進一步的摸索和擴展，使其更加物盡其用，這其中就有很多鮮活的例子。

我們的前輩如何利用中脘

在南北朝時期，由於戰亂比較頻繁，大多數人連基本的溫飽問題都難以得到解決。在現在山西省的地方，有一戶比較富有的人家，為人謙和，常做善事。一天早上，家裡的下人在打掃庭院時，發現大門口躺著一個人。這個人衣衫襤褸，蓬頭垢面，而且已經奄奄一息了。下人立刻將這一情況報告給了主人，主人忙命人把門口的這個人抬進屋裡，一面熱稀飯給他，一面命人趕快去請大夫。不一會兒，大夫就請來了。正好這時稀飯也熱了，下人拿著稀飯就往這個人嘴裡送，結果被大夫給攔下了。

大夫細細診過病人的舌脈之後，命人把他隨身帶來的艾草搓成細細的長條，自己則用勺子向這個人的嘴裡送了幾口水。然後他點燃艾條，在病人的中脘燻了一小會兒，又餵了他一勺稀飯，接著又用艾條燻烤，然後又餵一勺稀飯，其間偶爾再給他一勺水。就這樣，餵了大概有小半碗稀飯之後就停了。大夫臨走的時候囑咐這家人，這段時間千萬不要給病人補品吃，就用這種方法，一天3次，每次餵半碗稀飯，3天之後他再來。

3天後，大夫如約而來，發現病人神志已清楚，也能開口說話了，但身上還是沒有力氣，沒辦法起床。大夫診完脈後，對這家人說已經沒有什麼大礙了，可以逐漸

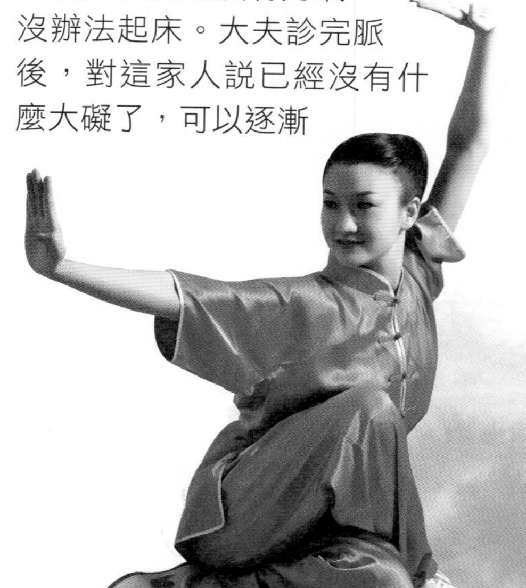

氣海穴

調節任脈通腹絡 培補陽氣納中氣

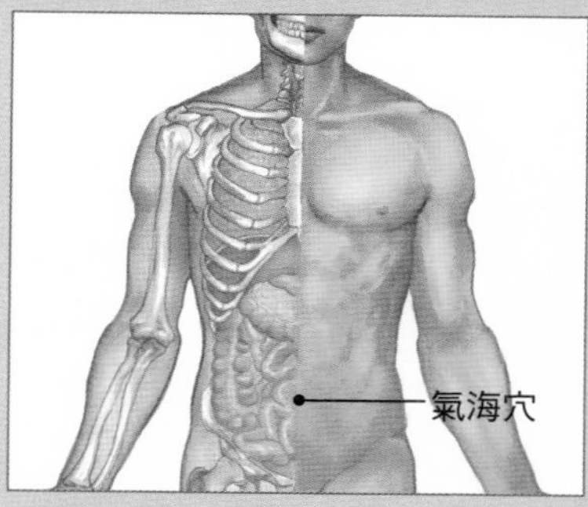

氣海穴名字出處

本穴與肺氣息息相關，是腹部納氣的根本。如果氣海這個地方不做吸引，那麼呼吸之氣和中氣就不能到達臍下。所以，這個穴位被稱作人體之氣的歸處，就像海納百川，所以叫它「氣海」。「海」，又比喻事物廣泛，無邊無際，所以顧名思義，在人身體上，所有氣息的升降失調，都可以用這個穴位緩解和改善。

氣海穴位置

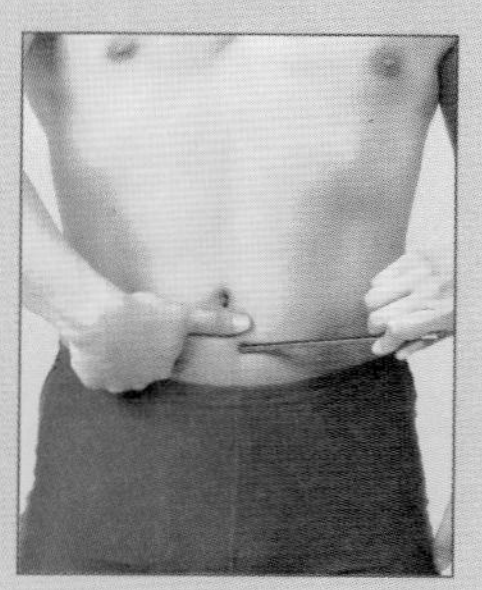

歸經：任脈（奇經八脈系統）。

解剖結構：皮下為腹白線，深層有腹壁淺動脈、淺靜脈的分支以及腹壁下動脈、下靜脈的分支；同時有第11肋間神經前支的內側皮支分布。

定位：在前正中線上，肚臍下1.5寸。

快速取穴法：前正中線上，肚臍下1橫指稍向下（右圖）。

氣海穴功效

按摩氣海的作用

調節任脈：按摩氣海可以改善各種婦科疾病及男科疾病，如月經不調、閉經、疝氣、遺精、不孕不育等。

疏通腹絡：按摩氣海還可以改善各種腹部疾病，如腹痛、便祕、泄瀉、遺尿、癃閉等。

納攝中氣：按摩氣海還可以改善中氣不能固攝而導致的氣促、呼吸表淺、胸悶等症狀。

艾灸氣海的作用

培補陽氣：艾灸氣海主要產生的是強壯的作用，對於先天體質虛弱造成的營養不良、發育不全，以及後天調養失利而導致的身體虛弱，都能夠產生很好的作用。

氣海穴適用的人群

氣海在人體的作用十分重要，而且這種作用偏於補益，所以在使用時必須要明確它適用的人群和適用的體質，這樣才能保證應用的效用和安全。

什麼年齡段的人適合使用氣海

原則上，中老年人比較適合用氣海來進行日常的保健，而且身體越虛弱越適用。部分體質比較差的年輕人也可以適當應用，但是一般不在孩子身上使用。

什麼體質的人適合使用氣海

◎**體質虛弱**：不管是先天的原因還是後天的原因，這種體質的人表現都十分相似：身體瘦弱；面色蒼白或者萎黃；頭髮稀疏且顏色淺；精神不濟；懶得說話，即使說話，速度也很慢，聲音也很低；行動力差，反應慢；記憶力差；胃口不好；通常便溏，有時候也會便祕；經常生病等。

◎**任脈失調**：這類患者的問題主要表現在生殖系統。比如，月經不調、閉經、崩漏、遺精、疝氣、不孕不育及各種產後病。除此之外，他們有時候也會伴有一些諸如腹部不適、有結塊之類的病理症狀。

◎**氣機失調**：這一類病症的症狀大多數人都有，包括氣滯引起的唉聲嘆氣、胸脇脹滿、腹脹等；氣逆引起的呃逆、頭脹痛、失眠等；氣陷引起的臟器下垂等；氣不收攝引起的呼吸表淺、呼吸急促等。

上面幾種情況有時候會同時出現，在這種情況下，就需要認真分析，看看最主要的問題是哪一種，從而決定以什麼方法為主，然後再在氣海上用其他的方法，兼顧一些次要的問題，做到主次分明、心中有數。

養生專家告訴你　使用氣海需要注意什麼

氣海的深部附近有膀胱、子宮等重要的臟器，如果使用不當，會對身體造成一定的損傷。所以，在使用這個穴位時，一定要注意以下幾個問題：

◎不論使用什麼方法，在用氣海前，一定要排空小便。

◎女性月經期要慎用這個穴位；懷孕期間禁止使用此穴。

◎高血壓患者在這個穴位慎用灸法。

◎使用氣海，尤其是在氣海使用灸法期間，不宜吃蘿蔔等破氣的食物。

氣海穴養生小故事

氣海作為人體生氣之海的大概情況，我們已經有了一定的了解，但對於在實際生活中我們應該怎樣應用它，大家可能不是很清楚，那麼接下來，我們就從古代醫家和現代醫生兩方面的經驗中來尋找一些蛛絲馬跡吧。

我們的前輩如何利用氣海

唐朝時，有一個婦女懷孕有五六個月了，正趕上這一年夏秋交界的時節，霍亂盛行，她不小心受了感染，於是上吐下瀉了一天一夜。吐瀉之後，她感覺病似乎是稍微好了一些，但是忽然之間就覺得腹中的胎兒一下子掉了下來。她頓時覺得整個人似乎一下子就沒有了精神，心裡噗通噗通地跳著，似乎體內的氣息正一點兒一點兒地往外跑。家裡人一看這種情況，趕緊去找大夫。等到大夫到了時，家裡人已經把壽衣都給她穿好了，正等著入殮，看見大夫來了，就跟大夫說不必看了。

但這位大夫堅持說，這種突然出現的脫症，只要還有一息尚存，就有挽回的餘地。於是，病人的家人就答應讓大夫幫她診治。只見這個時候，病人已經完全沒有了意識，叫她也不答應，脈象就像飄在水上的麻線，十分微弱且不清楚。大夫心想，如果這個病人是長期臥床不起的，今天出現這種情況就必死無疑。但實際情況是，她因為感染霍亂上吐下瀉，丟失了大量的陰液，同時又因流產喪失了大量的氣血，因為這種原因而出現這種脈象是正常的，只要治療得當，挽回的機會還是很大的。

她因為感染霍亂上吐下瀉，丟失了大量的陰液，同時又因流產喪失了大量的氣血，因為這種原因出現這種脈象是正常的，只要治療得當，挽回的機會還是很大的。

於是，他趕緊讓病人家裡的一個小丫鬟給她不停地順時針按摩氣海，然後開了一副益氣生陰的湯藥，讓她的家人煎煮。因為抓藥需要一段時間，所以大夫就讓她的家人先把藥箱裡帶的山萸肉煮了半碗湯來給她灌下，而按摩則一直沒有停。半碗山萸肉湯喝下去不久，病人就能夠應聲了。等到整副藥都煎好，給她服下後，大夫就讓小丫鬟停止按摩了。

沒多久，病人漸漸就有了起色，先是睜開了眼睛，然後能說話了，過了一會兒竟然能自己翻身了。大夫見病人病情已經穩定了，就囑咐家人，最近幾天不要給病人吃油膩的食物，除了正常吃飯之外，可以把山藥磨成細粉，然後和著冰糖末一起蒸熟，做成點心給病人吃，這樣調理著就無大礙了。病人的家人按照大夫的話幫她調息，果然沒過幾天，她的病就好了八九分了。

現代人如何利用氣海

看完了如何用氣海救命於瀕危的例子，我們再來看看怎樣用這個穴位來解決日常生活中的一些不能稱之為病，但確實給我們帶來很多困擾的小問題。

20世紀六七十年代的時候，東北地區有一位叫裴廷輔的老大夫，治病很有經驗，他改善呃逆的症狀從來只扎兩個穴位，先是膻中，然後是氣海，而且效果奇好，可謂是手到病除。他分析其中的道理是這樣的：呃逆無論病因如何，根本的病理機制就是氣逆，所以先用氣會、膻中行氣，疏通氣運行的道路，再用氣海，把上逆的氣引回到下方來，這樣上逆的氣回歸到正常的位置，呃逆自然就治癒了。

除此之外，氣海還可以有效治療雷諾氏病。乍聽這個病名可能挺嚇人的，實際上就是冬天的時候，很多人都會出現的手腳偏涼、顏色發青發紫的情況。我的小表妹就有這個毛病，平時白白淨淨的一位小姐，一到冬天就手腳偏涼，顏色發紫，讓人看了實在難受。她也試過很多治療方法，吃過西藥，喝過中藥，針灸也扎了不少次。每次都是當年冬天治療時情況會好一些，一旦停止治療，情況還是那樣，讓她十分苦惱。

有一次聊天説到這個問題，我心想，她中藥也吃了，針也扎了，還有一個大的中醫手段沒用，那就是艾灸，説不定會管用，可是灸哪裡呢？

我一想，能到達手腳末端又能溫暖手腳的穴位，非氣海莫屬。於是，我就囑咐她從立冬那天開始，每天用艾條灸氣海10分鐘，灸到立春。結果那一年，她的情況出奇的好。於是，她接下來連續灸了3年，結果再沒犯過雷諾氏病。我把這個方法介紹給了身邊幾個朋友，他

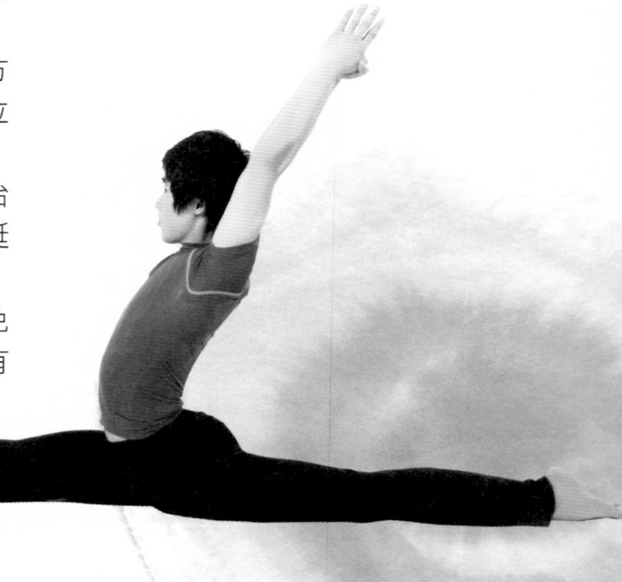

們的孩子也有同樣的毛病。用過之　　後，大家普遍反映效果不錯。

刺激氣海穴的具體方法

按摩

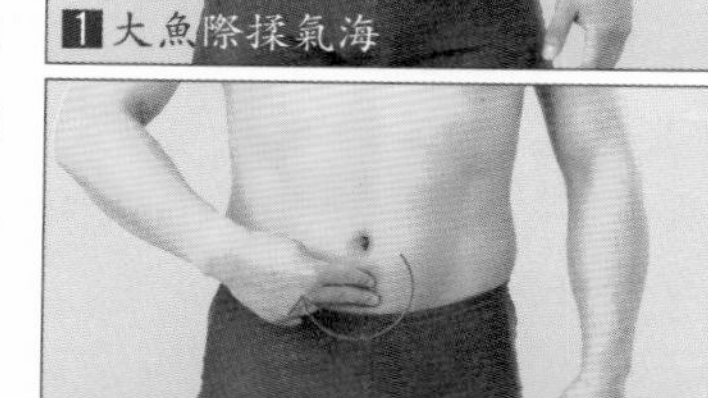

按摩手法

◎**大魚際揉法**：將右手大魚際放在氣海上，並以它作為著力點，由肩關節出力，帶動肘關節，肘關節帶動腕關節做上下擺動的動作。按揉時，著力點可以適當地滑動，但滑動速度要慢，幅度要小（圖①）。

◎**按揉法**：將右手中、食兩指指腹放在氣海上，稍微用力，然後在穴位上做有一定滲透力的圓形運動，運動的速度要慢，力道以受力者能耐受為準（圖②）。

1 大魚際揉氣海

2 按揉氣海

具體操作

先用大魚際揉法在氣海上按揉1～2分鐘，之後再用按揉法在穴位上按揉3分鐘左右，最後用大魚際揉法在穴位上放鬆半分鐘即可。

適用病症

各種婦科、男科疾病，如月經不調、閉經、疝氣、遺精、不孕不育等；腹部疾病，如腹痛、便祕、泄瀉、癃閉等；中氣不能固攝而導致的氣促、呼吸表淺、胸悶等症狀。

常用配伍

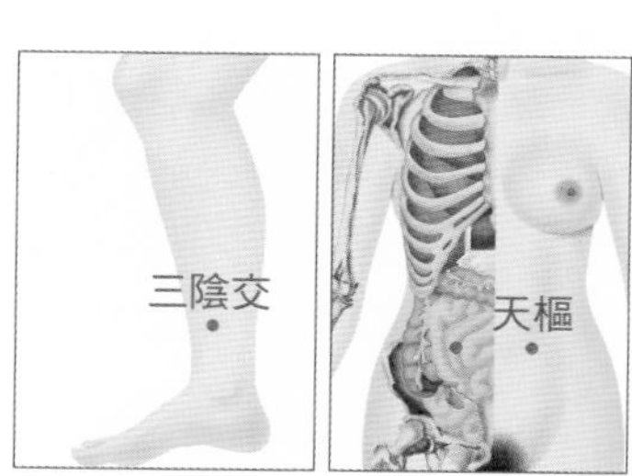

◎**婦科、男科疾病**：常配合使用三陰交。
◎**腹痛、便祕、泄瀉**：常配合使用天樞。
◎**遺尿、癃閉**：常配合使用中極。
◎**氣促、呼吸表淺**：常配合使用腎腧。

日常宜忌

1.有婦科、男科病者應注意調節心情。
2.有腹痛、瀉泄、便祕等問題者要多吃易消化食物。忌食辛辣、生冷、油膩食物；養成有規律的飲食習慣和排便習慣。
3.有氣促、呼吸表淺者需要多注意休息，尤其忌諱熬夜。

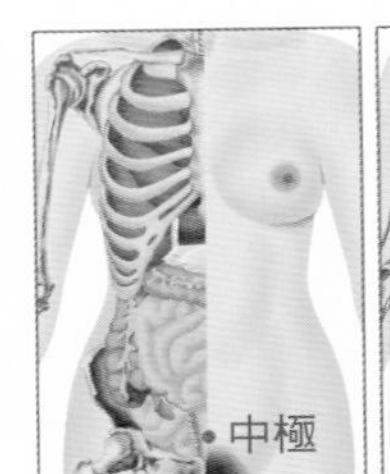

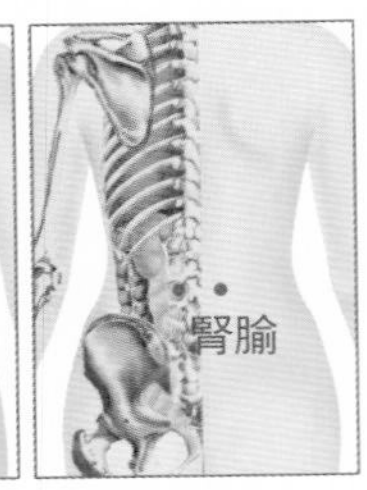

艾灸

艾灸種類

◎**艾條溫和灸**：右手持艾條，然後點燃艾條的一端，左手食指和中指分開，分別放在氣海的兩側。燻灸時，艾條距離氣海穴位皮膚2～3公分，此距離可以根據穴位皮膚的溫度來做適當調整。艾灸程度以小腹有明顯的溫熱感為準（圖③）。

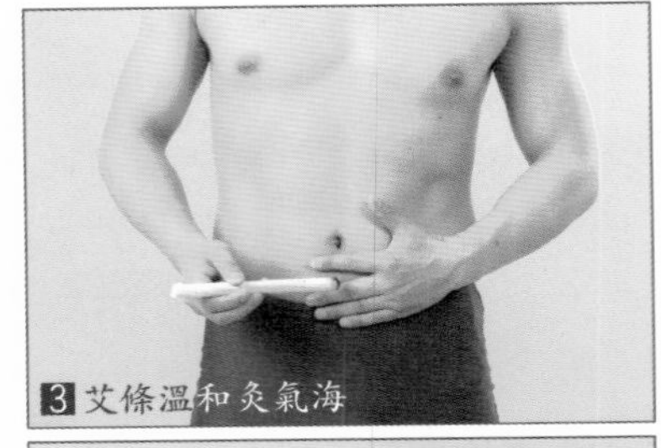
3 艾條溫和灸氣海

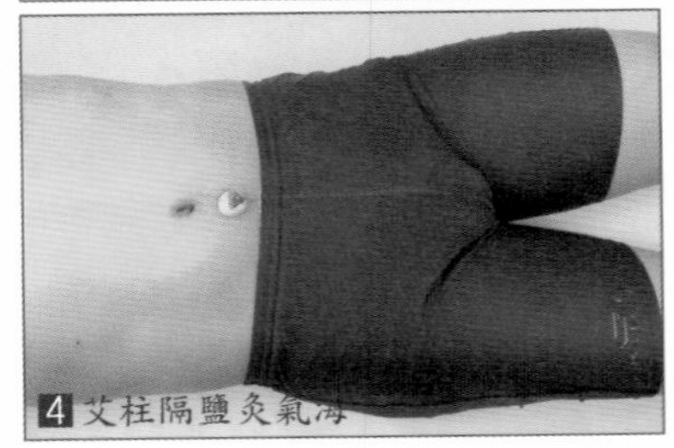
4 艾柱隔鹽灸氣海

◎**艾柱隔鹽灸**：將艾絨做成花生米大的艾柱備用，在氣海穴位皮膚上放一個用麵團捏成的小圓圈，然後將鹽填進小圓圈，使鹽正好與圓圈上部齊平，然後再將艾柱放在鹽上，點燃艾柱進行艾灸。如果條件許可，還可以在鹽和艾柱之間放一片薄的薑片（圖④）。

具體操作

用艾條溫和灸的方法在穴位上燻灸，時間10～15分鐘，或者以小腹部有明顯的溫熱感為準。注意，在艾灸過程中要及時將灰撣落，並且不要用嘴吹艾條，要讓其自然燃燒。用艾柱隔鹽灸，可灸5～7壯。需要注意的是，每壯要燒完的時候要及時更換艾柱，以防燙傷。

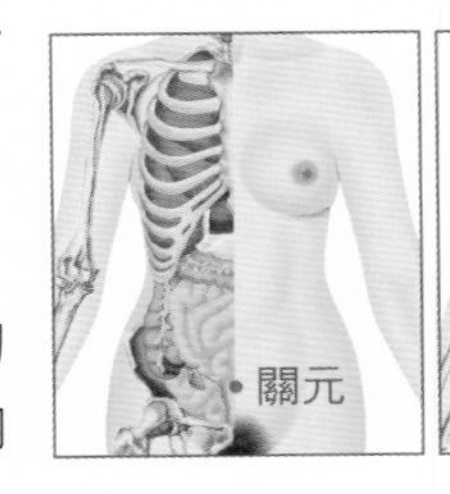

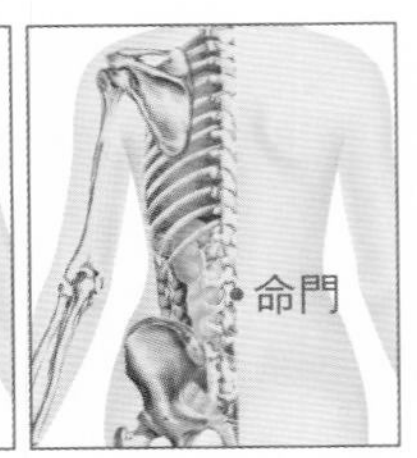

適用病症

艾條溫和灸主要用於各種原因引起的身體虛弱；艾柱隔鹽灸用於嚴重的腎不納

氣而引起的氣促，甚至氣脫。

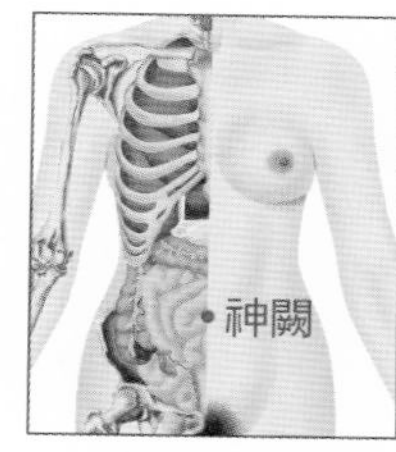

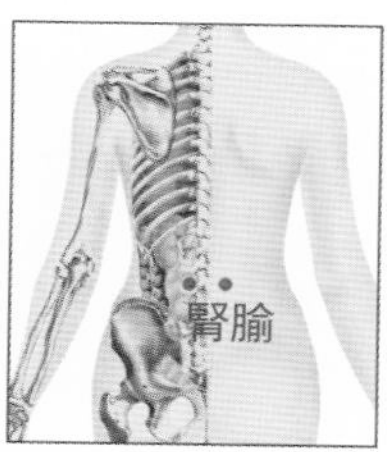

常用配伍

◎**身體虛弱**：常配合使用關元、命門。

◎**氣促、氣脫**：常配合使用神闕、腎腧。

日常宜忌

1.身體虛弱者平時注意勞逸結合，不要過於勞累；保證充足的睡眠；飲食上不要亂吃補品，肥膩的東西尤其少吃，可以適當多吃西洋參、冬蟲夏草、山藥等補氣養陰之品；注意調節情緒，避免過激的情緒起伏。

2.有氣促、氣脫現象者症狀發作時，最好的急救方法就是給患者含服或嚼服人參片。發作期過後，可多吃腰果、黑芝麻等滋陰之品，忌食海鮮；生活作息應規律，不要熬夜。

神闕穴

固表澀精保下元 強身延年理三焦

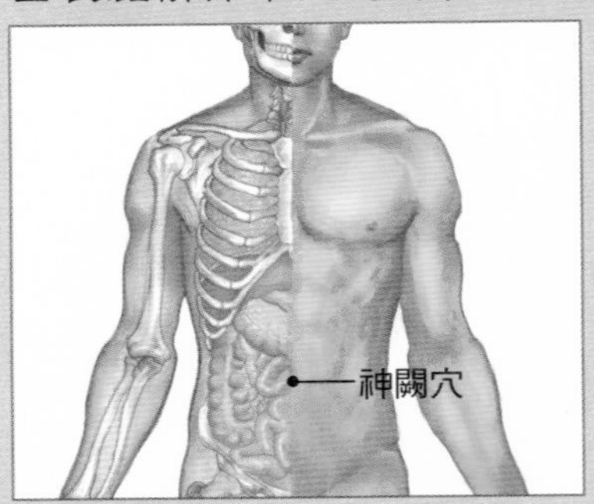

《神闕穴名字出處》

這個穴位正好在肚臍，而肚臍是先天的結蒂、後天的氣舍，一穴通著先後天，所以稱為「神」；「闕」是正門、中門的意思，因為這個穴內部通著大腸、小腸兩腑，而這兩腑是人體傳導運轉的關鍵部位，是人體運轉的「中門」，所以這個穴合起來就稱為「神闕」。

神闕穴位置

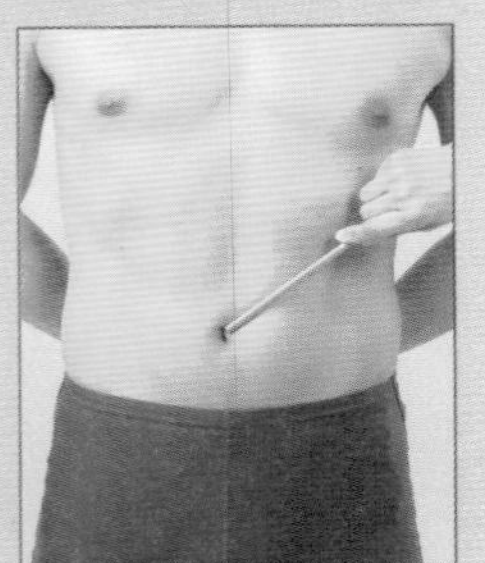

歸經：任脈（奇經八脈系統）。

解剖結構：在肚臍正中，深部是小腸；深層血管是腹壁下動脈和靜脈；而神經分布主要是第10肋間神經前皮支的內側支。

定位：肚臍正中。

快速取穴法：肚臍正中（右圖）。

神闕穴功效

艾灸神闕的作用

強身延年：艾灸神闕對於虛勞性病症、神經衰弱、失眠、多夢等症有很好的調節作用。

通調三焦：艾灸神闕可以改善小便不利、腹水、水腫、黃疸等問題。

調理沖任：艾灸神闕可以改善女性宮寒痛經、閉經、帶下、月經不調、性冷感、內分泌失調、卵巢囊腫、子宮肌瘤、更年期提前等問題。

通經止痛：艾灸神闕可以緩解各種痺症引起的關節疼痛、手腳麻木等現象。

固表澀精：艾灸神闕還能固澀人體的精、氣、神、津液，調整臟腑陰陽平衡，使氣血調暢、營衛通利，改善自汗、盜汗、夢遺、滑精、久泄、驚悸等症。

健運脾胃：艾灸神闕還可有效緩解胃痛、痞滿、反胃、嘔吐、泄瀉、痢疾、呃逆等問題。

神闕穴適用的人群

怎麼樣才能更加有效地使用神闕？這裡面就有很多的學問。

什麼年齡段的人適合使用神闕

從年齡上來說，艾灸的方法尤其適合於中老年人；年輕人也可以使用，但一般只在身體出現不適的當時或之後很短的一段時間內使用；兒童盡量不使用艾灸的方法，只在嘔吐或腹瀉嚴重的時候使用，一般使用的是用六神丸在神闕貼敷的辦法。

什麼體質的人適合使用神闕

◎**身體虛弱**：這一類型的人身體虛弱，愛生病，是典型的「林妹妹」體質，一般比較瘦弱、面色蒼白或萎黃、胃口差、消化不好、失眠、健忘、不能做劇烈運動，最大的愛好就是安靜地待著。

◎**三焦不利**：這一類型的人一般容易表現出「不通」的症狀，如胸悶，感覺心裡像塞了什麼東西，經常感到胃脹，吃了東西也不消化，並伴有下肢水腫等現象。

◎**沖任失調**：主要表現在婦科和男科的問題上。通常女性會有宮寒痛經、閉經、帶下、月經不調、性冷感、內分泌失調、卵巢囊腫、子宮肌瘤、更年期提前等現象；而男性會有遺精、早洩、精冷、疝氣、不育等問題。

◎**氣虛不固**：這一類型的人主要症狀通常有呼吸短促、容易流鼻血、尿血、皮膚容易出現瘀血、女性月經過多甚至崩漏、自汗盜汗、男子遺精等。

◎**脾運不足**：這一類型的人的症狀包括胃酸、胃脹、消化不良、食欲不振、嘔吐、呃逆、面色萎黃、便

養生專家告訴你　使用神闕需要注意什麼

神闕位於肚臍中央，是人體生命最隱祕、最關鍵的要害穴竅。由於肚臍部位特殊的解剖結構，我們在使用神闕時，對於一些問題應當加以注意。

◎陰虛體質的人不適合在神闕使用艾灸的方法。

◎臍部有損傷或有炎症、皮膚過敏者及孕婦禁用。

◎剛吃完飯或空腹時不宜在神闕艾灸。

◎肚臍部位的燙傷不宜恢復，所以在使用灸法時一定要注意溫度，不要造成燙傷。

◎在使用隔鹽灸時要注意控制溫度，避免鹽粒迸濺。

祕或便溏等。

神闕穴養生小故事

前面我們已經介紹了不少關於神闕的知識，對於它的作用，大家也都有了一個大致的了解。但是，它在實際的應用中是不是真的有效？如果有效，是不是有人已經去驗證過了呢？為了堅定大家的信心，同時也為了讓大家對這個穴位的作用有一個感性的認識，我們就講幾個前人使用神闕改善病症的例子。

我們的前輩如何利用神闕

王執中在他的《針灸資生經》中記載了一個他給自己治病的案例，過程是這樣的：不知道從什麼時候開始，王執中發現自己常有肚子痛的毛病。一開始並沒有引起他的注意，每次肚子痛的時候，他就用手在肚臍（神闕）處稍微揉一揉，總是能多多少少地見到一點兒效果。但漸漸地，這種疼痛越來越頻繁，連每次解手的時候都會痛，而且疼痛的程度也有所加重，他這才更加重視這個問題。仔細一回想，他發現這種疼痛越來越明顯地集中到他的神闕部位，而且每次揉完神闕後，情況總是能有所好轉。所以，他就試著用艾草在神闕艾灸了一下，沒想到效果還真的很好。就這樣灸了幾次，他這個肚子痛的毛病就再也沒有犯過。以後，每當自己消化不良，或者飲食不當，出現拉肚子、肚子痛等問題時，他都會用同樣的辦法進行調理，結果幾乎每次都是「艾」到病除。於是，他便總結出這樣的道理：凡是腹部的問題，都可以用艾灸神闕的方法來進行調理，並將這一理論記載到了他的書裡。

於是他便總結出這樣的道理：凡是腹部的問題，都可以用艾灸神闕的方法來進行調理，並將這一理論記載到了他的書裡。

另外一個例子記錄在明代都穆的《都公談纂》中的，是一個很有意思的故事：永樂年間，刑部主事金晟奉命抓捕盜賊，這次行動大獲全勝，抓到了很多強盜，但是令他驚奇的是，這夥強盜的頭目居然是一個125歲的壽星，而且看上去十分年輕，說他是「面如童子」一點兒也不為過。金晟心中十分疑惑，生怕是抓錯了人，於是暫時將他們收押，派人到這個頭目的原籍去調查取證，結果證明沒有抓錯，就是這個人。於是金晟親自審理了這個頭目，審完之後又問他為什麼能這麼長壽，而且面容又如此年輕。這個頭目說，他年輕時住在荊山（今屬湖南），碰到過一位高人，這位高人告訴他，常用艾草灸神闕可以使人長壽，於是他自己就常常用這個方法保健，以至於到現在身體都很強壯。金晟聽了大為感嘆。

現代人如何利用神闕

有一年春節回老家拜訪親戚的時候，我認識了一個姓楊的大伯，72歲的高齡了，聽說我是學醫的，便跟我訴說一直困擾他的舊疾：他10年前檢查身體的時候被查出患有慢性腸炎，之後的10年一直在治療，但是這個老病反反覆覆，一直都沒有被徹底地解決過。最近，他覺得身體每況愈下、全身沒力氣、心慌心悸、喘不上氣來。肚臍周圍隱隱約約地痛，但又不是特別厲害，每天拉肚子，要有3次左右，有時候天濛濛亮就要起來上廁所，而且大便總是稀的。並且，手腳冰涼，肚子更是怕冷，尤其肚臍部最為嚴重，平時就只能吃熱食，稍微沾點兒涼的，上廁所的次數就要增加。

後來，楊大伯在我們當地醫院做了腸鏡檢查，被診斷為慢性腸炎。他長期服用一堆瓶瓶罐罐的中西藥，但效果都不是很明顯，就問我有沒有什麼好辦法。

我看了一下他的舌苔，舌淡胖，苔白潤，診脈時更是重按了半天才感覺到十分沉細。我當時就想，自己在家待的時間很短，而老人的病絕對不是短期內能夠見效的，想要治癒需要一個長期的療程。如果讓他吃中藥，一旦我離開，即使他能透過電話把病情的進展轉述給我，可是由於我看不到舌脈了，調方子就很困難，於是我就想了另外一個辦法。我告訴他，以後每天把食鹽稍微乾炒一下，平攤在肚臍裡，在上面放1片薄薄的薑片，在薑片上扎幾個孔，再讓他女兒拿根艾條點燃，對準神闕燻烤，每次10分鐘。這樣堅持1個月，再看看效果。過完春節回去上班，我很快就把這

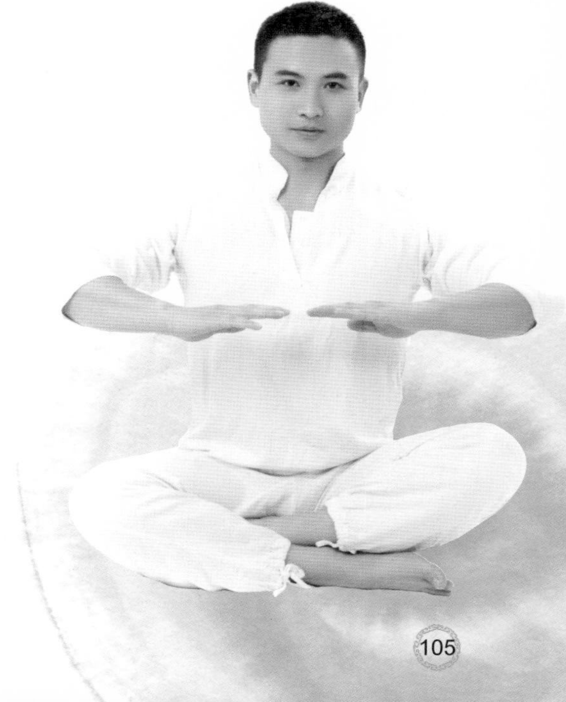

件事忘了。

過了很久後的某天，媽媽給我打電話，說有一個姓楊的大伯到我們家表示感謝，說是我不用一針一藥就治好了困擾他10年的毛病，我這才想起這件事。媽媽說，她已經把我的電話給了老人家，他會再跟我聯繫。後來老人果真打來電話，除了感謝之外，還說他現在的大便還是有點稀。我就讓他再用同樣的辦法處理。過了20天左右，他的問題就徹底解決了。直到現在，老人有事沒事還是拿著艾條對著神闕灸一灸，說是每次灸完都覺得通體舒暢。

刺激神闕穴的具體方法

艾灸

艾灸種類

◎艾條溫和灸：將左手食、中指分別放在神闕的兩側，然後右手持點燃的艾條，對準穴位進行艾灸，艾條和穴位之間的距離為3公分左右，也可以根據被艾灸的人的感覺調整距離（圖①）。

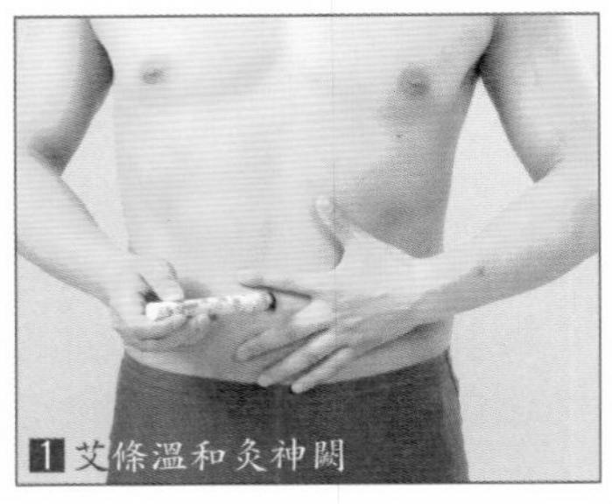
1 艾條溫和灸神闕

具體操作

用艾條溫和灸的方法在穴位上燻灸，時間20分鐘左右，或者以患者感到溫熱舒服為準。注意，在艾灸過程中要及時將灰撣落，並且不要用嘴吹艾條，要讓其自然燃燒。

適用病症

增強人體的抗病能力，對於虛勞性病症、神經衰弱、失眠、多夢、煩躁等症有很好的調整作用；三焦不利引起的小便不利、腹水、水腫、黃疸等問題；各種痺症引起的關節疼痛、手腳麻木等現象；氣虛不固引起的自汗、盜汗、夢遺、滑精、久泄、帶下、驚悸、失眠等。

常用配伍

◎**保健強身**：常配合使用氣海、關元。
◎**小便不利**：常配合使用中極。
◎**痺症**：常配合使用足三里。
◎**氣虛不固**：常配合使用百會、氣海。

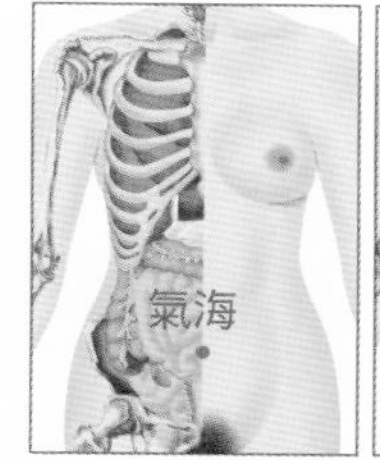

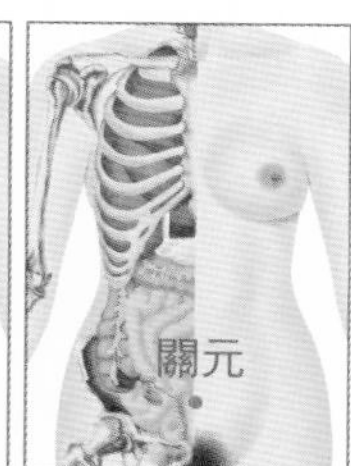

日常宜忌

1.有虛勞性病症者應當注意休息；平時多吃山藥、雜糧、蓮子等具有健脾益氣作用的食物；規律作息時間，不要熬夜。
2.有三焦不利症狀者平時應當多做戶外運動，多曬太陽，以幫助氣血運行；飲食方面主要忌食生冷黏膩食物。

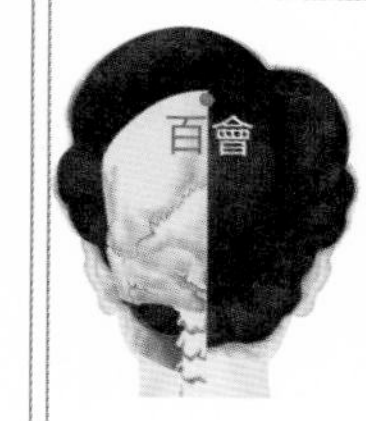

艾灸種類

◎**艾柱隔薑灸**（灸法參考本書前面）（圖②）。

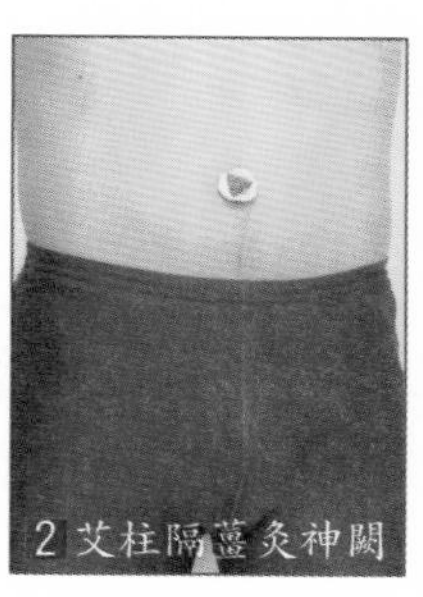
2 艾柱隔薑灸神闕

具體操作

用艾柱隔薑灸的方法在穴位上進行燻灸，每次7～10壯。

適用病症

脾運不足引起的胃痛、痞滿、反胃、嘔吐、泄瀉等病症。

常用配伍

◎**胃痛嘔吐**：常配合使用中脘。
◎**泄瀉痢疾**：常配合使用天樞。
◎**呃逆**：常配合使用膈腧。

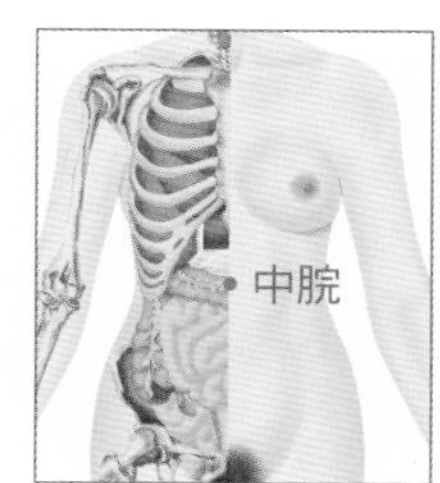

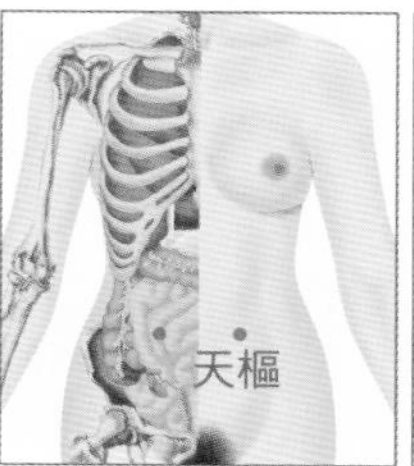

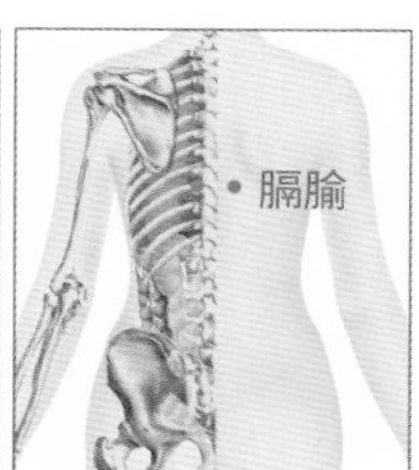

日常宜忌

脾運不足者平時飲食宜熱不宜涼，少吃生冷、黏膩等難消化的食物，並且注意腹部保暖，不要穿露出肚臍的衣服。

艾灸種類

◎**艾柱隔鹽灸**（灸法參考本書前面）（圖③）。

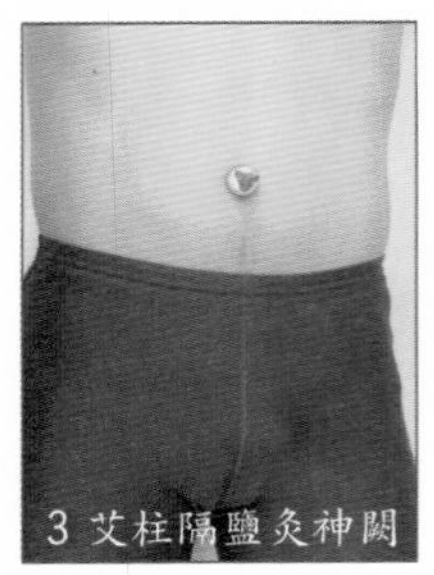
3 艾柱隔鹽灸神闕

具體操作

用艾柱隔鹽灸的方法在穴位上進行燻灸，每次5～7壯。

適用病症

沖任失調引起的女性宮寒痛經、閉經、帶下、月經不調、性冷感、內分泌失調、卵巢囊腫、子宮肌瘤等病症。

常用配伍

◎**月經不調**：常配合使用關元。
◎**帶下異常**：常配合使用帶脈。

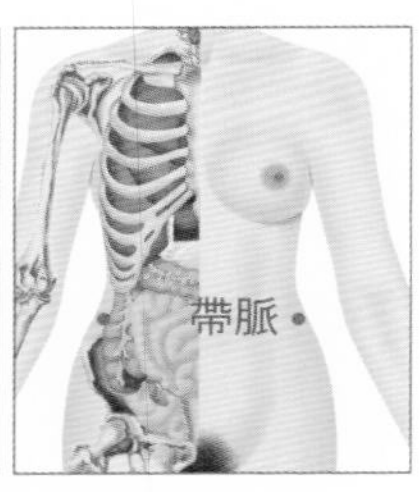

日常宜忌

沖任失調者注意經期不要飲食生冷，如冰淇淋、冰啤酒，並且不要淋雨，也不要在濕地上隨便坐下。另外，保持心情舒暢也不失為一種養生的好方法。

關元穴

交通陰陽抗衰老 補虛健體調水液

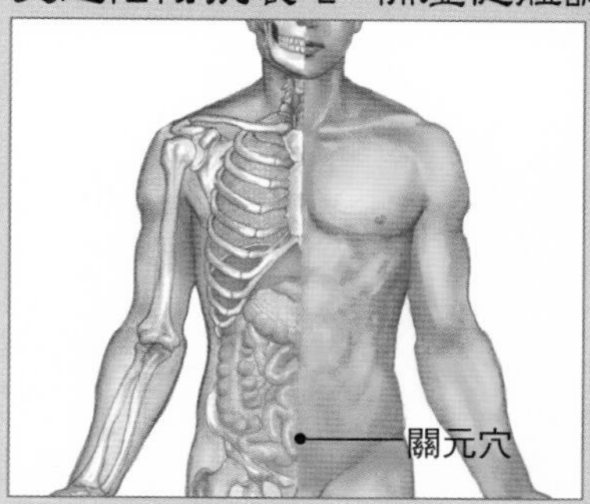

關元穴名字出處

關元是人體陰陽元氣相交通的地方，也是歷代養生家所推崇的聚氣凝神的所在。古人認為，這個地方是人體的「玄關」，而「玄」和「元」是相通的，所以稱作「元關」。古代的養生家認為這個穴位是人體的祕密所在，不可明白地告訴人們，所以在命名時，就將「元關」兩個字顛倒了一下，於是就成了「關元」。

關元穴位置

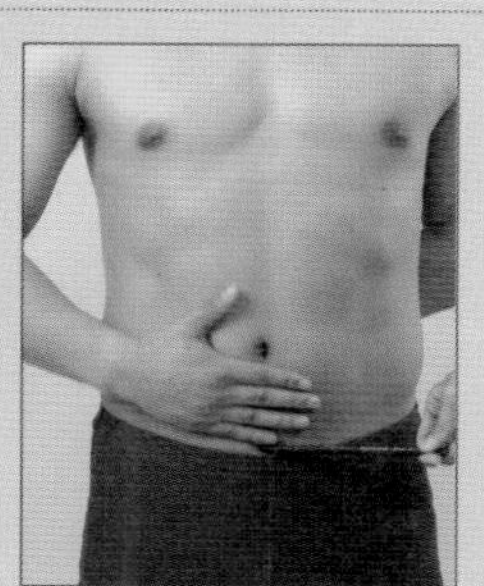

歸經：任脈（奇經八脈系統）。

解剖結構：皮下為腹白線，深層有腹壁淺動脈、淺靜脈的分支以及腹壁下動脈、下靜脈的分支；同時有第12肋間神經前支的內側皮支分布。

定位：在前正中線上，肚臍下3寸。

快速取穴法：在前正中線上，肚臍下3寸。

關元穴功效

按摩關元的作用

調節任脈：按摩關元可以改善月經不調、帶下、遺精、陽痿、不孕不育等任脈病症。

交通陰陽：按摩關元還可以對失眠、高血壓、憂鬱症、頭痛等疾病產生良好的調理作用。

艾灸關元的作用

補虛健體：艾灸關元對於各種原因引起的身體虛弱有著良好的調節作用，對於比較棘手的先天因素導致的羸弱也能產生作用。

養顏美容：艾灸關元能夠有效地改善皺紋、色斑、痤瘡、膚色暗沉等問題。

調節水液：艾灸關元可以改善遺尿、癃閉、尿頻、泄瀉等水液代謝異常引起的不適症狀。

關元穴適用的人群

總體來說，關元與氣海十分相似，兩者在應用時通常也是相依而行的。

什麼年齡段的人適合使用關元

原則上，中老年人比較適合用關元來進行日常的保健，而且身體越虛弱越適用；部分體質比較差的年輕人也可以適當應用；因為這個穴位位於肚臍下與丹田相近的位置，對於先天的影響相對較大，所以一般的孩子不宜使用，只有在出現一些特殊情況，如兒童吐瀉脫水時，才能適當使用。

什麼體質的人適合使用關元

◎**體質虛弱**：這一類型的人，有著十分相似的體質特徵，包括：身體瘦弱；面色蒼白或者萎黃；頭髮稀疏而且顏色淺；精神不濟；懶得說話，即使說話，速度也很慢，聲音也很低；行動力差，反應慢；記憶力差；胃口不好；通常便溏，有時候也會便祕；經常生病等。

◎**衰老迅速**：這種情況在「三高」人群（即高收入、高地位、高壓力）中比較多見。過度工作和巨大的壓力過多過早地消耗了他們的精氣神，所以這些人比一般人衰老得要快，表現為皮膚皺紋、色斑、痤瘡、皮膚鬆弛、暗淡、沒有光澤、記憶力下降、脫髮等。

◎**水液失調**：關元是小腸的募穴，而小腸主液，所以一切跟水液代謝異常相關的疾病都可以用關元這個穴位來進行調理，如遺尿、癃閉、泄瀉、水腫，甚至腹水等。

◎**任脈失調**：這類患者的問題主要表現在生殖系統，如月經不調、閉經、崩漏、遺精、疝氣、不孕不育及各種產後病。除此之外，他們有時會伴有腹部不適症狀。

◎**陰陽不調**：這一類患者出現的症狀就十分複雜了，可謂五花八門，

養生專家告訴你　使用關元需要注意什麼

和氣海一樣，關元的深層也有子宮、膀胱等重要臟器，所以在使用時也應當十分注意，以保證使用的安全性和有效性。

◎無論使用哪種方法，在使用關元前一定要排空小便。

◎女性月經期慎用此穴；妊娠期婦女禁用此穴。

◎未婚女性在該穴使用艾灸時，時間不宜過長，一般每次10～15分鐘為宜。

無所不包，但最主要的有失眠、高血壓、頭痛、憂鬱，以及身體忽冷忽熱等感覺異常。

關元穴養生小故事

關元玄妙的療效自古就被認識並應用，無論是醫生還是普通人，都曾用它治療過各式各樣的不適。撇開過於久遠的例子不說，但就近代的醫案來說，其中有關於此的就不勝枚舉。在這裡，我們就列舉其中幾個小小的例子，相信對大家的日常應用會有所幫助。

我們的前輩如何利用關元

現代針灸名家陸瘦燕的醫案集中就記載了一個用關元治療兒童遺尿的醫案。這個男孩子14歲，尿床已經有十多年了，而且每天晚上都如此。看他的樣子，沒有精神，不願意說話，即使說話，聲音也很低；面色蒼白，形體消瘦，不思飲食；平時也不願意和周圍的同學來往。

> **對於這樣的病人來說，補益後天和調攝先天同樣重要。這時，在可以同調先天、後天之氣的關元使用灸法就顯得十分合適。**

經過初步診察，陸老師發現他舌淡，舌苔白，脈象細弱。看完之後，陸老師認為這是因為脾腎兩虛、固攝無權所引起的，調理應當重用灸法，於是便在這個孩子的關元上用灸法，用的是米粒灸，灸9壯。治療3次之後，再看他面色還是蒼白，但精神有所好轉，胃口也變大了，但舌苔脈象沒有明顯變化。於是，陸老師又將米粒灸改成溫針灸，穴位依然是關元。3次過後，這個孩子夜裡已經不常尿床了，臉色開始變得有光澤，食欲漸增，精神轉好，脈象也不再那麼沉了。於是，陸老師繼續用溫針灸的方法，只是穴位又加用了足三里。3次過後，男孩自述已經5天沒有尿床，臉色紅潤，食欲大增，精神奕奕。見到已經有了明顯效果，於是陸老師去灸改針，穴用百會、心腧、氣海、關元、足三里、三陰交，針3次後停止調理。一個月後複診時，男孩的病情沒有反覆，臉色、精神和胃口都很好。

這個案例是典型的脾腎兩虛，而且得病時間久。中醫認為，長時間患病會損傷人的先天之氣，所以對於這樣的病人來說，補益後天和調攝先天同樣重要。這時，在可以同調先天、後天之氣的關元使用灸法就顯得十分合適。在經過6次的治療之後，人體的元氣有了一定程度的恢復，這時再加用足三里，恢復其全身其他部位的氣血，可以幫助關元部位氣的儲藏和積蓄。等到脾腎的虛弱都恢復到正常水準，再用針法將失調的氣機略一調整，孩子尿床的症狀很快就得到改善了。

這裡的米粒灸實際上就是艾柱灸，只不過艾柱要小，像米粒那麼大就可以了。而溫針灸是把針扎進穴位，得氣之後，再把艾柱插到針柄上點燃，即扎針的同時進行艾灸法。

現代人如何利用關元

看完了陸老師的案例之後，我們不禁要佩服這位前輩縝密的診療思維和調理手段，居然可以用短短的12次療程就把十幾年的毛病徹底治癒。那麼您或許要問了，針灸固然可以有效地治療這種慢性病，但對於急性發作的疾病是不是也有明顯的療效呢？下面我們就來看看這個發生在我們身邊的故事，看完之後，您自然就有答案了。

一天早晨，我們照常7點開診，正忙著，旁邊的一個進修大夫拽拽我的衣服，說她不大舒服，我問她怎麼了，她說從早上開始，小肚子就有點兒痛，她以為活動活動就好了，因此沒當回事，可是沒想到，這都一個多小時了，疼痛不但沒見好轉，反而有越來越重的情形，實在是忍不了，想先休息一下。

我要給她扎兩針，她說現在工作太忙，自己吃兩片藥就沒事了。結果過了大概半個小時，她彎著腰、捂著肚子就進了屋，說吃了藥還是沒用。不僅如此，她剛才上廁所，連小便都解不出來了。我問她吃了什麼藥，她說吃了幾片消炎藥和一些疏肝理氣的藥。

這時候門診病人很多，根本沒有床給她躺。於是，我就讓她坐在椅子上，在她的足三里、上巨虛扎了幾針，然後我對她說，如果還是不行，就想辦法空張床給她扎針。10分鐘過後，她的臉色仍然蒼白，

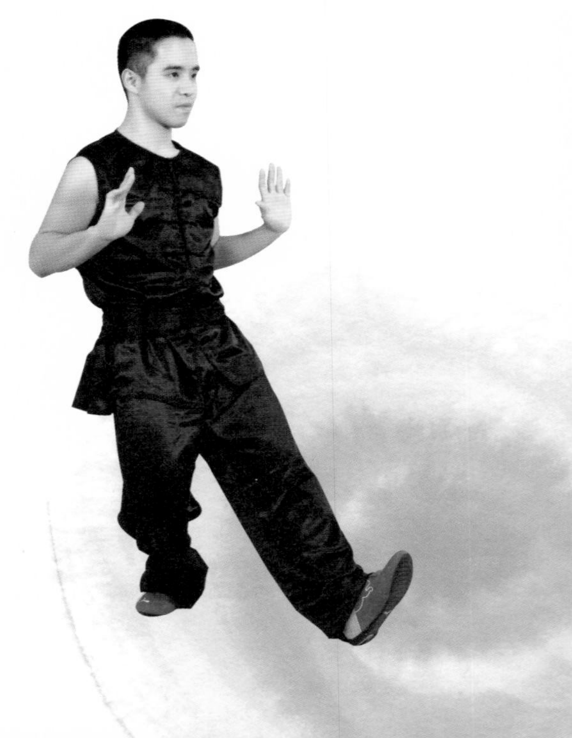

看樣子身體沒什麼起色。這時候正好有張床空下來，我跟後面排隊的病人說明了一下情況，總算給她找到了躺的地方。鑒於她當時疼痛得十分厲害，我沒有給她多扎，只扎了關元和天樞，總共3針，但每一針都要撚針1分鐘，然後在關元加用溫針灸。沒想到剛一會兒她就大叫，說肚子痛得更厲害了，但是過一會兒又沒事兒了。就這樣，這種劇烈的陣痛大概有十幾次，她就不再叫了。等到放了兩個屁後，她就覺得好多了。我又留針20分鐘，起針後她就覺得已經不痛了。第2天見到她，問起她前一天晚上的情況，她說回家後再也沒有痛過。

由此可見，中醫對於一些急性病的療效比起西醫來是有過之而無不及的。

刺激關元穴的具體方法

按摩

按摩手法

◎**大魚際揉法**：將右手大魚際放在關元上，然後以它作為著力點，由肩關節出力，帶動肘關節，肘關節帶動腕關節做上下擺動動作。按揉時，著力點可以適當滑動，但滑動速度要慢，幅度要小（圖①）。

◎**點法**：把右手的中指指腹放在關元上，然後用手腕發力，緩緩地在穴位上進行垂直點按，力道要由小到大，以受力者能耐受為準（圖②）。

◎**擦法**：5指併攏，用右手小魚際著力於關元皮膚上，然後在穴位皮膚上來回地做小幅度快速摩擦，直到穴位皮膚發熱發紅為止（圖③）。

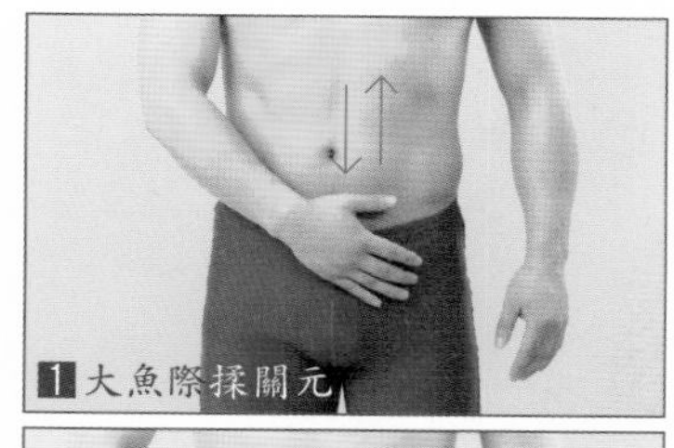

1 大魚際揉關元

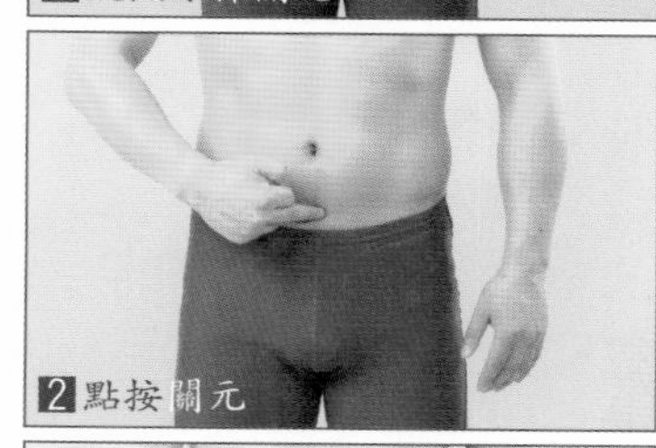

2 點按關元

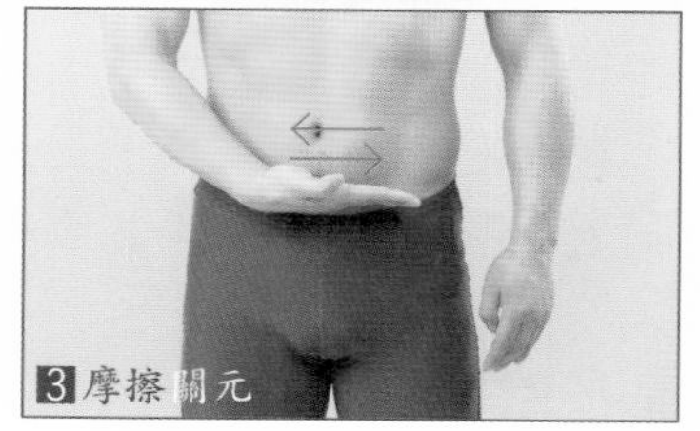

3 摩擦關元

具體操作

先用大魚際揉法在關元上揉1～2分鐘，之後再用點法在穴位上點按30

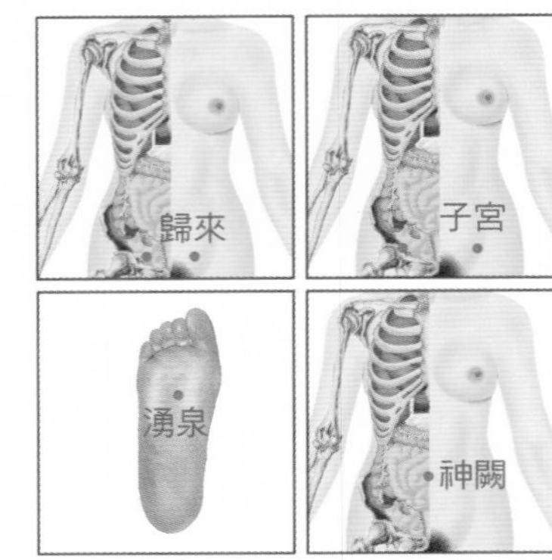

下左右，接著用擦法在穴位上快速擦1～2分鐘，最後再用大魚際揉法在穴位上放鬆半分鐘即可。

適用病症

月經不調、帶下、閉經、遺精、陽痿、疝氣、不孕不育等任脈病症；陰陽失調引起的失眠、高血壓、憂鬱症、頭痛等問題。

常用配伍

◎**任脈病症**：常配合使用歸來、子宮。
◎**陰陽失調**：常配合使用湧泉、神闕。

日常宜忌

1.有任脈病症者在排除子宮肌瘤、卵巢囊腫等原發病的前提下，可以用這個穴位，但注意保持心情舒暢。
2.陰陽失調者要保證充足的睡眠，盡量不要熬夜。

艾灸

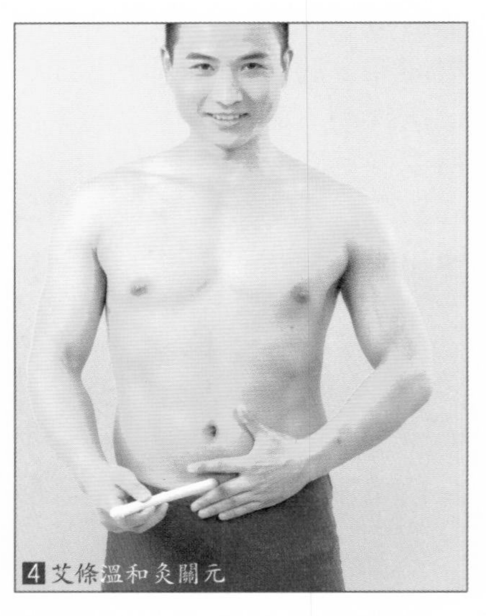
4 艾條溫和灸關元

艾灸種類

◎**艾條溫和灸**：右手拿艾條，點燃艾條的一端，左手食指和中指分開，分別放在關元的兩側。進行艾灸時，艾條距離關元穴位皮膚的距離為2～3公分，此距離可根據穴位皮膚的溫度做適當的調整。在這個穴位進行艾灸，以小腹部有明顯溫熱感為準（圖④）。

具體操作

用艾條溫和灸的方法在關元上燻灸，時間20～30分鐘（未婚女性10～15分鐘即可），或者以患者小腹部有明顯的溫熱感為準。注意，在艾灸過程中要及時將灰撣落，並且不要用嘴吹艾條，要讓其自然燃燒。

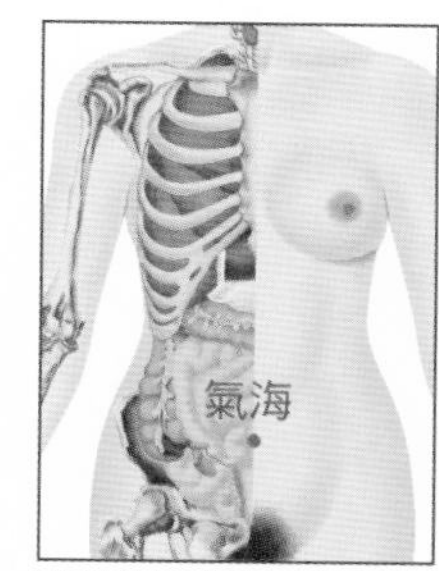

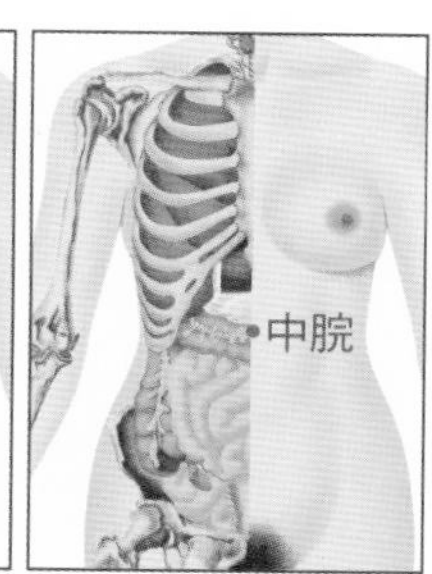

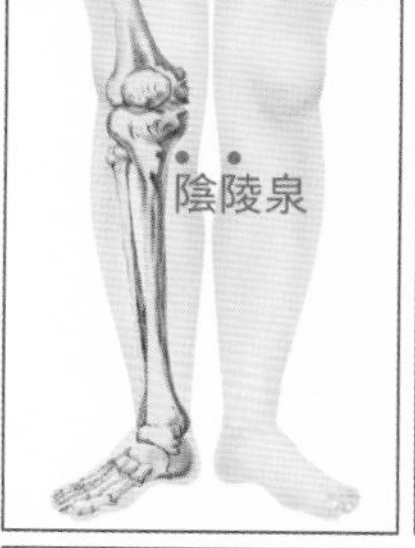

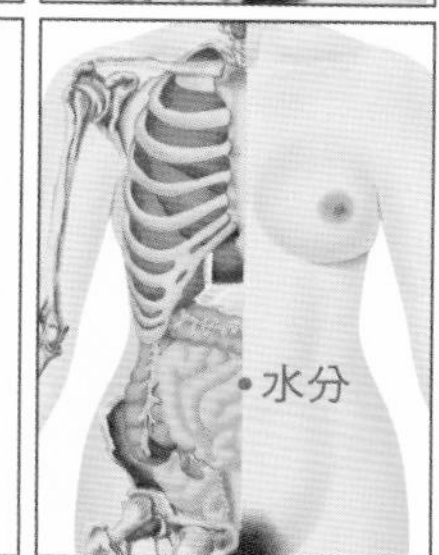

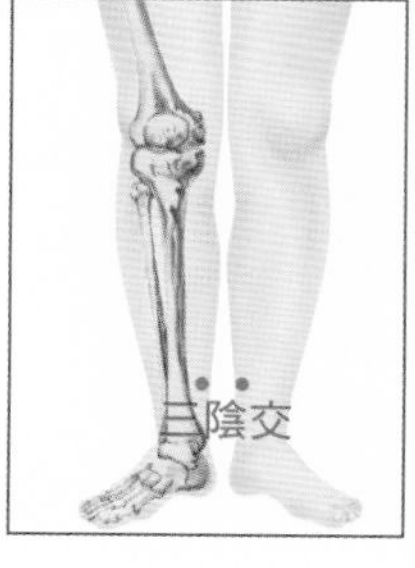

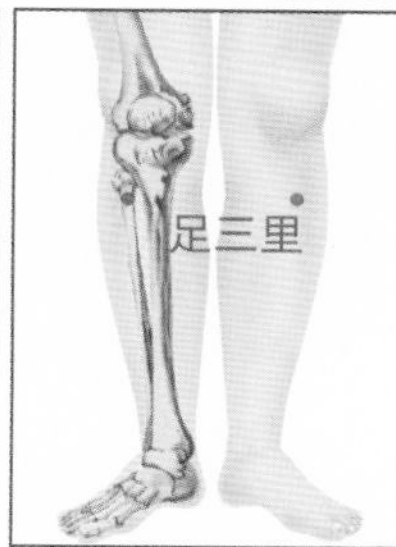

適用病症

各種原因引起的虛弱性病症；水液代謝異常引起的遺尿、癃閉、尿頻、泄瀉等不適症狀；能產生延緩衰老的作用，使面部皺紋、色斑、痤瘡、膚色暗沉等問題得到有效改善，保持面部皮膚的健康。

常用配伍

◎**虛弱性病症**：常配合使用氣海、中脘。

◎**水液代謝病**：常配合使用陰陵泉、水分。

◎**衰老性疾病**：常配合使用三陰交、足三里。

日常宜忌

1.有虛弱性病症及衰老過快的問題者，應當注意平時作息規律、飲食健康、睡眠充足，並適當加強運動。

2.水液代謝存在問題者，日常應忌食生冷、黏膩食物。

天樞穴

腑通便調積聚無　人身運轉靠天樞

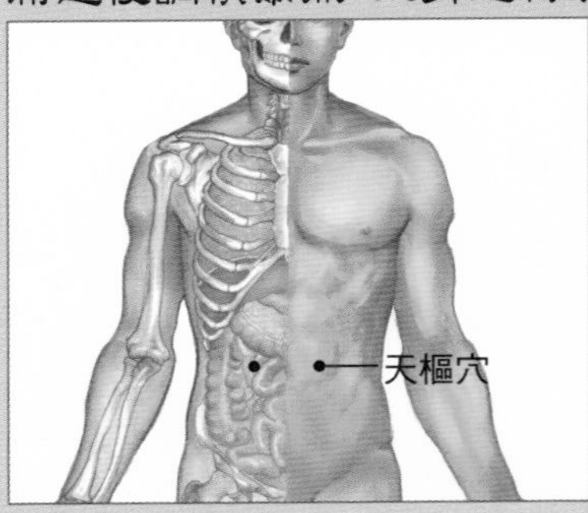

《天樞穴名字出處》

天，是氣化運轉的自然道理；樞，則是「致動之機」。古代星相學家以北斗第一星為天樞，來主持天上各個星辰的運行，依照這個規律，古代的養生家把本穴之於身體的地位與北斗第一星之於天空的地位等同起來，所以起名叫做「天樞」。說明這個穴位對於胸腹之氣的上下溝通有著決定性作用。

天樞穴位置

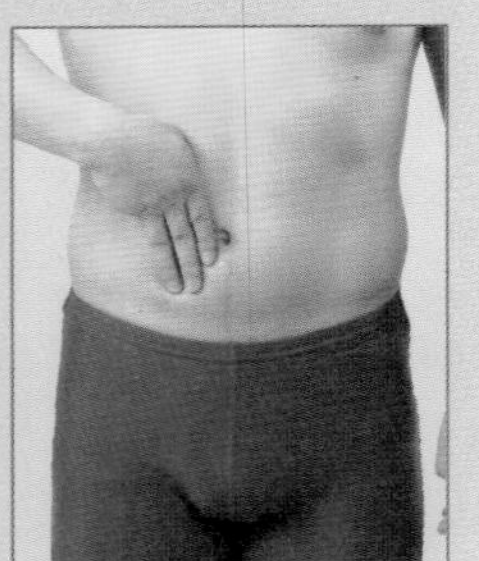

歸經：足陽明胃經。

解剖結構：深層肌肉為腹直肌，其間有第9肋間動脈、靜脈分支以及腹壁下動脈、腹壁下靜脈的分支，同時也有第10肋間神經的分支，其深層臟器是小腸。

定位：在肚臍旁2寸，與肚臍在同一水平線上。

快速取穴法：肚臍旁3指（右圖）。

天樞穴功效

按摩天樞的作用

調整腸道：按摩天樞可以改善各種因腸道運轉異常而出現的便祕、便時腹痛等問題。

運轉中焦：按摩天樞可以調理因人體中焦運轉不利而出現的肥胖、脂肪肝等疾病。

通絡止痛：按摩天樞對於各種功能性的內臟痛，如腎絞痛、腸絞痛等，有很好的緩解作用。

艾灸天樞的作用

養顏健胃：艾灸天樞可以調理痤瘡，尤其適用於同時伴有腸胃問題的患者。

天樞使用皮內針的作用

緩和調腑：在天樞使用皮內針，可以調理長期頑固性的功能性便祕或泄瀉。

天樞穴適用的人群和使用宜忌

在日常的保健中，只要把握好天樞的不同治療方法、適用人群，以及在使用這些方法時分寸的拿捏，便可以得到理想的保健效果。

哪些人群適合使用天樞

從年齡上來説，按摩天樞適合所有人群使用；艾灸天樞只適合中年人和青年人使用；在天樞使用皮內針只適用於成年人，兒童不宜使用。

從體質上來説，按摩天樞適合各種體質的人，尤其是比較敏感的人群，可以在沒有痛苦的情況下就達到理想的治療效果。適合在天樞進行艾灸的人有以下特點：腸腑陽氣不足，表現為腹部長期冰涼，經常感覺腹部脹氣，排氣不利，偶爾排氣，但氣味不重；中焦失轉，積火上炎，主要表現為痤瘡，同時伴有腸胃症狀或者腹部的空鬆感、脹氣感、寒冷緊縮感。

適合在天樞使用皮內針的人主要有兩種：一種是患有長期慢性、頑固性的腸道疾病，如便祕、腹瀉等；另一種就是體質比較壯實，耐受性強的人（主要是體力勞動者），因為按摩等柔和的刺激在他們身上產生不了什麼效果。

如何掌握天樞的使用程度

按摩天樞時，力道可以根據被

養生專家告訴你　使用天樞需要注意什麼

◎按摩時，為了提高療效，可以在穴位上做圓形按揉的動作，雙手方向一致。比如，治療便祕時，要順時針揉；治療泄瀉時，要逆時針揉。

◎艾灸天樞的時間不應當過長，以防過度使用而出現便祕等內熱的情況。所以，在使用艾灸期間，一定要多喝水，多吃滋陰的食物，少吃辛辣。

◎凝血功能障礙的人不能用皮內針。使用皮內針期間，針眼不能碰水。

按摩的人能承受的大小而做適當調整，但基本的原則是：被按摩的人應當感到十分舒服。時間一般是10～15分鐘，或者直到腹部有腸鳴聲或感覺到明顯的腸蠕動為止；艾灸天樞時，時間也不可過長，一般是10～15分鐘，或以被艾灸的人感到腹部有舒適的溫熱感或感覺到明顯的腸蠕動為宜；在天樞使用皮內針比較安全，所以使用的時間可以很長，天氣熱的時候，可以留針1～2天，天氣涼爽的時候則可以留3～7天，然後再更換新針，直到症狀緩解或者消失。

天樞穴養生小故事

遠古時代的養生家就已經認識到了天樞作為「天道運行樞紐」的重要地位，可見，這個穴位在從古到今的各種醫療、養生史上所扮演的角色是不容忽視的。那麼，古人是怎樣用它來解決一些疑難雜症的？而現代人又賦予了它怎樣的新生呢？就讓我們一起來慢慢體會其中的奧妙吧。

我們的前輩如何利用天樞

南北朝時期，江浙一代十分流行吃螃蟹。有一年適逢金秋，正是蟹肥膏黃的季節，一幫文人再次聚首，大家一起吟詩作對，飲酒品蟹，並規定每輪勝者方可食蟹一隻。

有一個姓孟的秀才平時最愛吃螃蟹，花在這上面的心思也多，自然輕而易舉地拔得頭籌，在大飽口福後方才回家。因為他喝了不少酒，回家後倒頭便睡，半夜起來喝水時經過大廳，發現不知是誰放了幾個黃澄澄的柿子在桌子上。他沒有多想就拿了一個嘗了一下。沒想到，這柿子綿軟香甜，很是可口，於是他便把剩下的幾個都吃了。待他躺到床上剛要入睡時，腹部就開始一陣陣地痛。他原沒有在意，以為大概是半夜吃了涼柿子，過一會兒就好了。卻沒想到，腹部的這種疼痛越來越嚴重，到最後連肚臍周圍都像壓了一塊石頭，難受極了。於是，他大呼救命。家人趕過來一看，嚇壞了，趕緊請大夫過來看。

等到大夫來時，他已經動不了了，大夫一摸脈，趕緊命人拿來大盆等著，自己扶著他趴到床邊，用手探進他的喉嚨，希望他能吐出點兒東西，結果他什麼也沒吐出來。這時，大夫心裡也很著急，心想：這時候若用中藥，一是時間來不及，二來他的狀況，藥即使喝下去，也不一定吸收得了，為今之計，只有用針灸了。於是，大夫取了兩根銀針，扎進患者的天樞穴，同時大幅度地提插撚轉。

大約過了半柱香的時間，只聽見這位秀才的肚子咕嚕一響，接著就不斷有微小的聲音傳出來，大夫趕忙命人拿來恭桶。果然，這秀才斷斷續續地排了大概有半桶那麼多的大便，然後虛脫地躺在床上，慢慢地就睡著了。這時再看他的脈象，已經沒有什麼大礙了，大夫和秀才的家人才算是放了心。

如果運用天樞調整中焦的氣機運轉，把體內鬱積的內熱都順利排出體外，那麼對於改善痤瘡的症狀是絕對有幫助的。

現在，我們大多數人都知道，螃蟹不能和柿子同吃，否則極有可能危及生命。但是，透過上面這個例子我們知道，一旦不小心同吃了二者，也不用太擔心，只要症狀不是太嚴重，就可以借助天樞來解決。但如果症狀太重，而你又沒有把握能控制得了局面的話，還是到醫院就醫比較保險。

現代人如何利用天樞

雖然天樞的主要作用是調整腸胃功能，但絕不僅僅局限於這一方面。如果應用得當，它還可以解決我們日常生活中很多常見、但很頑固的疾病。

有一個痤瘡病人，是個女生，28歲，從小脾胃差，小學4年級就得了腸胃炎，之後的十幾年，一直斷斷續續鬧腸胃的問題。從15歲開始，她的臉上就開始長痤瘡，顏色暗淡，此起彼伏。原本以為過了青春期，這個問題會有所緩解，沒想到直到二十四五歲時，她的痤瘡還是沒有絲毫改善的痕跡。於是，她開始到處求醫，最開始吃西藥，甚至吃過避孕藥，但不僅痤瘡沒有治好，連月經都受到了影響。於是，她改用中醫治療，吃過中藥，扎過針，現在月經已經正常，但是臉上的痤瘡卻還是經久不衰，最後來到我們門診治療。

治療第1次後，她偷偷跟我說，覺得這套方法可能行不通，因為

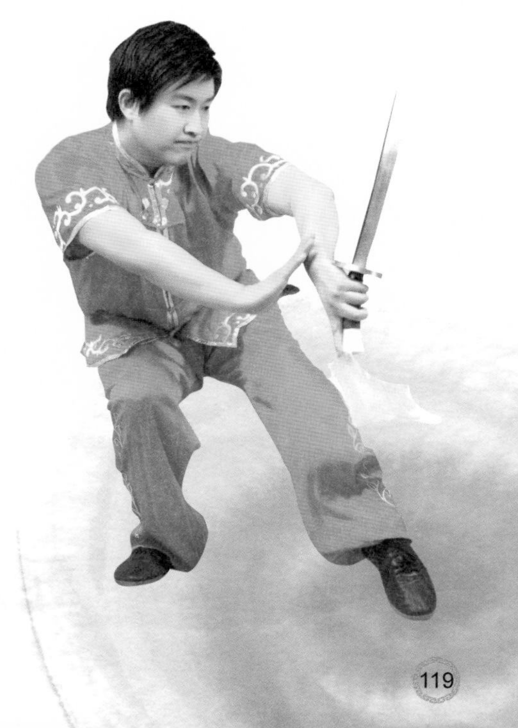

她原來扎針的時候也是用差不多的方法，都是扎針、放血和拔罐。等她走後，我們討論了一下，認為這個患者的痤瘡是陰性的，也就是說，雖然她的痤瘡是因為由熱引起的，但是這種熱並不是真正意義上的熱，而是因為中焦脾胃不和，身體裡的氣血運轉不利，發生了阻塞，阻塞的氣血日久化熱而引起的。所以，治療的根本就是運轉中焦的氣機。於是，我們有了新的治療方案——艾灸天樞，時間20分鐘。這位患者第2次來的時候，我們就依照這個方案給她進行了調理，結果調理結束的時候，她說感覺很好。

就這樣堅持治了3次，她的狀況明顯好轉，臉上的痤瘡明顯減少。最重要的是，她腸胃的問題也比之前有了明顯的改善。治療15次後，病人痊癒。我們追蹤半年，發現她僅在月經期前後有痤瘡出現，並且能隨著月經的結束而逐漸消失。

大多數人都認為，痤瘡的產生是因為內熱，所以為了避免使內熱更加嚴重，灸法是絕對不能用的。但是，如果我們從更深的層次去考慮這個問題，就會發現，如果運用天樞調整中焦的氣機運轉，把體內鬱積的內熱都順利排出體外，那麼對於改善痤瘡的症狀是絕對有幫助的。而這也是我們想要告訴你的天樞的最重要作用。

刺激天樞穴的具體方法

按摩

按摩手法

◎**按揉法**：將兩手中、食兩指指腹放在兩側天樞上，稍微用力，然後在穴位上做有一定滲透力的圓形運動，運動的速度要慢，力道以受力者能耐受為準（圖①）。

◎**顫法**：把右手食指指腹放在天樞上，手和穴位皮膚成90°，然後用手臂出力，帶動手指在穴位皮膚上做小幅度的、一上一下的快速運動（圖②）。

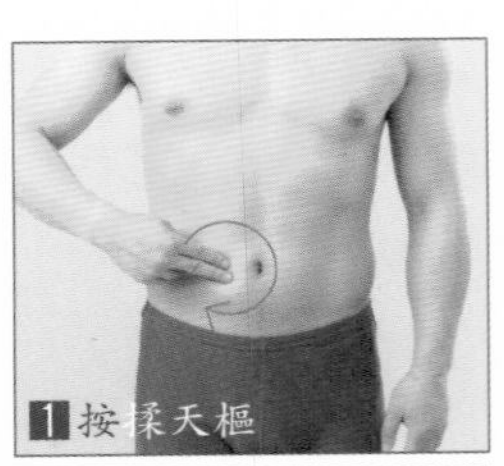

1 按揉天樞

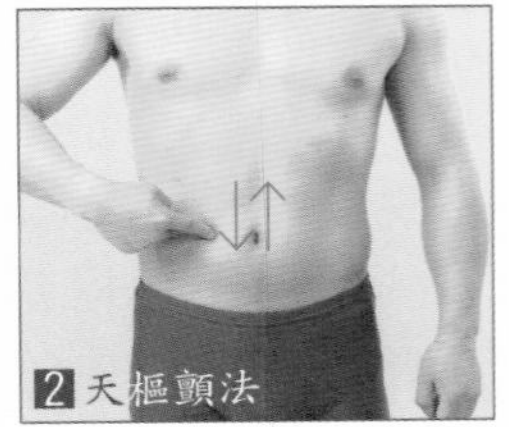

2 天樞顫法

具體操作

先用按揉法在天樞上按揉5分鐘，再用顫法在穴位上顫動1～2分鐘，然後重複上面兩個步驟，最後再用按揉法在穴位放鬆1分鐘即可。

適用病症

胃腸功能失調引起的便祕、泄瀉等；中焦運轉不利引起的肥胖、脂肪肝等；內臟不通引起的腎絞痛、腸絞痛等。

常用配伍

◎**便祕、泄瀉**：常配合使用上巨虛。

◎**肥胖、脂肪肝**：常配合使用丰隆。

◎**消渴**：常配合使用胃脘下腧。

◎**內臟絞痛**：常配合使用內關。

日常宜忌

1.便祕者平時可多吃富含纖維素的食物，如芹菜、竹筍等，同時要多喝水，才能產生幫助排便的作用。此外，養成良好的排便習慣也很重要。

2.經常泄瀉的人應注意盡量少吃辛辣、刺激性食物。

3.肥胖、脂肪肝患者應當適當進行運動鍛鍊，並多吃一些山楂、荷葉等具有降脂作用的食物。

艾灸

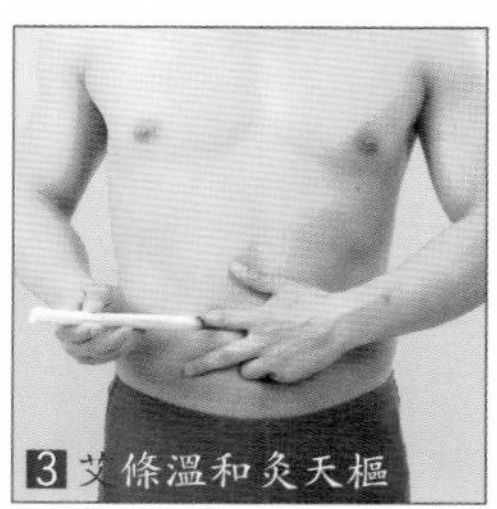

3 艾條溫和灸天樞

艾灸種類

◎艾條溫和灸（圖③）。

具體操作

用艾條溫和灸的方法在天樞上燻灸，時間為15分鐘。

適用病症

中焦運轉不暢引起的痤瘡、胃部積聚等。

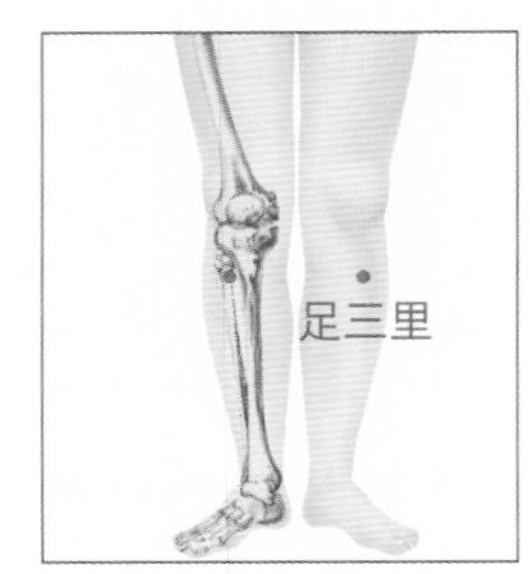

常用配伍

◎**痤瘡**：常配合使用足三里。

日常宜忌

陰性痤瘡者平時忌熬夜，多接受陽光照射有利於痤瘡好轉。

皮內針

皮內針類型

◎**麥粒型皮內針**（圖④）。

4 在天樞留皮內針

具體操作

消毒後，用鑷子夾住針圈，把針尖刺進天樞的穴位皮膚，讓針柄留在穴位皮膚上，用膠布固定。熱天留針1～2天，冷天留針3～7天。

適用病症

長期頑固的慢性便祕或腹瀉。

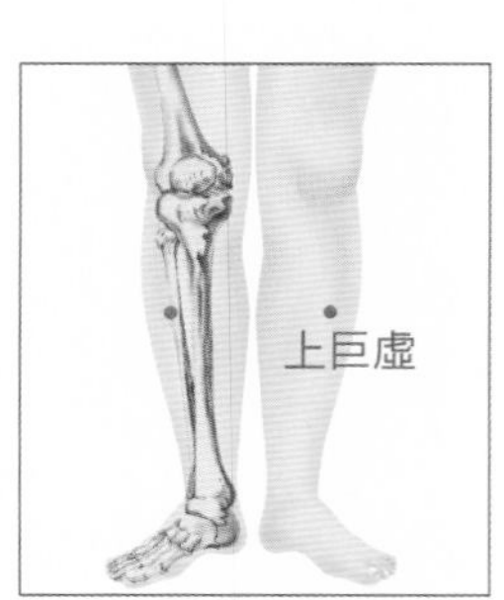

常用配伍

◎**長期便祕**：常配合使用上巨虛。

日常宜忌

長期泄瀉者應飲食清淡，適當運動。

帶脈穴

約束諸經脇肋外 疏通少陽尋帶脈

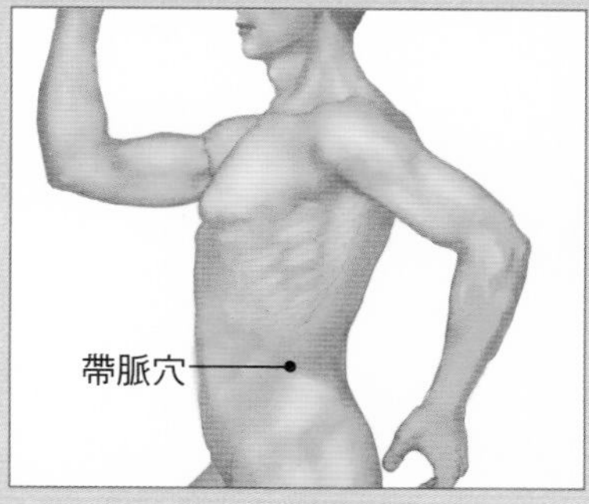

《帶脈穴名字出處》

這個穴是帶脈在體表的唯一一個穴位，所以，就用這條奇經的名字來命名這個穴位。帶脈之所以稱為「帶脈」，是因為人體的所有經脈都是縱行的（也就是從頭到腳或者是從腳到頭），只有這條奇經是橫著的，它像一條腰帶，把其餘的經脈攏在一起，使其不能分開，從而形成了一個更加緊密的經絡系統。

帶脈穴位置

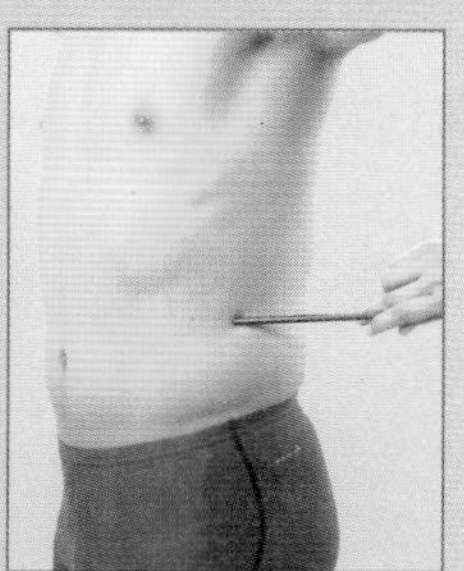

歸經：足少陽膽經。

解剖結構：深層有腹內斜肌、腹外斜肌、腹橫肌；有第12肋間動脈、經脈和神經分布，其深部的右側是升結腸，左側是降結腸。

定位：第11肋骨的尖端之下，與肚臍平面的交點。

快速取穴法：沿著肋弓向後推，推到推不動的地方就是11肋骨尖端，然後從這一點向下畫一條豎線，沿著這條豎線，在11肋骨尖端和髖骨上緣的中點就是（右圖）。

帶脈穴功效

按摩帶脈的作用

調整經帶：按摩帶脈可以改善各種婦科問題，如月經不調、痛經、閉經、崩漏，以及帶下過多、帶下異常等各種帶下病。

疏通少陽：按摩帶脈可以調整少陽的開闔，解決諸如脇肋痛、身體寒熱不調、身體側面發緊等問題。

調補帶脈：按摩帶脈可以改善女性更年期前後的各種典型的帶脈症狀，例如，腰以下沉重、腹部脂肪堆積，「溶溶如坐水中」及帶脈氣血不足、循行部位不能正常新陳代謝而引起的環腰疼痛等。

帶脈穴適用的人群

帶脈是人體上為數不多的幾個能夠同時調整正經和奇經的穴位之一，但是其作用的範圍相對比較局限，我們主要從適用的年齡段和適用的體質兩個方面給大家介紹一下。

什麼年齡段的人適合使用帶脈

總體來説，凡是成年人都可以使用帶脈，尤其以中壯年人最為適合；兒童的生殖系統發育尚不完全，完全可以依靠自身的修復能力去恢復，而不應當過多地給予外部干擾。

什麼體質的人適合使用帶脈

適合使用帶脈進行日常保健的人一般有以下體質特點：

◎**經帶失調**：這一類女性從體型上來説，通常高高瘦瘦，弱不禁風；膚色偏白，少有血色。她們經常會患各種婦科疾病，如月經不調、崩漏、閉經、帶下過多、帶下顏色異常、帶下異味等。

◎**少陽不利**：少陽就像是人體的門軸，只有門軸沒問題，門才能在該開的時候開，在該合的時候合，否則就會出現問題。如果少陽這根門軸出現問題，不能自如地聽從身體的支配，身體就會出現一會兒冷一會兒熱、脇肋部疼痛、身體側面發緊等問題，有些人還會同時伴有神經質等精神異常症狀。

◎**帶脈失暢**：這種情況一般多出現在女性更年期前後。這個時期，女性的身體發生著重要的變化，身體裡的氣血突然之間降到一個很低的水準。於是，大部分氣血用於維持十四經的正常運轉，而運轉帶脈的氣血則變得很少，許多物質便在帶脈分布的範圍沉積下來，就形成了腹部周圍的脂肪堆積，也就是我們常説的「游泳圈」。另一方面，滋養帶脈的氣血不足，帶脈循行部位

養生專家告訴你　使用帶脈需要注意什麼

帶脈的位置比較特殊，深層是結腸，距離肋骨、雙腎距離也都比較近，所以在日常的保健中一定要注意使用的程度，否則很有可能出現不必要的損傷。

◎按摩時要順著經脈的方向，而且手法要輕柔，忌暴力拍打。

◎女性月經期慎用此穴；妊娠期婦女禁用此穴。

◎使用拔罐法時，注意不要燙傷皮膚，而且隨時注意罐內情況，不要拔出水泡。

不能正常新陳代謝，就出現了環腰疼痛等症狀。

帶脈穴養生小故事

前面我們大致介紹了一下帶脈各個方面的情況，那麼接下來就看看有哪些例子可以佐證它的神奇療效。

我們的前輩如何利用帶脈

宋朝時，開封府內有一姓蔡的人家，兒子結婚已經3年了，依然沒有子嗣。這日，兒子陪著老婆到廟裡上香許願，方丈開了一副方子，並囑咐他讓媳婦喝3～5劑，什麼時候覺得通體舒暢就停藥，然後每天用手從上到下揉搓脇肋部365下，如果月事能恢復到正常，就可以有子嗣了。

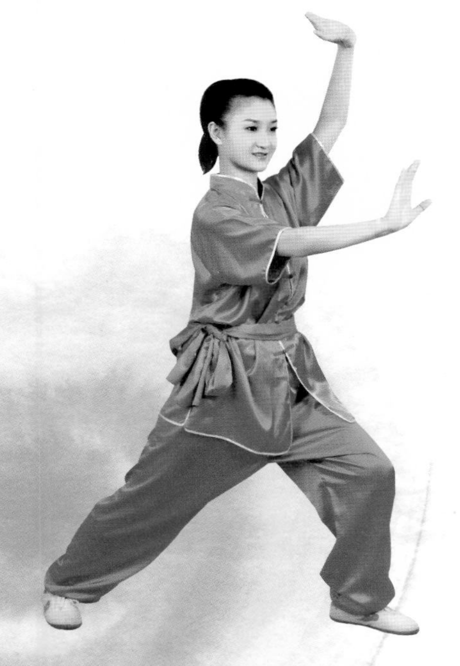

這家公子將方丈說的告訴了自己的夫人。過了一年，這家兒媳果真懷孕了，這是因為中藥去除了原發病理因素，之後調整少陽經和帶脈的功能就交給帶脈了。

這是因為中藥去除了原發病理因素，之後調整少陽經和帶脈的功能就交給帶脈了。

現代人如何利用帶脈

現代人生活環境複雜，導致身體不健康的因素也多種多樣，那麼單純依靠某個穴位能不能解決一些實際上的問題呢？答案當然是肯定的。

我有一個朋友，上學的時候非常瘦，但前段時間見到她，幾乎完完全全變成了一坨「活動的棉花糖」。原來，她因跟老闆吵架，一怒之下辭職了，但正好趕上經濟危機，她壓力很大。慢慢地，她發現月經量越來越少，接著就胖起來了。我就建議她扎針，順便吃點中藥。誰知才調理了一個星期，她就說外地有個工作機會，我只好讓她自己每天堅持從脇肋部向肚臍方向推揉帶脈，有空就做，不拘次數。之後的半年都沒有她的消息。春節回家再看到她時，她已經恢復得很好，雖然說不上瘦，但也算是凹凸有致了。

刺激帶脈穴的具體方法

按摩

按摩手法

◎**掌推法**：把手掌的掌根部放在帶脈穴位皮膚上，手掌和手指離開皮膚，然後在掌根部施加一定的壓力，沿著經脈循行的方向，緩慢地在穴位皮膚上進行滑動，力道以受力者能耐受為考量。注意，應當單方向反覆操作，而不要來回滑動。掌推的方向有兩種：一種是縱向（圖①），另一種是橫向（圖②）。

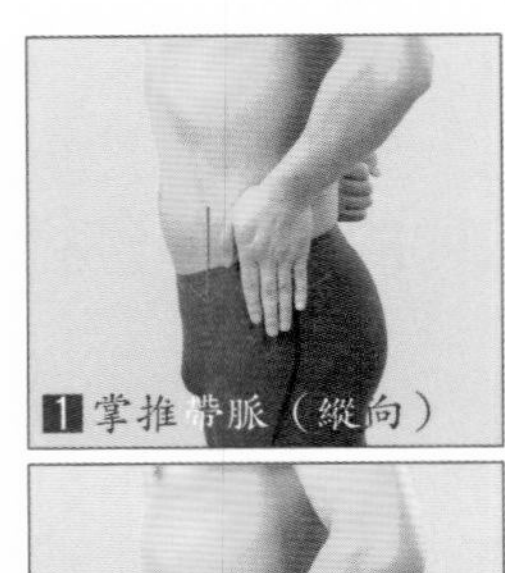
1 掌推帶脈（縱向）

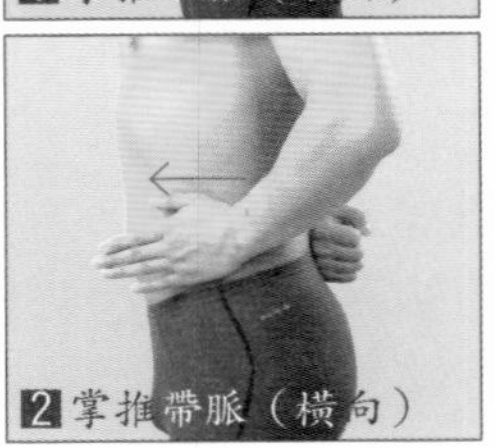
2 掌推帶脈（橫向）

具體操作

按照經脈的走行方向掌推360下或5分鐘即可。

適用病症

縱向推揉帶脈可以調理脇肋痛、寒熱不調、精神失調等問題；橫向推揉本穴可以調理各種月經病、帶下病和環腰疼痛等典型的帶脈病。

常用配伍

◎**脇肋痛**：常配合使用期門、京門。

◎**寒熱不調**：常配合使用陽陵泉、外關。

◎**經帶異常**：常配合使用三陰交、陰陵泉。

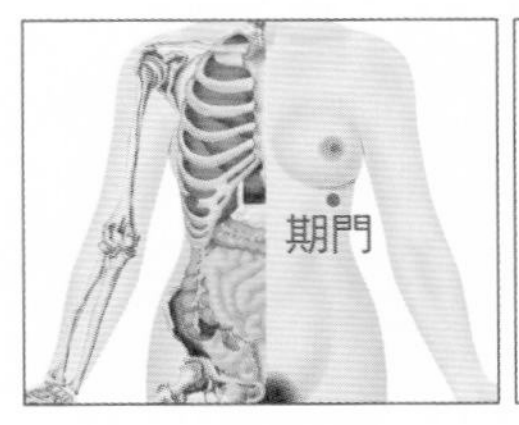

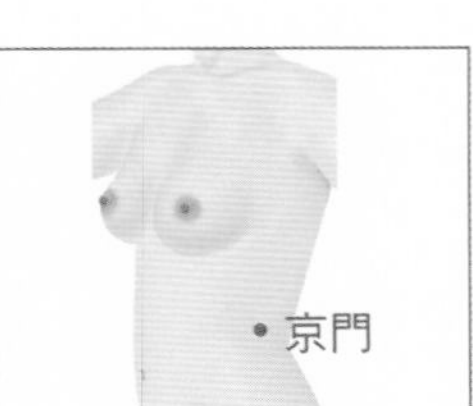

日常宜忌

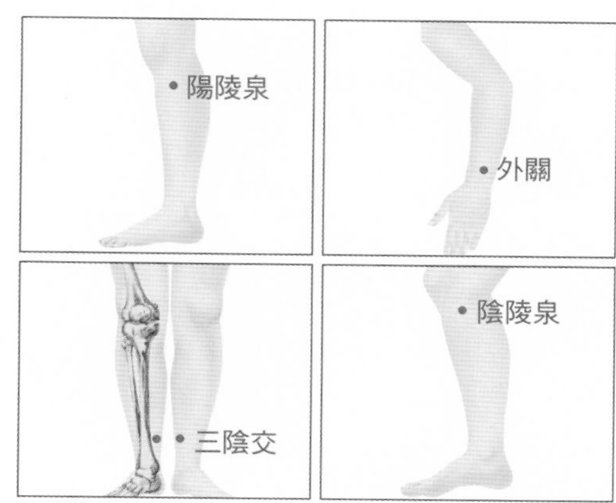

1.脇肋痛者平時應注意調暢心情；多吃竹筍、芹菜、香菜等綠色蔬菜，同時適當吃一些辛辣的食物也有幫助；一定要多進行戶外運動。

2.容易出現寒熱不調的人平時要注意規律生活作息，做到春夏晚睡早起，秋冬早睡晚起，但也不要晚於23點。

3.經常出現帶脈症狀的人要注意保暖，尤其是經期不要受寒。

肺腧穴

清泄肺熱平咳喘 肺臟諸病找肺腧

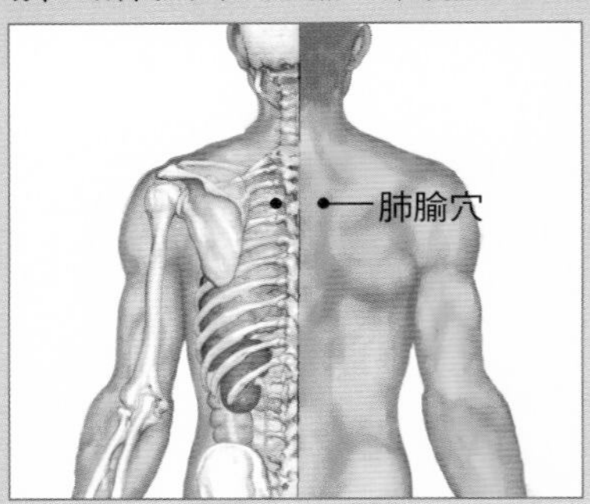

《肺腧穴名字出處》

「腧」，是輸送、輸注的意思。這個穴位能夠通徹整個肺氣，治療跟肺臟有關的所有病症，所以命名為肺腧。肺腧位於整個背部的上部，一來與肺作為「華蓋」的位置相呼應，二來也從另一個角度說明了它對於跟「外界的氣」有關的疾病的調理作用。

肺腧穴位置

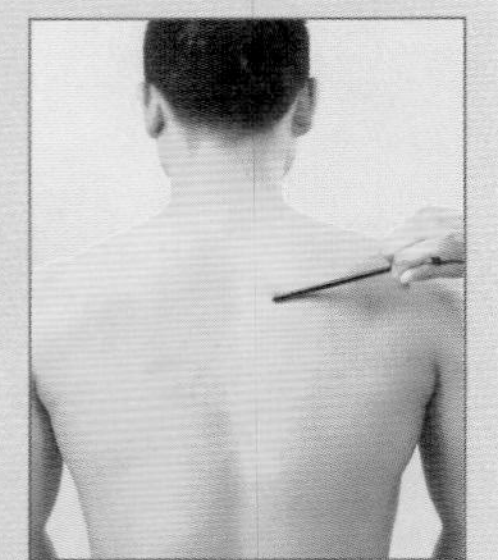

歸經：足太陽膀胱經。

解剖結構：深層的肌肉有斜方肌、菱形肌、上後鋸肌和最長肌；血管有第2肋間動脈和靜脈的後支；神經為第2、3胸神經的後支和外側支。

定位：在第3胸椎棘突下，旁開1.5寸。

快速取穴法：大椎向下數的第3節椎體下畫一條橫線，再在後正中線和肩胛骨內側緣的中點畫一條豎線，兩條線的交點就是這個穴（右圖）。

肺腧穴功效

貼敷肺腧的作用

止咳平喘：貼敷肺腧主要用來改善老年慢性支氣管炎、哮喘、過敏性鼻炎等各種慢性肺病。

刮痧肺腧的作用

清泄肺熱：肺腧刮痧可以改善咳嗽伴有咳吐黃色黏稠痰液、喘聲粗重等問題。

肺腧拔罐的作用

祛風解表：肺腧拔罐可以改善外感所致的怕冷、鼻塞、頭痛、頭部緊繃感等病症。

肺腧穴適用的人群和使用宜忌

肺腧作為人體五臟之一的肺臟在體表的全權代表，其作用自然不可小覷，但不同的人群或體質類型的人在使用肺腧時還是有所差別的。

哪些人群適合使用肺腧

從年齡上來說，兒童適合在肺腧使用刮痧和穴位貼敷，對於一些體質比較弱、經常感冒的孩子來說，還可以適當使用艾灸，但時間不宜過長；中壯年人則適合在這個穴位使用刮痧、拔罐和穴位貼敷；而老年人一般只適合使用穴位貼敷和艾灸的方法。

從體質上來說，適合在肺腧刮痧的人一般有這樣的特點：身型壯實，膚色偏深，不輕易感冒，一旦感冒，很快會出現發熱、咳嗽、吐黃痰、流黃鼻涕等症狀；適合在肺腧拔罐的人身體條件一般，一旦感冒，症狀主要就是咽痛、頭痛等，如果治療及時，感冒很快就會痊癒，如果沒能及時採取措施，則極有可能發展成前一種狀況，這時需要用刮痧的方法治療；而在肺腧進行穴位貼敷主要是用於治療各種慢性頑固性肺系疾病，這一類患者長期被疾病困擾，通常身體瘦弱、臉色蒼白、說話有氣無力，甚至動不動就連歇帶喘；適合在肺腧進行艾灸的這一類人以腦力工作者居多，平時沒有什麼運動的機會，幾乎每次的流行性疾病都會找上他們。在這種情況下，如果不及時採取措施，很有可能發展成慢性頑固性肺系病症。

不同的方法在肺腧怎樣使用更合理

成年人在肺腧刮痧時應當以出痧為度，而兒童只需要刮到穴位皮膚發紅即可；在肺腧拔罐的時間一般是5～10分鐘，不要求穴位皮膚顏色變化；成年人在肺腧進行穴位貼敷，要求8～12小時或感到有刺

養生專家告訴你　使用肺腧需要注意什麼

◎兒童皮膚嬌嫩，表達能力欠佳，所以無論給他們使用什麼方法，時間和力道都不要太大，而且要隨時注意他們的表情、語言等，一旦有不良反應，應立即停止。

◎凝血功能障礙的患者不要使用拔罐和刮痧的方法，同時慎用艾灸。

癢感時即可取下；兒童因為皮膚脆弱且自我表達不清，一般的貼敷時間在1～2小時即可；老年人在肺腧使用艾灸時，時間可以控制在30分鐘左右，而兒童使用，一般在10分鐘左右即可。

肺腧穴養生小故事

肺，作為人體的華蓋，也是人體與外界氣體交換的唯一器官，有著不言而喻的作用；而肺腧作為它在體表最直接的反應點和刺激部位，在疾病的診斷和治療中所占的地位也是不容忽視的。這一點，從古到今的諸位醫家都深有體會，並將這些體會總結成規律，應用到以後的實踐中，取得的效果十分令人滿意。

哮喘發作時，如果在肺腧按壓時患者有明顯的痠痛感，那麼在治療時只用肺腧就可以了，不用其他的穴位。

我們的前輩如何利用肺腧

《針灸資生經》中記載過這樣一個病案：有一次，作者的弟弟去爬山，在爬山的途中遇上了大雨。因為事先沒有預料到，大家都沒有什麼準備，就這樣被大雨給淋濕且感冒了。回到家裡，作者的弟弟換下濕衣服，喝了薑湯，本以為好好休息一晚上，恢復一下也就沒事了。誰曾想，一晚上過去了，他的病不但沒有什麼起色，反而重了很多，不僅僅是傷風的症狀，最難受的就是胸悶，覺得胸口憋脹得難受，幾乎喘不過氣來，而且情緒異常，看見家人就莫名其妙地難過，一副想要哭的樣子。

作者看他的情形，以為他是心裡難過，所以就在他的百會上進行了針刺，但是針後很久並沒有什麼起色。作者又仔細想了想弟弟整個患病的過程，覺得極有可能跟肺有關係，於是就用手在弟弟的肺腧上按了兩下。他的弟弟後來描述說，被按的那兩下就像用針扎那麼痛。這樣，作者又在弟弟的肺腧上扎了兩針火針。過了不久，弟弟就變得精神了，所有的症狀也都消失了。

在這個例子中，作者先是看到了病人情緒上的異常，以為跟心有關，所以就用了督脈的百會，但是針後未見效果，說明病人的情緒問題並不是真正意義上的情緒問題，而是臟腑異常在精神方面的一種表現。作者考慮到與五志中的「悲」相對應的臟腑就是肺，同時又考慮到他弟弟這個病的發病原因是著涼，而這也主要影響了肺的功能。所以說，治療上就要從解決肺的問題入手，這樣才能快速取效。

作者透過這件事情，認識到了肺腧的重要作用，並總結出了一套用之於臨床快速而行之有效的診療方法。比如，哮喘發作時，如果在肺腧按壓，患者有明顯痠痛感，那麼在治療時只用肺腧就可以了，不用其他的穴位。而只有在按壓患者肺腧沒有明顯痠痛感的時候，才會考慮使用其他的穴位。這種方法可謂是百試百靈，屢試不爽。

現代人如何利用肺腧

有一年，老家的一個親戚到北京來找我看病，來之前說看過很多大夫都沒有用，還越來越嚴重，讓我幫忙找個有經驗的大夫看，我就幫她找了科學院的一位老大夫。等她人來了，我一問才知道是哮喘，而且我看了她的舌脈之後發現，病情也沒有她說的那麼嚴重。但既然她自己都這麼說了，我也就沒再說什麼。

第2天，我帶她見了這位老大夫，照例問診、看舌、把脈、開方。等到方子開出來了，她才支支吾吾地說她不能吃中藥，會過敏的，以前已經有過這個問題了。這位老大夫建議她還是吃吃試試，因為這個方子的劑量很小，也沒有什麼刺激性的藥，應該不會有問題。

結果，她看完病的第3天給我打電話，說又過敏了，還頭暈、噁心。我勸她扎針，她又說自己暈針。這個時候，我突然靈機一動：為什麼不能用貼敷穴位的方法給她試一試呢？於是就拿了一點點三伏貼的藥，給她貼了幾個穴位。

誰知第2天，她就到醫院找我，說貼膏藥的地方過敏，又痛又癢，這下我真是徹底絕望了。但是，她說貼了這個膏藥，感覺肺裡舒服了，喘氣也不那麼費勁了，看來是產生作用了。最後，斟酌再三，我決定冒一回險，給她做穴位貼敷。

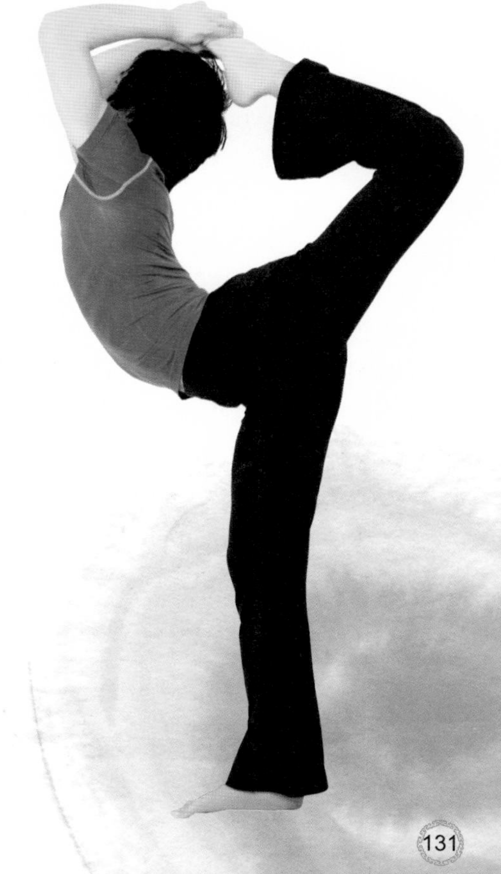

為了減少皮膚過敏的現象，我將穴位減少到最少，只用兩個肺腧。我讓她自己回家貼，隔天一次，每次3小時。如果中間有皮膚過敏，就歇1～2次，一直貼到第2年的立春。

第2年，我讓她還用同樣的方法，從立冬貼到立春。本來以為至少要到第2年冬天才會看得到效果，沒想到我當年回家過春節的時候，她們一家就到我們家登門道謝，並說那年冬天她就已經沒有什麼痰了，哮喘也好多了，晚上睡得不錯，她十分感謝。看來，這還真是個敏感的人，無論是對疾病還是調理手段，她的反應永遠都比別人快很多。

刺激肺腧穴的具體方法

刮痧

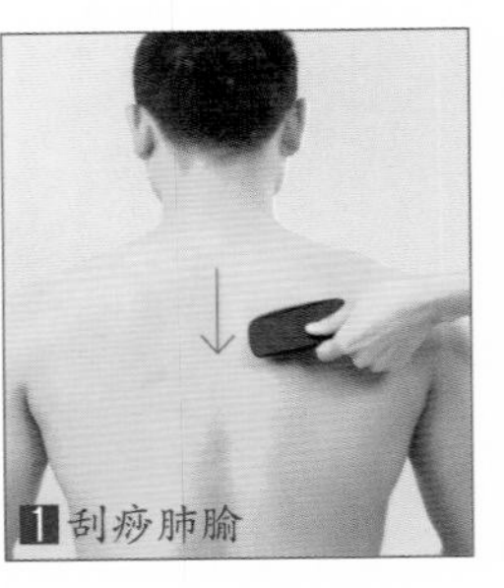
1 刮痧肺腧

具體操作

在肺腧的皮膚上抹上刮痧油，先用刮痧板的一邊在肺腧上下的膀胱經由上而下地刮拭5～10下（圖①），然後用刮痧板的一角在穴位皮膚上做重點刮拭，直至出現痧點或痧條為止，最後再用刮痧板的邊輕刮兩下即可。

適用病症

咳嗽，伴有咳吐黃色黏稠痰液、發熱、喘聲粗重等肺熱的症狀。

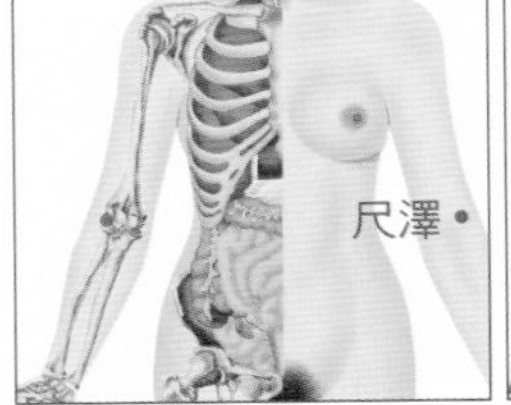

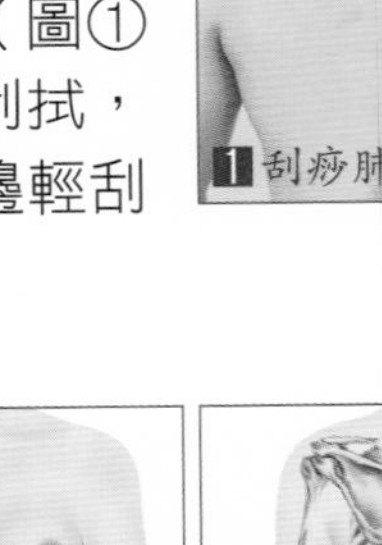

常用配伍

◎咳嗽、有黃痰：常配合使用尺澤。

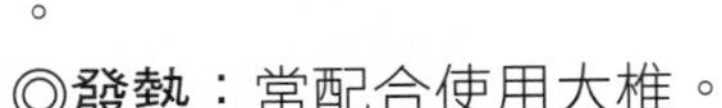

◎發熱：常配合使用大椎。

日常宜忌

1.經常咳嗽、有黃痰的人平時不要吃太多補藥，避免劇烈運動，同時應忌菸酒，少吃辛辣、油膩性食物。

2.經常發熱的人平時飲食應當清淡，可以多吃銀耳、枸杞子等滋陰食物。

拔罐

拔罐種類

◎**留罐法**：右手用鑷子夾住棉球，蘸取濃度為95%濃度的酒精，然後點燃棉球。左手持玻璃罐，右手將棉球放進罐中，燃燒5秒左右，將棉球取出，最後迅速將火罐放在肺腧的皮膚上即可。

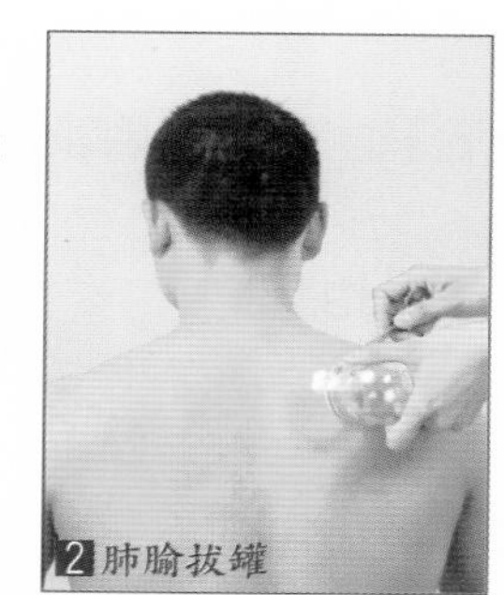

2 肺腧拔罐

具體操作

按照留罐法的操作方法，將火罐分別拔在兩側的肺腧上即可（圖②）。

適用病症

怕冷、鼻塞、流鼻涕、咽痛、頭痛、頭部緊繃感等外感症狀。

常用配伍

◎**咽痛**：常配合使用心腧。

◎**頭痛、頭緊**：常配合使用太陽。

◎**怕冷、鼻塞**：常配合使用風門。

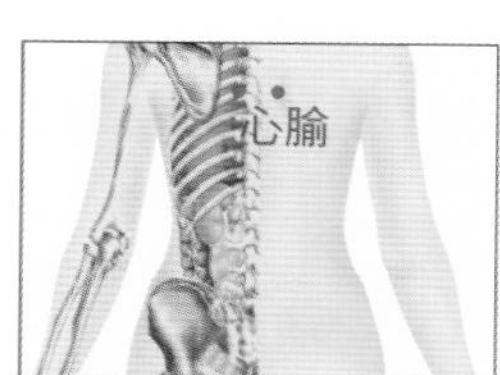

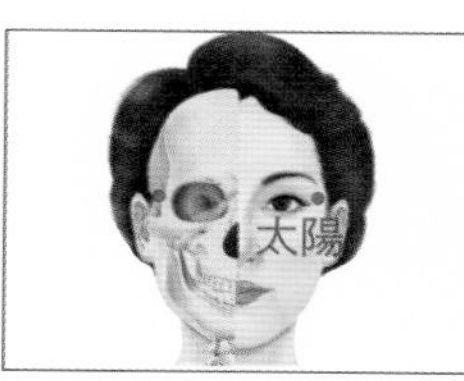

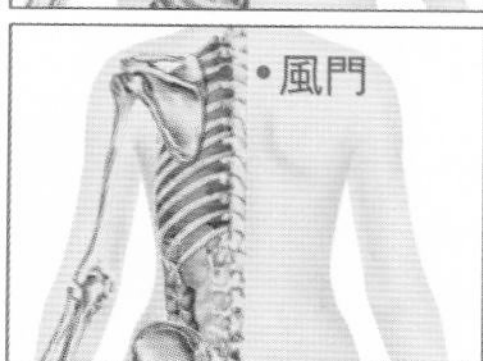

日常宜忌

1.怕冷、鼻塞者可以配合多喝生薑紅糖水，而且一定要熱飲。

2.經常咽痛者平時可以沖泡錦燈籠、膨大海等，代茶飲。

3.頭痛、頭緊者一定要注意保暖。

貼敷

貼敷藥物

白芥子。

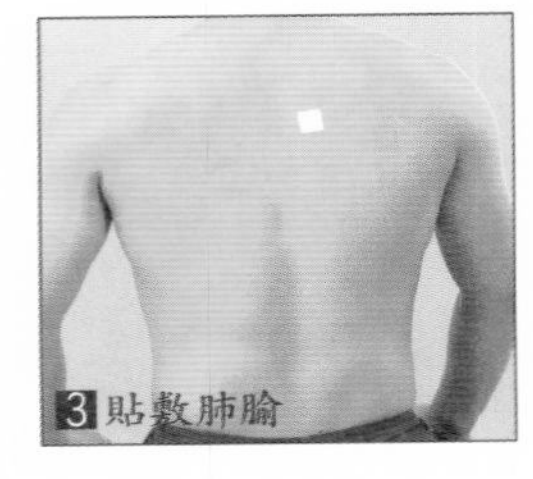
3 貼敷肺腧

具體操作

將上述藥物磨成細粉，每次取5克，加少許麵粉，用生薑汁調成糊狀，塗在方形的醫用膠布的中心，使藥物對準肺腧皮膚，將膠布固定在穴位上即可（圖③）。每次貼敷時間為8～24小時，如果皮膚有刺癢的感覺，應當立刻取下，並清洗皮膚表面。

適用病症

老年慢性支氣管炎、哮喘、過敏性鼻炎等各種慢性肺系疾病。

常用配伍

◎**老年慢性支氣管炎**：常配合使用腎腧。
◎**哮喘**：常配合使用天突。
◎**過敏性鼻炎**：常配合使用風門。

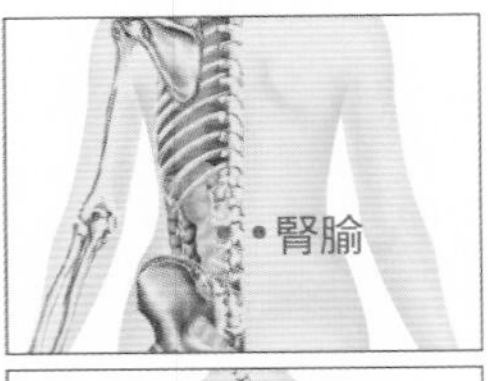

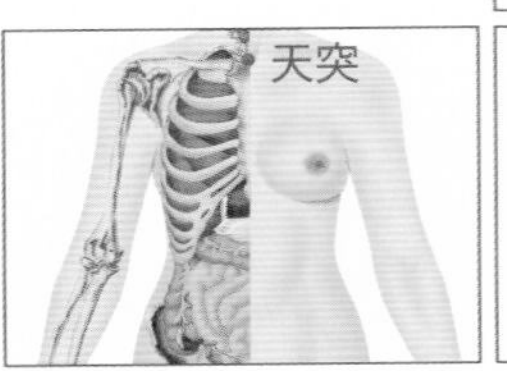

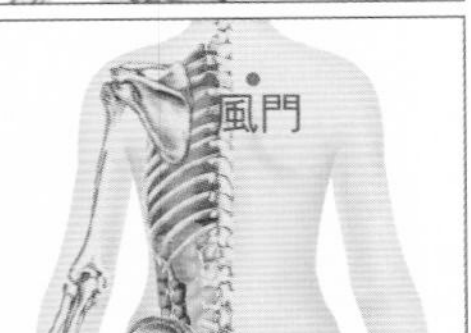

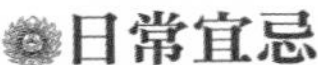

日常宜忌

保持居室空氣清新，家中禁菸，避免種植可能產生花粉的植物。

心腧穴

安神定志通心脈 逐瘀散結亦能敵

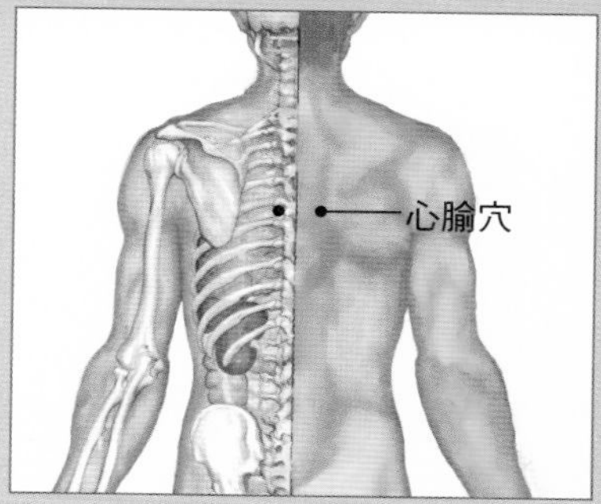

心腧穴名字出處

這個穴位位於督脈的「神道」穴旁邊，而「心主神」，所以這個穴位是心輸注在體表的部位，所以命名為「心腧」。一方面，它位於心臟的附近，能夠調理跟心臟有關的疾病。另一方面，正是由於它位於「神道」的兩旁，所以也能調理各種神志病症。

心腧穴位置

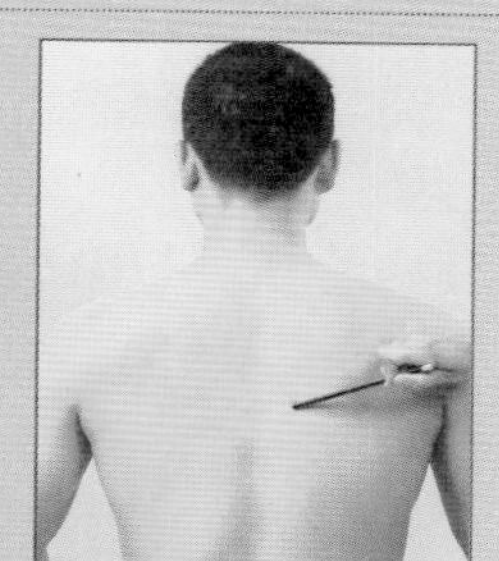

歸經：足太陽膀胱經。

解剖結構：深層的肌肉分別是斜方肌、菱形肌和最長肌；神經主要是第5、6胸神經後支的皮支和第5胸神經後支的外側支。

定位：在第5胸椎棘突下，旁開1.5寸。

快速取穴法：從兩根肩胛骨下緣的連線和脊柱的交點向上數兩節椎體，然後在這節椎體下畫一條橫線，再在後正中線和肩胛骨內側緣的中點畫一條豎線，兩條線的交點就是這個穴（右圖）。

心腧穴功效

按摩心腧的作用

安神定志：按摩心腧可以改善心神不寧所引起的失眠、健忘、煩躁、憂鬱、焦慮等情緒問題。

疏通心脈：按摩心腧對於心氣瘀阻而引起的胸悶、脹痛、心慌等症狀有明顯的緩解作用。

貼敷心腧的作用

通陽散結：在心腧貼敷，可以改善心陽不足引起的心前區疼痛及手足青紫。

逐瘀通脈：在心腧貼敷，可以改善心臟刺痛及同時伴有的面色、口唇青紫等狀況。

心腧穴適用的人群和使用宜忌

心是人體的「君主之官」，在五臟中處於絕對的領導地位，而作為心在體表的唯一使者，心腧的作用不言而喻。所以，我們在利用這個穴位調理的時候，應當十分注意患者的生理特點和體質特點。

哪些人群適合使用心腧

從年齡上來説，兒童一般不宜用心腧這個穴位；中壯年人比較適合在心腧使用按摩的方法；而老年人的生理特點決定了他們比較適合使用貼敷的方法。

從體質上來説，適合在心腧按摩的人一般有以下特點：心理脆弱，承受能力差，有時甚至有點兒神經質或強迫症狀，唉聲嘆氣是他們的常見症狀，發火抱怨也是他們的家常便飯；適合在心腧進行穴位貼敷的人主要出現的是心臟問題，一類表現為心前區的絞痛，伴有手腳冰涼，顏色發青，面色蒼白，呼吸困難，特點是遇寒加重，得溫痛減；另一類的疼痛是在心前區並經常放射到左肩胛，疼痛的性質一般是針刺樣的感覺，伴有冷汗、面色及口唇顏色發紫，與溫度變化的關係不大。

不同方法在心腧怎樣使用更合理

由於針對的病情不盡相同，所以不同方法在心腧的使用程度和分寸上，有一定的不同和講究：就按摩來講，針對失眠、焦慮等精神情志症狀時，手法應輕，時間一般在10分鐘左右，而針對胸部氣滯時，手法要重，時間可以在20分鐘左右或以患者感到胸部有暢快感為準；就貼敷來説，針對心陽不足的心痛，時間一般在4～8小時，而針對瘀

養生專家告訴你　使用心腧需要注意什麼

前面我們已經知道，心腧在作用上有一定的偏向，所以在使用時要謹慎，而且它所處的位置在背部比較偏上，又靠近心臟，所以使用時就要更加注意了。

◎盡量不要在心腧使用艾灸的方法。

◎使用心腧調整情緒、精神問題時，手法一定要輕柔。否則不但毫無作用，還可能加重患者的精神負擔。

◎使用心腧調理只能作為家庭保健手段，幫助心臟疾患的恢復，並不能代替治療手段，尤其是發作期，一定要遵醫囑，按時服藥。

阻心脈的心痛，時間一般可以在8～12小時，甚至更長。

心腧穴養生小故事

從認識人體的最初，古人就意識到了心的重要作用，並將它稱為「君主之官」，認為凡病只有嚴重到一定的程度，才會累及到心。而相對應地，跟心有關的藥物或穴位，一般也是用來調理相對比較嚴重或比較複雜的疾病。下面，我們就來看一下古人是怎樣巧用心腧來調理和改善一些奇怪病症，而我們身邊的人又是怎樣將這個穴位靈活應用於我們日常生活中的。

我們的前輩如何利用心腧

北宋年間，有一位駐守邊關的陳姓將軍，為人耿直，剛正不阿，因為不畏權勢，揭發了當朝宰相收受賄賂、司通敵國的罪行而被判革職抄家，全家發配。消息傳來，他心中十分悲憤，突然覺得天旋地轉，一下子就不省人事了。家人十分害怕，趕緊請人醫治。大夫來了之後，給陳將軍在人中處扎了一針。雖然陳將軍醒過來了，但一直眼神呆滯，表情淡漠，默不作聲，對外界的人和事沒有任何的反應。

家人見到這種情況，更是難過，但聖旨難違，只能按時出發去往發配地。但考慮到陳將軍的情況，家人做了很大的努力，最後才使陳將軍得以留在當地。他們把陳將軍託付給了附近寺廟裡的主持，便匆匆趕往了發配地。主持略通醫術，每天除了按時照顧陳將軍的起居外，還給他做點針灸，以幫助其恢復神志，但始終是效果甚微。

這天，寺中來了一位燒香的香客，經過庭院時看到了正在外面透氣的陳將軍，於是便私下問主持關

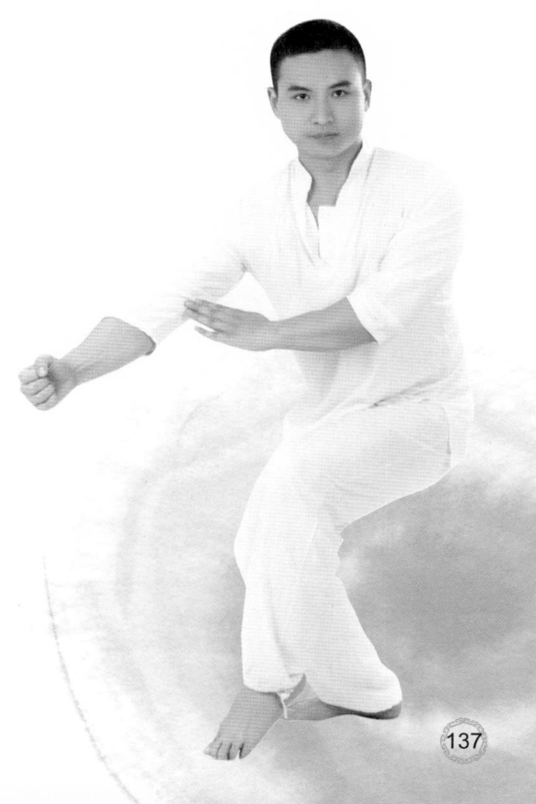

於陳將軍的情況。聽完後，他不禁感嘆，昔日叱咤風雲的陳將軍今日居然成了這副模樣。於是，這位香客對主持說，他可以試著治一治陳將軍的病。看過陳將軍的情況後，這位香客拿出一枚很粗的三稜針，在陳將軍的兩個心腧分別扎了一針，並放出了大量紫黑色的血。之後，就聽陳將軍長長地出了一口氣，然後又沒有反應了。

隔了兩天，這個人又來了，還是用了同樣的方法，只是這次放出的血的顏色略微有一點紅了。大概半個時辰後，只聽陳將軍說了一個字：「冤」。又過了兩天，香客再次用了同樣的方法，這次血的顏色比上一次更加紅了一些。放完血之後，陳將軍開始嚎啕大哭，哭了很久很久，最後慢慢睡過去了。這時候，那位香客對主持說，他能做的已經做了，以後主持就可以按照他這樣的方法，每天給陳將軍扎針，並讓他多做點體力工作，多下下棋、念念經、參參禪，3個月後就可以恢復了。主持就按照這位香客交代的方法慢慢給陳將軍調理著。一個多月後，陳將軍的身體就恢復得差不多了。由於住在寺中的日子久了，慢慢地，他也看破了很多事情，最終選擇剃度，留在了寺裡，一直到圓寂。

現代人如何利用心腧

從上面這個例子裡，我們看到了古代醫家對心腧這個穴位的深刻理解，而我們身邊的大夫也從前輩形形色色的醫案和治療經驗中挖掘出了瑰寶，並把它們靈活應用，解決了很多問題。

這裡講一個我們用心腧治療口腔潰瘍的例子。患者是個年輕人，大概二十五、六歲，可是罹患口腔潰瘍已經有十多年了。

我們在他的心腧放了兩根皮內針，讓他帶著回家，每週來換一次就行了。堅持了兩個月，他的口腔潰瘍問題就解決了。

問他發病時有沒有什麼明顯的誘因，他說事情一多就容易患，而且一旦患了，還不容易好。我們看了他的舌頭，除了舌尖有點兒紅，其他沒有明顯異常。此外，他還有一個毛病——多夢，而且夢裡很忙碌。

我們建議他吃點黃連上清片，他說他以前吃過，當時吃著還行，沒幾天就好了，可是不解決根本問題，過一陣子又會患上。我們就建議他做一下針灸，可是他說他很忙，沒時間做。最後，我們在他的心腧穴用梅花針敲到微微滲血，然後加拔了一個大的火罐，讓他盡量出血。

等到起罐時，我們發現半罐子都是血，而且顏色鮮紅，看來熱還是很重。我們告訴他一個星期之後再來。他第2次來的時候，很高興，説這一週基本上沒怎麼患口腔潰瘍。

於是，我們在他的心腧放了兩根皮內針，讓他帶著回家，每週來換一次就行了。持續了兩個月，他的口腔潰瘍問題就解決了。

刺激心腧穴的具體方法

按摩

按摩手法

◎**大魚際揉法**：將左手大魚際放在心腧上，以大魚際為著力點，由肩、肘、腕帶動，做一左一右的擺動（圖①）。

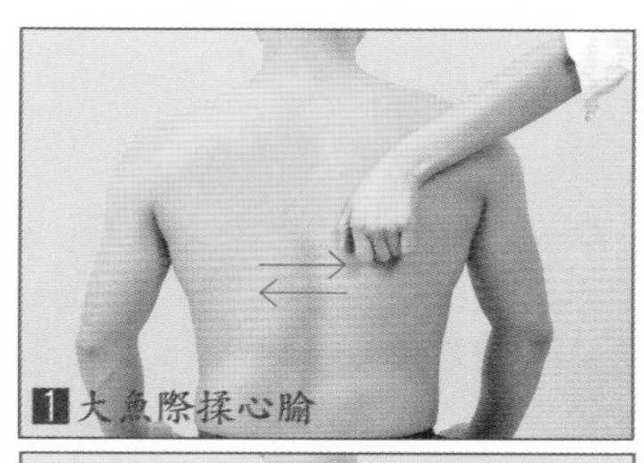

1 大魚際揉心腧

◎**按揉法**：將左手食、中兩指併攏，以指腹放於心腧上，然後垂直用力，帶動穴位皮膚做順時針的環形運動（圖②）。

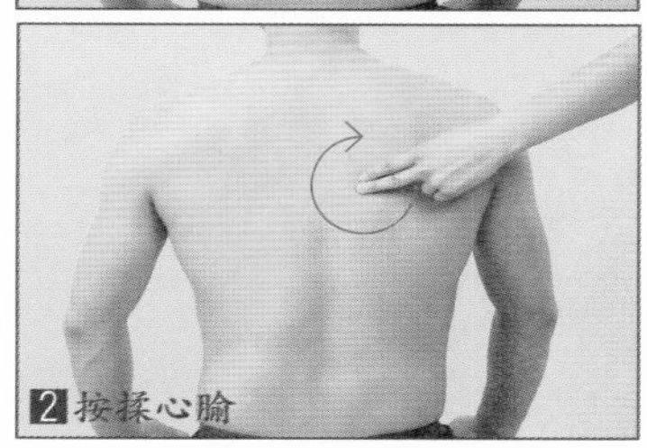

2 按揉心腧

◎**點法**：把左手中指指腹放在心腧上，然後用手腕發力，緩緩地在穴位上進行點按，力道要由小到大，以受力者能夠耐受為準（圖③）。

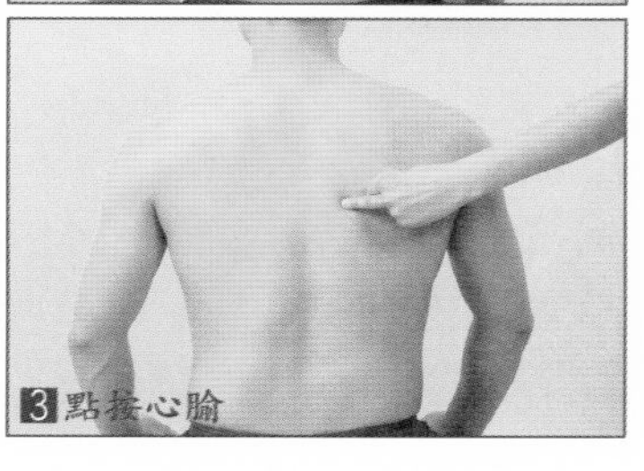

3 點按心腧

具體操作

針對精神、情緒問題時，先用大魚際揉法在心腧上揉3分鐘，然後再用按揉法在穴位上輕輕地按揉5分鐘左右，最後用大魚際揉法放鬆半分鐘即可；針對胸部氣滯問題時，先用大魚際揉法在穴位上揉3～5分鐘，然後再用點法，在穴位上點按10分鐘左右，期間可以休息3～5次，最後用大魚際揉法放鬆半分鐘即可。

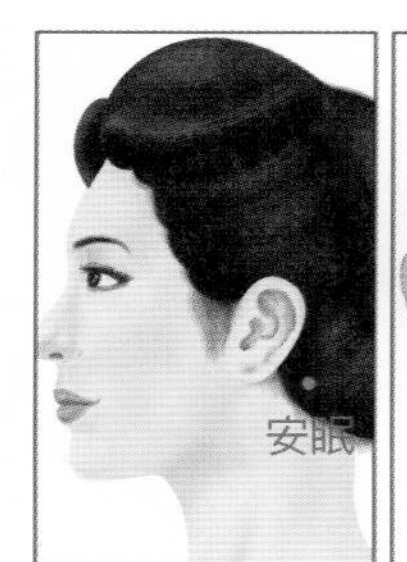

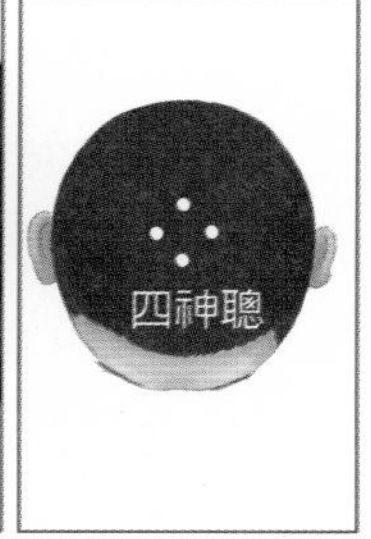

適用病症

心神不寧所引起的失眠、健忘、煩躁、憂鬱、焦慮，以及氣阻心脈而引起的胸悶、脹痛、心慌等症狀。

常用配伍

◎**失眠**：常配合使用安眠。

◎**健忘**：常配合使用四神聰。

日常宜忌

胸悶、脹痛者可以多吃蔥、薑、花椒等食物，還可以配合適當飲酒。

貼敷

貼敷藥物

◎**針對心陽不足者**：薤白15克，瓜蔞、桂枝各20克。

◎**針對心脈瘀阻者**：桃仁、紅花、柴胡、地龍、當歸各10克，川芎 20克， 赤芍15克。

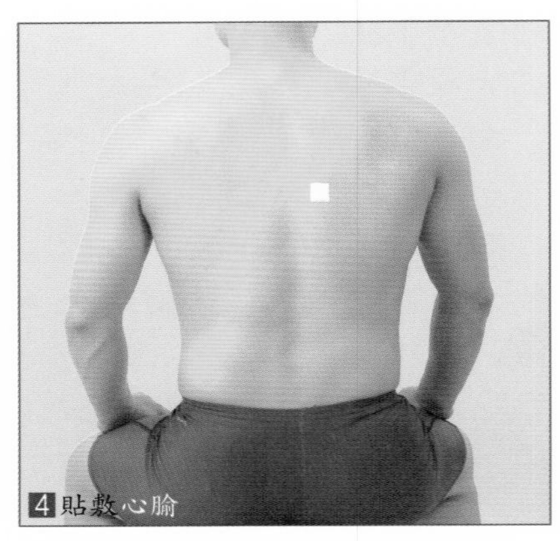
4 貼敷心腧

具體操作

將上述兩組藥物分別磨成細粉，每次取10克，加少許麵粉，用白酒調成糊狀，塗在方形醫用膠布的中心，讓藥物對準心腧皮膚，將膠布固定在穴位上即可（圖④）。針對心陽不足者貼敷時間為4～8小時；針對心脈瘀阻者貼敷時間為8～12小時。貼敷期間如果皮膚有刺癢的感覺，應當立刻取下，並清洗皮膚表面。

適用病症

心陽不足引起的心前區絞痛，伴有手腳偏涼，顏色發青，面色蒼白，呼吸困難等；心脈瘀阻引起的心前區及經常放射到左肩胛的針刺樣疼痛，伴有冷汗、面色及口唇顏色發紫等問題。

常用配伍

◎**心陽不足**：常配合使用至陽、巨闕。

◎**心脈瘀阻**：常配合使用膈腧、天宗。

日常宜忌

1.有心陽不足表現的患者應注意平時多吃些蓮子、山藥等補益心氣的食物，少吃過冷食物；可以適當做有氧運動，但運動量不要過大，應當循序漸進地進行；平時要注意休息，不要過於勞累，比較繁重的工作或家務都盡量不要做；保證充足的睡眠。

2.有心脈瘀阻症狀的患者平時可以適當飲用白酒或紅酒，以幫助氣血的運行；在食物上可以多吃蔥、蒜、韭黃、蒜薹等食物，盡量少吃過冷食品；運動量也不宜過大；避免過於劇烈的情緒波動；隨身攜帶速效救心丸。

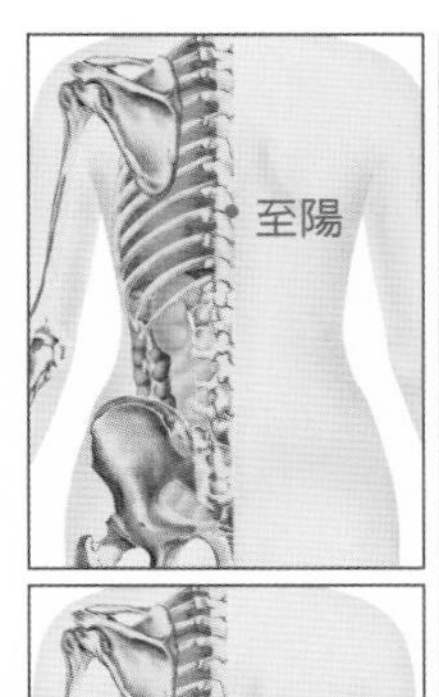

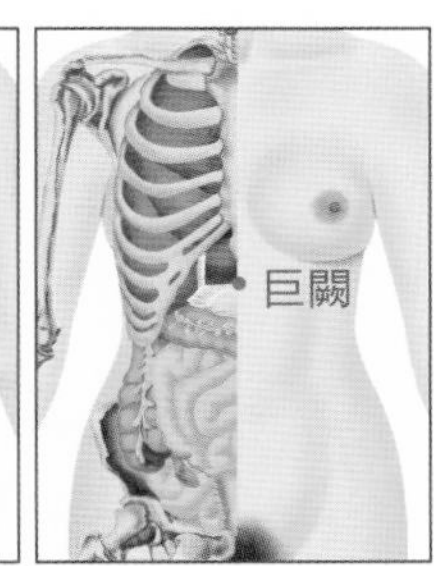

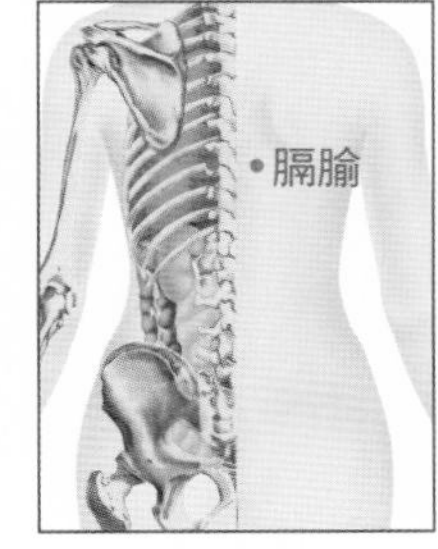

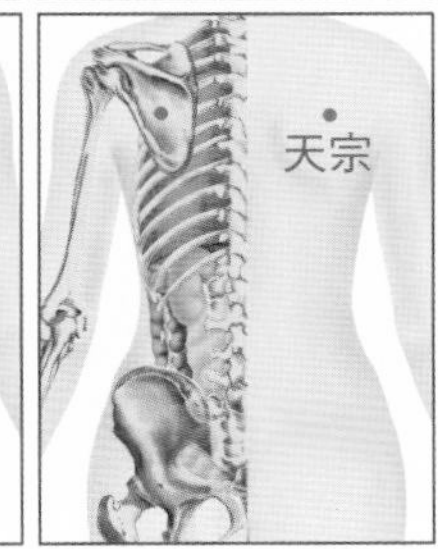

脾腧穴

健脾化濕胃口開 經脈阻滯靠脾腧

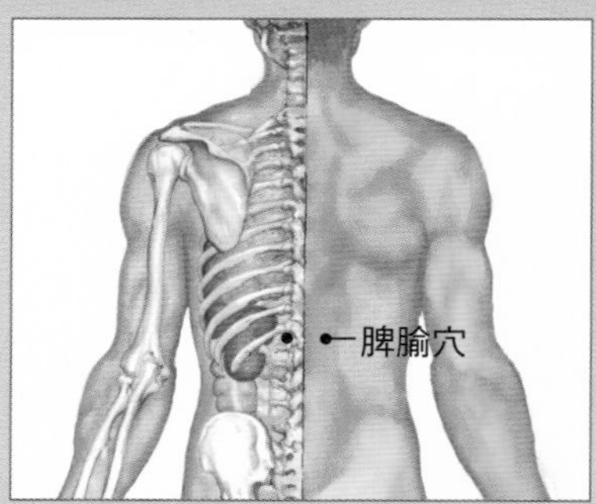

《脾腧穴名字出處》

這個穴位與內部的脾臟相對應，是脾臟在體表的腧穴，所以命名為「脾腧」。凡是有關於脾臟的病痛，都可用這個穴位來調理。如果從中藥的角度來看，脾腧這個穴位基本上相當於白朮的作用，是健脾的大穴。

脾腧穴位置

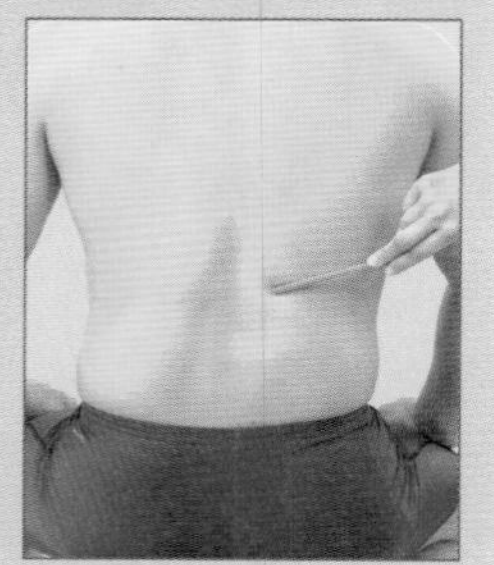

歸經：足太陽膀胱經。

解剖結構：在背闊肌、最長肌和髂肋肌之間；有第11肋間動、靜脈後支；分布有第11胸神經後支的皮支和肌支。

定位：第11胸椎棘突下，旁開1.5寸。

快速取穴法：與兩肩胛角平行的胸椎再往下數4節，旁開食、中指兩指處即是（右圖）。

脾腧穴功效

按摩脾腧的作用

健脾和胃：按摩脾腧可以改善因脾胃不和導致的胃脘脹痛、消化不良、嘔吐等。

運化水濕：按摩脾腧可以改善因脾調節水液功能失職導致的痰多、水腫等疾病。

疏通經絡：按摩脾腧可以緩解背腰部痠痛、脹痛等不適。

艾灸脾腧的作用

健脾化濕：艾灸脾腧可以改善因脾運化功能失職引起的食欲不振、神疲乏力、面色萎黃、泄瀉便溏、自覺頭昏身重等病症，以及由於脾調節水液功能失職導致的水濕內停、痰多、水腫等疾病。

補脾攝血：艾灸脾腧可以改善因脾統血失職，血不歸經而引起的皮下出血、崩漏等。

脾腧穴適用的人群

脾腧位於足太陽膀胱經上，是脾的背腧穴，也是脾氣輸注之處。這樣一個穴位，是不是每個人都適合使用呢？每個人使用的方法又是否有區別呢？

什麼年齡段的人適合使用脾腧

脾腧在使用時沒有年齡的限制，只是不同年齡段的人應該選擇不同的方法。

什麼體質的人適合使用脾腧

◎**脾胃虛弱**：這種體質的人比較常見，可以表現為面色不好、萎黃而且沒有光澤，容易出現食欲不振、消化不良、腹脹、腹痛、大便偏稀等。這種體質的人按摩、艾灸都可以使用，但是按摩對於嬰幼兒及老年人的保健效果更好。

◎**水濕內停**：脾有運化水濕的作用，脾運化水濕的功能失職了，就會導致水濕內停，痰飲內生等。水濕內停常表現為小便不利、水腫、形體偏胖、面色泛白而且無血色。中醫講：「脾為生痰之源」，痰是人體體液的一種，廣義之痰是痰飲疾病的總稱。痰能上擾神明，從而導致整天頭昏昏沉沉的，這種體質的人使用按摩和艾灸的方法都是可以的，但艾灸的效果更好些。

◎**血不循經**：脾有運化水穀和統血的作用。脾把胃所受納並消化的食物化生為血液，然後統攝這些血液，使它們能正常地在血管中輸送到全身各個組織。脾的統血功能失職就會導致血不循經，使血液跑到血管外面去，從而出現皮下出血。如紫癜、功能性子宮出血、牙齦出血、鼻出血等，需要及時調理。

◎**經脈阻滯**：這個穴位所在的膀胱經廣泛分布於整個人體的後背，如果經脈阻滯不暢就會出現腰背部疼

養生專家告訴你　**使用脾腧需要注意什麼**

脾腧位於背部的足太陽膀胱經上，深層有重要臟器，所以，使用起來要特別注意安全。除此之外，我們還要再注意點什麼呢？

◎按摩的時候手指的力道要適中，以自己或者是被按摩者能耐受為最好，切不可用蠻力，以防傷及深層的臟器。

◎按摩結束後應當注意穴位的保暖，避免受寒。

◎艾灸的時候要精神集中，以防燙傷，溫度以患者感覺溫暖舒適或不燙為宜。

痛、痠重。這種體質的人比較適合用按摩的方法來通經活絡。

脾腧穴養生小故事

作為脾氣在體表唯一輸注之處的脾腧，善於調理跟脾臟功能失職相關的所有疾病，在保健穴中有著不可替代的作用。經過上面的介紹，大家對於脾腧如何選擇、如何使用、注意哪些事項應該都有了整體的把握，但是對於實際應用中的效果可能還心存疑惑，我們不妨來看一下古往今來，人們都是如何使用脾腧穴養生的。

我們的前輩如何利用脾腧

宋朝有一位美如宋玉、貌似潘安的才子，後來有情人終成眷屬，與他青梅竹馬的女子結了婚。大家都知道，宋朝女子以瘦為美，他的這位妻子也完全符合這一美女的要求：肌膚似雪，腰如楊柳，走起路來，像清風飄過一樣，兩個人可謂是十分相配，而且感情很好，美中不足的就是這位夫人久久不能懷孕。為此兩人輾轉求醫問藥，經過一番努力，夫人總算是懷孕了。

可是命運多舛，這個孩子在7個月大的時候就早產了。而生下女兒沒多久，這位夫人就不幸撒手人寰。這個女孩兒因為早產，又沒有母親照料，體質非常虛弱，雖然這位公子為她找了許多醫生，女孩兒也整天吃藥調理，但是身體卻沒有什麼好轉，反而日漸虛弱。所以，即使這位公子後來官至太傅，仕途平坦，卻仍是整日悶悶不樂，生怕女兒像自己的妻子一樣香消玉殞。為此，他放出話來，誰能治好女兒的病，他願以所有家產相贈。

後來有人告訴他，有一位得道高僧治好了很多疑難雜症，也許能看好他女兒的病，只是這位高僧行蹤不定，不知道能否找得到他。於是，太傅就親自帶著女兒到處尋找，過了好久，總算是找到了那位高僧。

她這本來就是脾胃虛弱的病，吃了那麼多藥，脾胃更是受不了，再好的藥到了她嘴裡都變成毒藥了。

高僧一看，就對太傅說：「這孩子吃了那麼多藥都不好，你怎麼還給她吃藥呢？她這本來就是脾胃虛弱的病，吃了那麼多藥，脾胃更是受不了，再好的藥到了她嘴裡都變成毒藥了。」

太傅著急地問高僧該怎麼辦，高僧當即就在他女兒身上取了脾腧、胃腧、血海、足三里這4個穴，告訴太傅回家後每天給孩子按49下，並用艾草燻灼。持續半年後，按的次數再增至81下，同樣地艾灸，一年即可痊癒。以後可以經常按摩，不灸也可。

父女倆回到家，按照高僧的辦法一直持續了一年多。女孩的身體果然有了起色，人也胖了，臉色也紅潤了，簡直是變了一個人。後來父女倆再想找這位高僧兌現承諾，卻遍尋不得蹤跡。

現代人如何利用脾腧

從上面這個生動而有趣的例子中我們可以看出，對於一些脾胃虛弱、湯藥已經對其不起效的病人來說，脾、胃兩經的背腧穴配合使用，能有效地改善這種狀況。長期堅持，保健效果甚好。其實，如果太傅父女能更早地使用這種方法，也就不至於給孩子帶來天天吃藥的痛苦，也就不會給他們帶來那麼多的煩惱和困擾了。另外，對於嬰幼兒的一些食積、消化不好、營養不良等問題，脾腧同樣有著神奇的療效。為了給大家一個更感性的認識，我們來看下面這個例子吧。

一天，一個同學帶著她兩歲的兒子來找我，說是這個孩子從斷奶的時候開始消化就不太好，也不愛吃東西，每次吃飯跟求爺爺告奶奶似的，一定得哄著逼著才能吃，可好不容易東挑西揀地吃了點，用不了多久就全排出來了，大便經常跟蛋花似的。這個孩子看上去面黃肌瘦的。我的同學說這個孩子還特別愛哭鬧，而且經常感冒，一感冒就發燒、咳嗽個不停。

小傢伙連飯都不吃，更不用說吃藥了，所以我的同學十分憂愁。看西醫吧，無非是開點助消化的藥，一來是孩子不肯吃，二來就算勉強給他灌下去點藥，也根本起不了什麼作用。所以，她就想到我這個做中醫的同學，問我有沒有什麼辦法，能不吃藥就把孩子的病給治好。聽了同學的描述，再看看小傢伙的舌脈和面色，我斷定這是一個脾

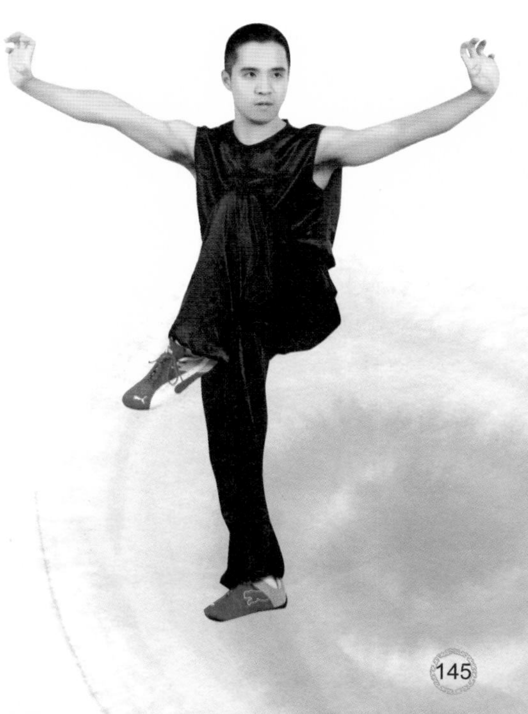

虛的孩子。所以，我邊哄著他，邊在他的脾腧上做按摩，揉了大概15分鐘，又揉了揉他小腿上的足三里，然後就告訴同學，每天照著我揉的方法，給孩子揉幾下。如果遇到孩子拉肚子，就用艾條在孩子的脾腧上灸10分鐘，不拉肚子的時候，只按摩就可以了。

過了不到一個月，那個同學給我打電話，說孩子有了很大的進步，吃飯不那麼困難了，能夠安靜地坐著吃了，大便也不稀了，最起碼已經成形了，就是還有點兒愛哭鬧，問我該怎麼辦。我就讓她繼續按揉脾腧。那一年的同學聚會上，我再看見這個小傢伙已經壯實多了，見了人也很有禮貌，不再像以前那樣哭鬧了。

看了上面這兩個例子，你是不是對脾腧的療效更加地信服了呢？

刺激脾腧穴的具體方法

按摩

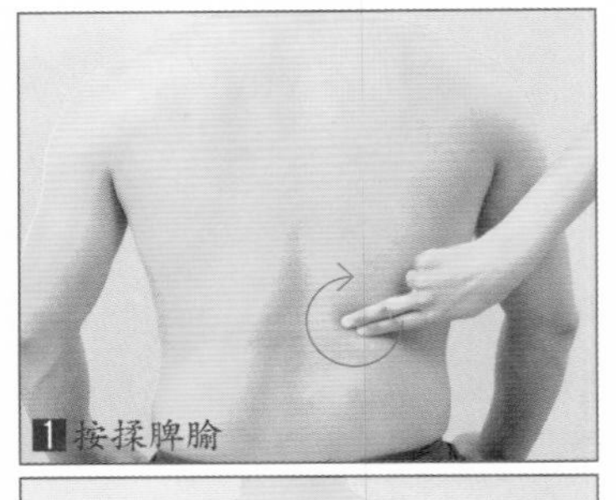

1 按揉脾腧

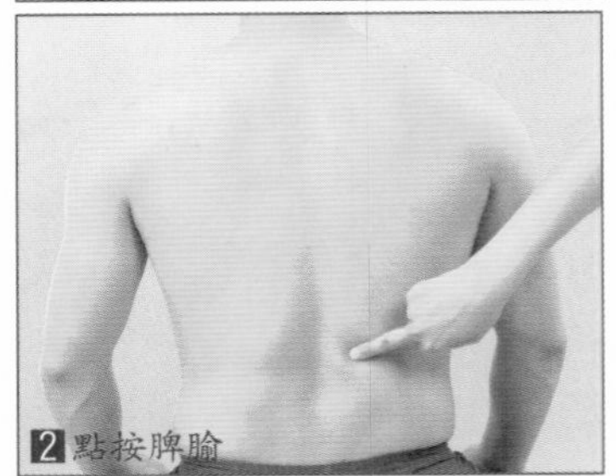

2 點按脾腧

按摩手法

◎**按揉法**：將食指和中指的指腹同時放在脾腧上，然後稍稍用力垂直壓向穴位皮膚，再帶動皮膚做緩慢的圓形運動，以穴位有痠脹感為準（圖①）。

◎**點法**：以中指指腹為著力點，中指伸直，手腕發力，以垂直的方向緩慢地在脾腧上點按，以穴位有痠脹感為準（圖②）。

具體操作

先用按揉法在脾腧上放鬆1～2分鐘，之後再用點法在穴位上點按30下左右，最後用按揉法在穴位上放鬆半分鐘即可。

適用病症

脾胃虛弱引起的消化不良、食欲不振、腹脹、腹瀉等胃腸道疾患；脾失運化引起的水腫、咳痰、頭昏身重、小便不利、大便稀溏等疾病；腰背部痠痛。

常用配伍

◎消化系統疾病：常配合使用胃腧、足三里。

◎痰飲、水濕內停諸症：常配合使用丰隆、陰陵泉。

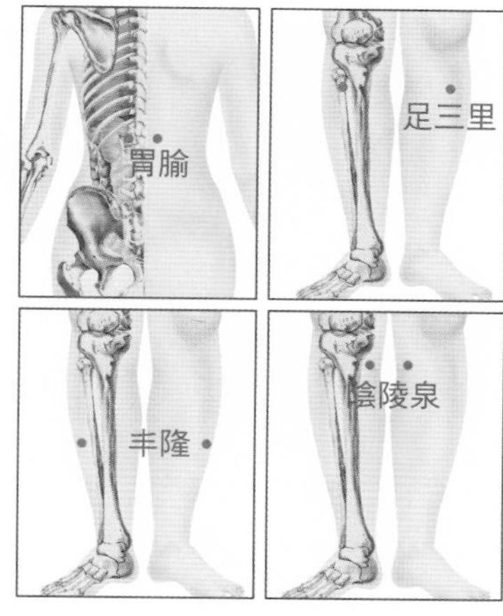

日常宜忌

1.有消化系統疾病者一定要按時飲食，不可暴飲暴食，而且飲食應以清淡、溫熱為原則，還要注意平時保暖。

2.有痰飲、水濕內停諸症者平時應當多運動及多曬太陽，以幫助氣血的運行。

3.日常飲食應當以清淡易消化為原則，以稀飯、湯等為最佳。

艾灸

艾灸種類

◎艾條溫和灸：將艾條的一端點燃，對準脾腧，大約距離皮膚2～3公分進行燻烤，通常要使被艾灸的人有溫熱感而沒有灼痛感為宜。進行操作的人應當把食指和中指分開，放在脾腧的兩側，這樣可以透過自己手指的感覺來預測被艾灸者的受熱程度，可以防止燙傷（圖③）。

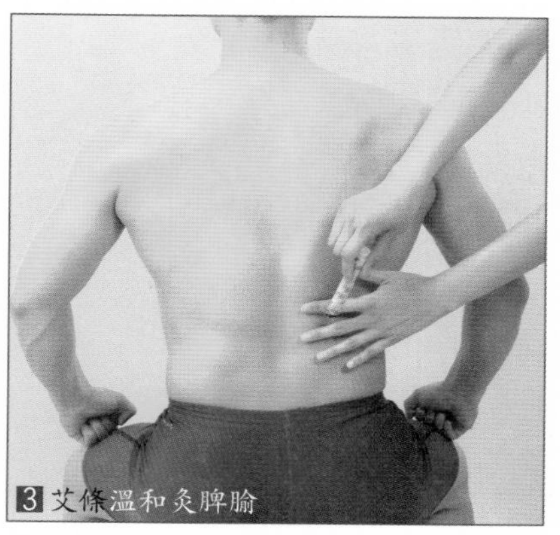
3 艾條溫和灸脾腧

具體操作

用艾條溫和灸的方法在脾腧上燻灸15～20分鐘，或者以患者感到溫熱舒服為準。注意，在艾灸過程中要及時將灰撣落，並且不要用嘴吹艾條，要讓其自然燃燒。

適用病症

脾胃虛弱引起的消化不良、食欲不振、腹脹、腹瀉等胃腸道疾患；脾失運化引起的水腫、咳痰、頭昏身重、小便不利、大便稀溏等疾病；脾不統血引起的紫癜、牙齦出血、鼻出血、功能性子宮出血等。

常用配伍

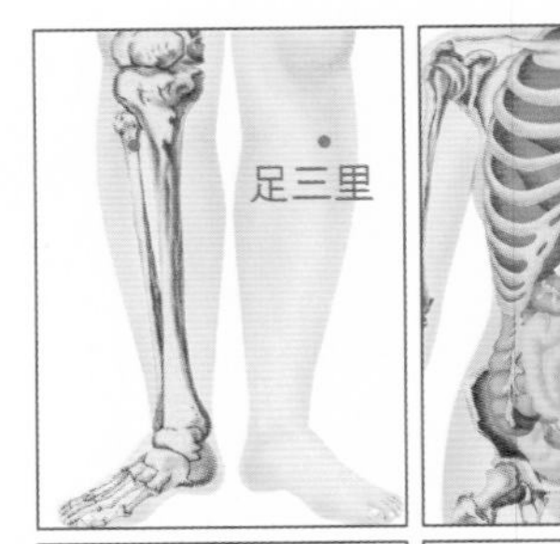

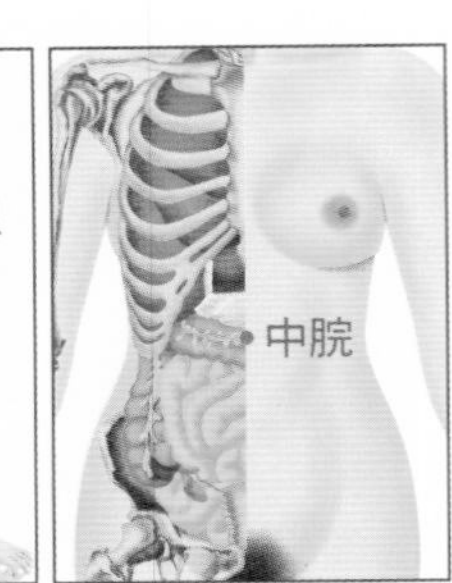

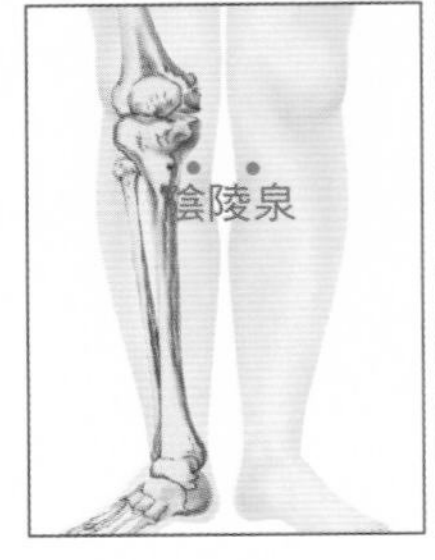

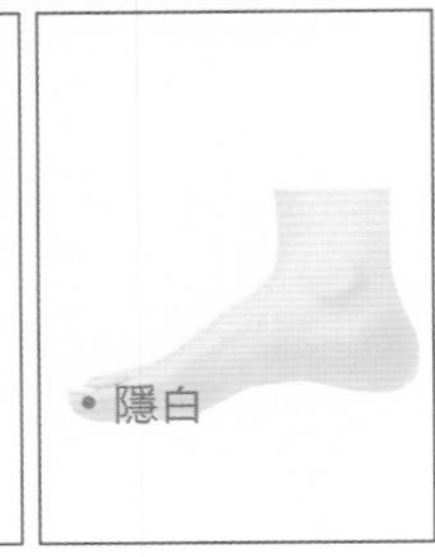

◎**消化系統疾病**：常配合使用足三里、中脘。

◎**水濕內停**：常配合使用陰陵泉。

◎**出血**：常配合使用隱白。

日常宜忌

1.有消化系統疾病者一定要注意按時飲食，平時不要暴飲暴食。

2.忌辛辣、油膩、生冷、腥羶，以清淡飲食為主，稀飯及麵食是最佳選擇。

3.有水濕內停者注意平時多運動，尤其是平時應當多參加戶外運動，多曬太陽，對氣血運行有很大幫助。

4.有出血傾向者平時注意休息，不要過於勞累，且注意調節心情，避免出現情緒低落、煩躁不安等負面情緒。

肝腧穴

清肝瀉火養性情 明目息風善太息

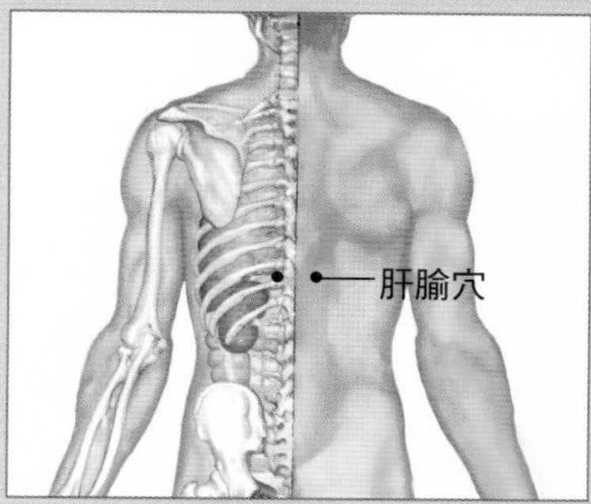

肝腧穴名字出處

這個穴位位於膈肌的下方，與內部的肝臟相應，所以命名為「肝腧」。一方面，它與肝臟關係密切，所有肝臟的病症都在它的作用範圍內。另一方面，與肝臟有關的所有其他問題，如情緒問題、眼睛的問題等也都可以透過肝腧這個穴位來解決。

肝腧穴位置

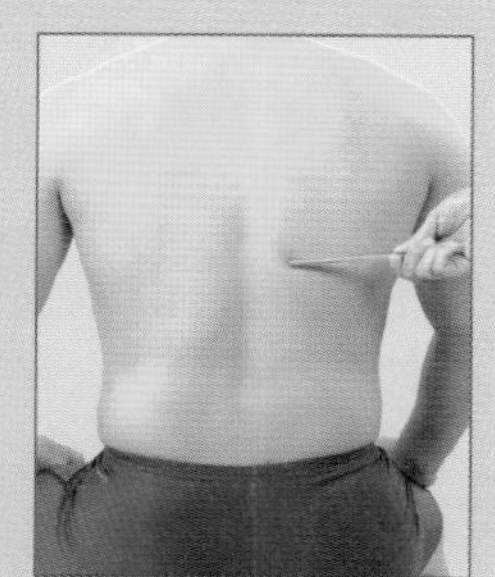

歸經：足太陽膀胱經。

解剖結構：深層分布著背闊肌、最長肌和髂肋肌，而神經分布主要是第9或者是第10胸神經後支的皮支。

定位：在第9胸椎棘突下，旁開1.5寸。

快速取穴法：從兩個肩胛骨下緣的連線和脊柱的交點向下數兩節椎體，然後在這節椎體之下旁開中、食指兩指處即是（右圖）。

肝腧穴功效

按摩肝腧的作用

疏肝理氣：按摩肝腧可以緩解因肝鬱氣滯引起的脇肋疼痛、目脹、頭暈、胸部懋悶、女性乳房脹痛、月經不調、痛經等問題。

肝腧使用皮膚針的作用

明目息風：在肝腧使用皮膚針主要用來緩解兒童近視和因嬰幼兒動風引起的抽搐。

肝腧刺絡拔罐的作用

清肝瀉火：在肝腧刺絡拔罐可以緩解和改善肝火上炎引起的眼紅、眼痛、肝炎、黃疸等急性症狀。

肝腧穴適用的人群和使用宜忌

我們使用肝腧時，一定要明確這個穴位的適用人群，適合使用的體質，什麼人適合使用什麼方法以及使用不同方法時，應該使用到什麼程度。

哪些人群適合使用肝腧

從年齡上來説，兒童容易上火，而且耐受性比較差，所以適合使用既能瀉火，刺激又比較小的皮膚針。

中壯年人可以使用按摩以及刺激比較大的刺絡拔罐；老年人由於陰血不足的情況比較明顯，所以一般使用按摩的手法效果會更好。

從體質上來説，適合在肝腧按摩的人一般有以下的特點：容易生悶氣，是典型的「悶葫蘆」型，經常眉頭緊皺、唉聲嘆氣、脇肋脹痛，女性還會出現乳房脹痛、痛經、經行頭痛等症狀；適合在肝腧刺絡拔罐的人則是「爆竹」型，他們是典型的直腸子，有什麼説什麼，從不壓抑自己，不管對象是誰，有火直接就發，所以經常有目赤腫痛、頭頂脹痛等症狀，也經常會有肝膽系的病症；在肝腧使用皮膚針主要是用來緩解兒童近視以及幼兒的動風。除了先天遺傳性近視之外，其餘類型的近視都可以用這個穴位來進行改善，而一些年紀比較小的孩子在高燒、吐瀉之後出現的抽搐等動風的現象也可以配合在肝腧使用皮膚針。

不同方法在肝腧怎樣使用更合理

因為是調氣為主，所以按摩的手法應當輕柔，時間一般在15分鐘左右；刺絡拔罐時，一般每個穴位可以點刺3下，然後拔罐，出血量視個人而定，一般是出血到小號罐的1/4～1/2即可；使用皮膚針改善

養生專家告訴你　使用肝腧需要注意什麼

鑒於肝腧本身在功效上有一定的偏向，使用的方法也比較多，適用的人群又比較複雜，所以在使用中，對於某些問題，我們還是應當給予注意的。

◎肝腧一般不使用艾灸的方法。

◎使用刺絡拔罐的方法後24小時內針孔不要蘸水。

◎給兒童使用皮膚針的時候，要考慮到兒童的耐受性，針孔24小時內不要碰到水。

近視時，手法應當偏輕，只需要皮膚發紅就可以了，而控制動風時，則要求皮膚微微出血。

肝腧穴養生小故事

作為肝在人體最重要的資訊輸送點和 保健刺激點，肝腧的作用不容質疑。下面我們就按照從古至今的時間順序來向大家一點一點展現人們對於這個穴位的精準而奇妙的使用經歷吧。

我們的前輩如何利用肝腧

清朝鑲白旗的一位貝勒，年輕時就脾氣暴躁。家裡人都認為這是年輕氣盛，等過兩年，脾氣自然就小了。可是十幾年過去了，他卻依然沒有什麼改善，仍然是什麼事情都隨性而行。到了四十多歲，脾氣沒改，還莫名其妙地添了個頭暈眼花的毛病。這下，家人更受不了他了：本來脾氣就大，又添了這麼個毛病。只要他一犯病，就變本加厲地發脾氣，家裡人都不敢接近他，於是趕緊到處找大夫給他看。雖然藥吃了很多，碗也摔了不少，針也扎了，大夫也打了，身體就是沒見什麼起色。

這天，一個多年不見的老朋友來看他，閒聊間知道他添了這個毛病，又聽他說了尋醫問藥的過程，大笑不止，說道：「我有個法子，你也不用扎針，也不用吃藥，只要好好聽話，按照我這個法子用上一年，保證你這個頭暈眼花就好了。但是，在這一年裡，你一定得聽家人的安排，他們讓你做什麼，你就做什麼。」說完，他的這個朋友開了一個方子，又叫來下人，吩咐了一番。

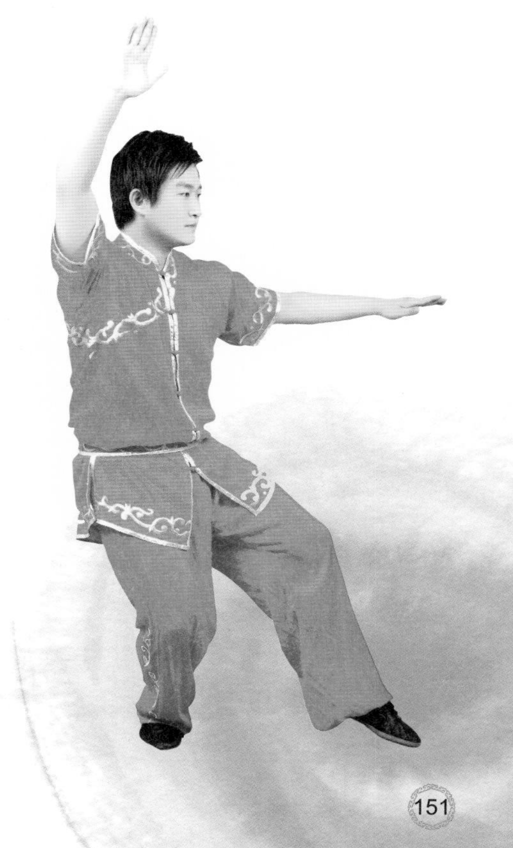

晚上，這位貝勒看見下人拿了兩帖黑色的膏藥來了，沒想到，下人二話不說，撩起他的衣服，把膏藥啪啪兩下拍到他的背上，然後什麼都沒說，就走了。第2天吃飯的時候，他發現平時最愛吃的辣椒沒有了，而且所有的菜都是一點兒辣味都沒有。他剛想發脾氣，但想到朋友的交代和自己的病，只好忍耐下來。之後的每天，下人都會來給他換膏藥，而他也每天都吃著沒有滋味的飯菜。但是話說回來，這個辦法還真是見效。開始4個月，始終沒見什麼動靜，到了第5個月，他就覺得頭沒有那麼暈了，慢慢的眼睛好像也亮了一些，而快到一年了的時候，真的沒什麼頭暈眼花的症狀了。這天，這個朋友又來了，進門就邀功請賞，這位貝勒自然滿口應允，但是卻一直追問這其中的奧祕。

這位朋友微微一笑，緩緩道來：原來，這人知道貝勒多年來一直脾氣很大，肝火很旺，時間久了，必然會耗傷肝陰。年輕的時候還好，不會很明顯地表現出來，但是「人過四十，陰氣自半」，陰氣本身就不足了，再這麼消耗，自然就會有問題了。肝陰不足，肝陽亂跑就會引起頭暈。肝血不足，沒有辦法濡養眼睛，所以就會出現眼花。對於肝陰不足的問題，是需要長期累積、一步一步地改善症狀的。那些曾經給他看病的大夫的方法未必有錯，但這位貝勒沒有那麼大的耐心去看到療效就把人家罵跑了，自然沒辦法好了。而這個朋友用的方法很簡單，膏藥方子就是普通的滋養肝陰的方子，穴位選的就是肝腧，無非就是取一個直接快速的意思罷了。只是在形式上與前幾個大夫有所差別，本質是一樣的。貝勒聽完，十分慚愧，從此之後，也開始慢慢地控制自己的脾氣了。

年紀一大，陰氣就不足，再這麼消耗，自然就會有問題了。肝陰不足，肝陽亂跑就會引起頭暈，肝血不足，沒有辦法濡養眼睛，所以就會出現眼花。

現代人如何利用肝腧

這是一個高血壓患者的例子。這個女性以前一直都沒有高血壓的明顯症狀，可是到了50歲時，突然罹患高血壓，而且很嚴重。她自己說，平時吃藥血壓都能到150～160毫米汞柱，舒張壓也能在110毫米汞柱上下。降壓的西藥、中藥都吃了，效果都不是很明顯。經過詢問，我們得到一個很重要的資訊，她的停經年齡是50歲，幾乎是剛停經就出現了高血壓。我們循著這個思路，給她在肝腧進行了穴位貼敷，用的藥物就是養肝陰的藥物，加了一點平肝潛陽的藥。結果療效出奇地好，隔天一次，貼了不到一個月，她的血壓就正常了，之後又持續了3個月，她的高血壓就再沒復發。

還有一個近視患者的案例。一天，一個朋友打電話諮詢我，說她按照電視上教的敲梅花針的辦法給孩子敲了四個多月了，為什麼沒有什麼效果呢？我跟她說把孩子帶來給我看看。等到看到她的小孩，我發現她的其他方面沒有什麼異常，估計就是單純的用眼習慣問題。於是，我告訴了這個朋友肝腧的位置，並囑咐她以後再給孩子敲梅花針時，先敲眼睛周圍，次日敲擊後背的肝腧，輪流敲擊，而且力道不要太大，敲紅了就行。過了兩個多月，我又接到這個朋友的電話，說是孩子的近視已經下降了50度，她很高興。

刺激肝腧穴的具體方法

按摩

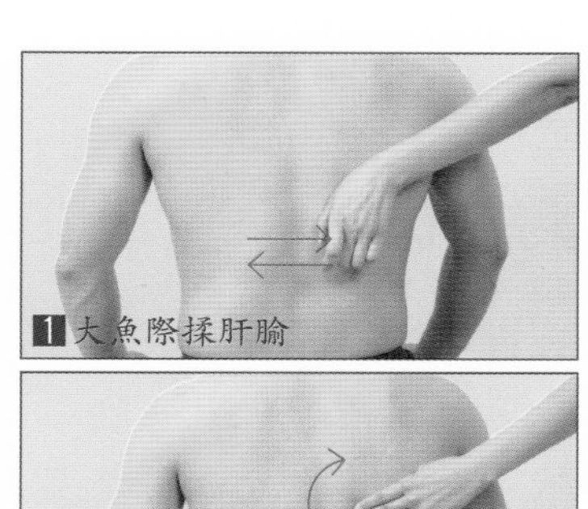

1 大魚際揉肝腧

2 按揉肝腧

按摩手法

◎**大魚際揉法**：將左手大魚際放在肝腧上，以大魚際為著力點，由肩、肘、腕帶動，做一左一右的擺動，以穴位有明顯的痠脹感為準（圖①）。

◎**按揉法**：將左手的食指、中指併攏，以指腹放在肝腧上，然後垂直施力，帶動穴位皮膚做順時針的圓形按摩，按摩時要緩慢，以被按摩者有明顯痠脹感為宜（圖②）。

具體操作

先用大魚際揉法在肝腧上揉3分鐘，然後再用按揉法在穴位上輕輕地按揉5分鐘左右，最後用大魚際揉法放鬆半分鐘即可。

適用病症

肝鬱氣滯引起的脇肋疼痛、目脹、頭暈、胸部憋悶、常嘆息，女性乳房脹痛、月經不調、痛經等問題。

常用配伍

◎**目脹、頭暈**：常配合使用太陽、風池。

◎**脇肋疼痛、胸部懲悶、常嘆息**：常配合使用期門、膻中。

◎**乳房脹痛、月經不調、痛經**：常配合使用三陰交、陰陵泉。

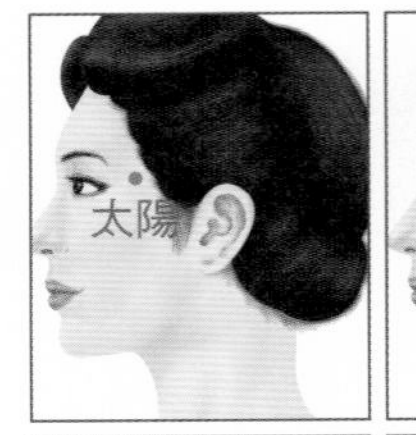

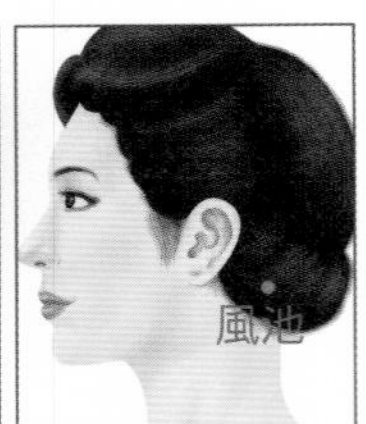

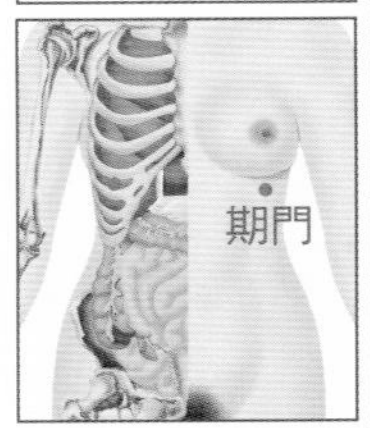

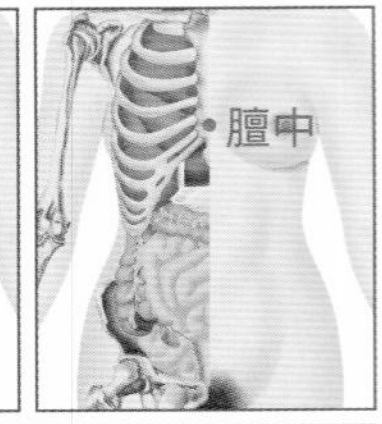

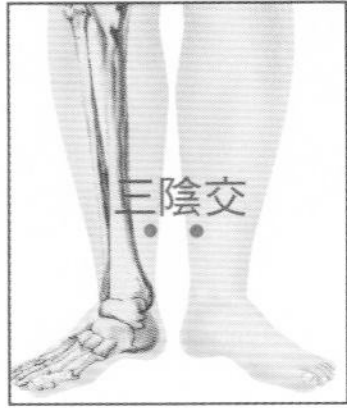

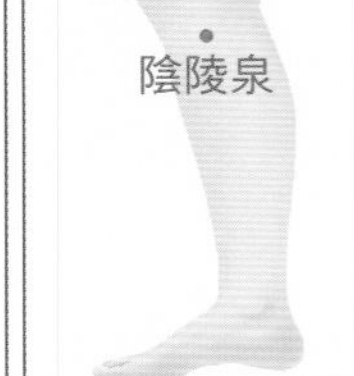

日常宜忌

肝氣鬱滯引起的各種不適的患者，應注意：

1.平時可以多吃青菜、蔥、薑、白蘿蔔、花椒等。

2.增加運動量，尤其是戶外運動的機會，多接觸大自然。

3.保持心情愉快。

刺絡拔罐

具體操作

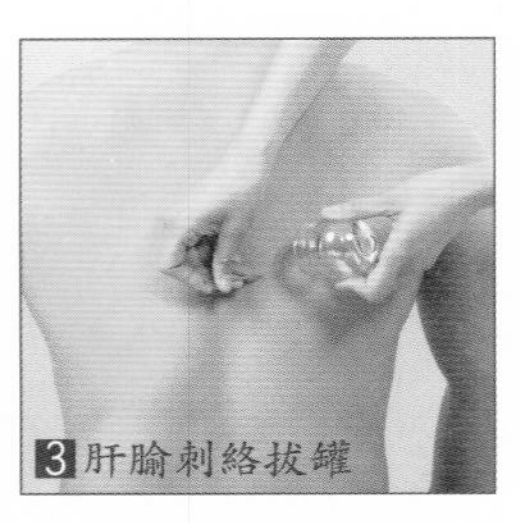
3 肝腧刺絡拔罐

消毒後，捏住肝腧穴位的皮膚，持三稜針對準肝腧迅速刺入0.3公分左右立即出針，此為刺一個點，共刺3～5個點即可。然後點燃蘸有濃度為95%酒精的棉球，將棉球放進玻璃罐內，停頓1～2秒鐘，待罐中空氣燒完，取出棉球將罐放在穴位上即可（圖③）。

適用病症

肝火上炎引起的眼紅、眼痛、眼部發炎、頭頂疼痛以及肝炎、黃疸等急性症狀。

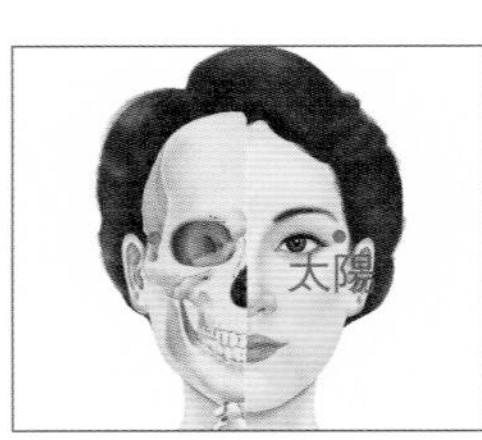

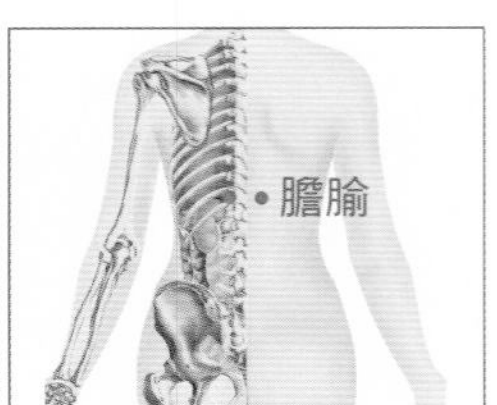

常用配伍

◎**目赤**：常配合使用太陽。

◎**肝炎、黃疸**：常配合使用膽腧。

日常宜忌

容易出現肝火上炎的各種症狀者要多吃清熱降火的食品。

皮膚針

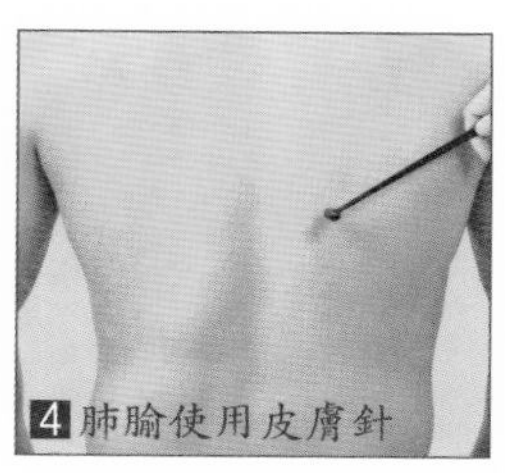

4 肺腧使用皮膚針

具體操作

先消毒，然後用針尖對準叩刺穴位，用手腕出力，將針尖垂直叩打在皮膚上，然後立即提起（圖④），如此反覆進行。

適用病症

兒童近視和小兒動風引起的抽搐。

常用配伍

◎**兒童近視**：常配合使用睛明、四白。

◎**小兒動風**：常配合使用大椎。

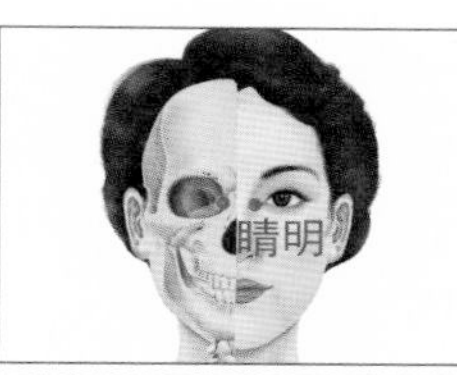

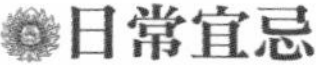

日常宜忌

有眼部疾患的孩子平時應多吃胡蘿蔔及動物肝臟。

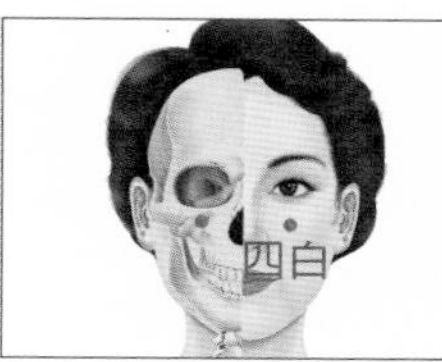

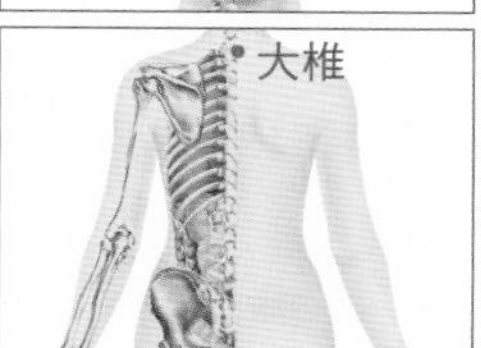

腎腧穴

堅骨益智頭髮烏 陰陽同調用腎腧

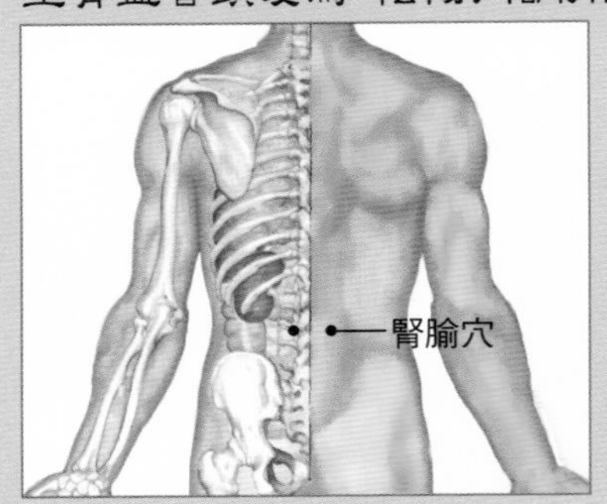

《腎腧穴名字出處》

這個穴位位於督脈的命門兩側，而中醫認為，命門之火正好位於兩腎之間。另一方面，這個穴位所在的位置也正好與兩腎的位置相對應，所以，無論從理論還是實際上來講，這個穴位都與腎有著不可分割的密切聯繫，所以命名為「腎腧」。

腎腧穴位置

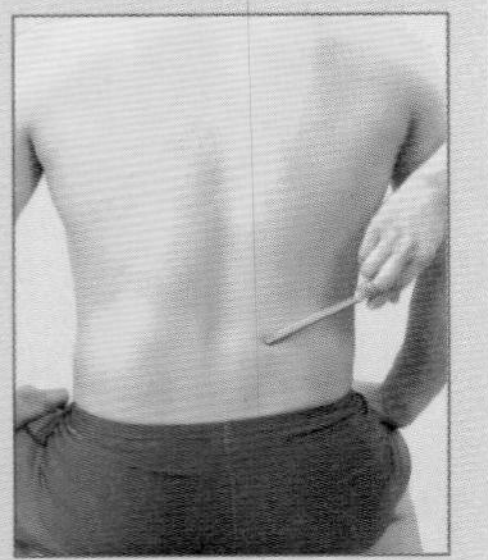

歸經：足太陽膀胱經。

解剖結構：深層為腰背筋膜、最長肌和髂肋肌，分布有第2腰動脈、靜脈的後支，第1腰神經後支的外側支，深層是第1腰叢。

定位：在第2腰椎棘突下，旁開1.5寸。

快速取穴法：從兩個髖骨最高點的連線和脊柱的交點向上數2節椎體下，旁開食、中指兩指處即是（右圖）。

腎腧穴功效

按摩腎腧的作用

交通心腎：按摩腎腧可以改善心腎不交引起的失眠、煩躁、口瘡、腰膝冷痛、尿頻等問題。

貼敷腎腧的作用

滋補腎陰：在腎腧進行貼敷，對頭暈、耳鳴、腰膝痠軟、閉經等問題產生顯著功效。

艾灸腎腧的作用

溫補腎陽：艾灸腎腧對於因腎陽不足而引起的手腳偏涼、面色蒼白、健忘、食欲減退等問題都有很好的改善作用。

腎腧穴適用的人群和使用宜忌

腎腧與「命門之火」有著密不可分的關係，是人體元陽之氣聚集之地，而中醫理論中又說：「腎藏精」，説明腎腧又是人體元陰的匯聚點。所以，這個穴位會元陰元陽於一身，作用重大，使用時尤其要注意。

哪些人群適合使用腎腧

從年齡上來說，總體的原則是中老年人非常適合使用；年輕人在工作強度比較大、感到明顯的陰虛或者陽虛症狀時可以用；兒童只有在解決先天性疾病之後才可以配合使用。

中老年人在療法上以艾灸為主，可以配合按摩和穴位貼敷；青年人以穴位貼敷為主，可以配合按摩；而兒童一般只使用按摩的方法。

從體質上來說，適合在腎腧按摩的人一般有以下的特點：上熱下寒。最主要的症狀是失眠、煩躁等神志上的問題，伴有生口瘡、面部烘熱、頭脹等「上熱」的症狀以及小便次數多，小肚子涼、拉肚子、胃裡總像有水，女性痛經、白帶多等「下寒」的症狀。

適合在腎腧艾灸的人一般表現為全身怕冷、手腳偏涼、面色蒼白、健忘等，有時候會伴有容易感冒、食欲不振、嘔吐清水、情志抑鬱、胸部懋悶、不孕等臟腑陽氣不足的症狀。

適合在腎腧使用穴位貼敷的人的表現主要是：體形乾瘦，伴有頭暈、耳鳴、脱髮、白髮、記憶力減退、腰膝痠軟、閉經等症狀。

不同方法在腎腧怎樣使用更合理

按摩主要使用的是擦法，所以當使用者覺得自己的腎腧部位有比較深透的熱量向身體裡傳導時，就是效果比較好的時候，時間一般在15分鐘左右。

艾灸的時間在20～30分鐘，可以根據具體情況而定，當灸到肚子和手腳都有溫熱感的時候就可以停止了；穴位貼敷的時間則可以比較

養生專家告訴你　**使用腎腧需要注意什麼**

◎失眠的患者，在睡覺之前不要使用艾灸的方法。
◎使用腎腧保健期間不要熬夜。
◎使用這個穴位，保健期間不要吃魚蝦以及過鹹的食物。

長，可以貼到12～18小時。

腎腧穴養生小故事

古代養生家很早就認識到了「命門」在人體中的重要作用，並提出了人體養生的至高境界，也就是修煉「內丹」。這些理論對於我們來說已經太過久遠，顯得那麼神祕和不現實，但是，從他們的一些理論和實踐中我們卻能發現對腎腧合理應用的重要性，這一點是我們可以借鑑的。下面，我們就從古至今地歷數一下，我們的前輩都是怎樣使用這個穴位來養生保健和延年益壽的吧。

我們的前輩如何利用腎腧

我國歷史上記載了許多君王因為想延年益壽、長生不老而命人四處尋找祕方，煉製丹藥的故事。雖然這些故事大多數都滑稽可笑，但是，從中我們也確實發現了某些對我們後世養生學產生了巨大影響的方法，對腎腧穴的使用就是其中的愚者一得。

這裡我們就不說是哪位皇帝了，總之，有一天，他聽說某個山村住的人都很長壽，於是命大臣前去暗訪長壽的祕訣。這位大臣一路風塵僕僕地來到了這個山村，結果發現這裡既不地肥，也不水美，相反，土地還有些貧瘠，也完全看不出人們長壽的跡象。他很是奇怪，於是就在一片鋤地的人群中找了一位看起來年紀比較大的老人，想跟他聊聊這個話題。誰知道，老人十分不耐煩地說：「你找別人去吧，我得趕緊做完工作，我還有事呢。」這位大臣還想繼續搭話，誰知道這位老人真發火了：「跟你說了我沒時間，我還要上山找我爹呢。」

一句話說得大臣目瞪口呆，忙問：「你爹？你爹多大年紀了，還能上山？」老人不屑地說：「真沒見過世面，不就八十多嘛，我爺爺都一百多了，還天天種菜餵雞，給我們做飯呢。」大臣一聽，才相信原來這裡真的是個長壽村。於是，他一再央求老人，要跟著老人到他家看看，實際上是想暗中尋找長壽祕訣所在。

這一家三代都一個姿勢，閒著沒事就捶腰，而且動作都一樣。於是，大臣恍然大悟，原來這就是他們長壽的祕訣啊。

這位大臣到了老人家裡一看，

果然如他所言，他的父親和爺爺都是鶴髮童顏，神采奕奕。於是，大臣要求在他家借住幾天，家裡幾口人商量了一下，見這大臣也沒有什麼惡意，就收留了他。這家白天的時候只有一百多歲的爺爺在家，大臣就只好隨時觀察他，希望能看出門道來。可是幾天過去了，他除了發現這位老者閒著沒事就喜歡捶腰之外，並沒有什麼特別之處，於是心中甚是著急。

可是有一天，他總算是看出點門道來。這天，正趕上下雨，一家人都沒出門，留在家裡休息。這一留不要緊，大臣發現，這一家三代都一個姿勢，閒著沒事就捶腰，而且動作都一樣。於是，大臣恍然大悟，原來這就是他們長壽的祕訣啊。後來，大臣回到朝裡，請教了太醫，太醫分析這個穴可能是腎腧，並且讓宮裡一些上了年紀的宮女先試驗敲腎腧，結果，幾年過去了，這些宮女原來腰痠背痛的毛病還真好了不少。後來這個方法不知怎麼流傳到了民間，就被人們一直使用到了今天。

現代人如何利用腎腧

上面這個例子讓我們看到了腎腧延年益壽的神奇作用，那麼對於日常生活中常見的一些小問題，腎腧有沒有辦法解決呢？下面就讓我們看這樣一個例子。

原來在我們門診有這麼一對老夫婦，六十多歲，渾身是病，每天最重要的事情就是看病，每次來扎針都是最積極的，可是往往是這個毛病剛見了起色，又添了那個問題，以至於他們二位在我們這裡都成了熟人，醫院裡幾乎所有的人都認識他們。可是有一天，他們突然不來了，開始我們還以為是有什麼事情耽擱了，但之後好幾個星期都沒見他們的影子，只是偶爾提起的時候會議論兩句，說這兩個老人可能已經不在了。再後來，我們就慢慢淡忘這件事了。

大概過了3年，有一天，我們正在門診上忙著，就看到門口有個老太太在徘徊，我看了一眼，覺得

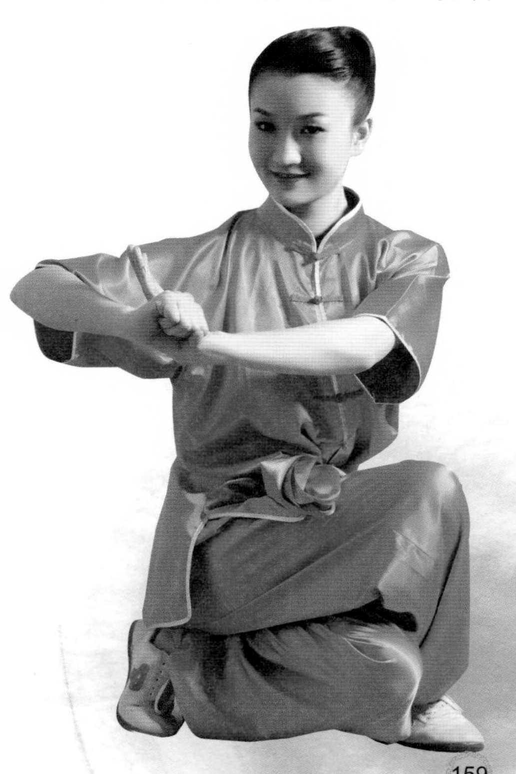

很面熟，但就是沒想起來是誰，後來，突然靈光一現：這不是老劉嘛，那老倆口中的老太太。我趕忙過去打招呼，又問起他們的近況，老太太說很好，他們都很好，什麼問題都沒了，現在真正過上正常人的生活了。

我問她是怎麼辦到的，她說，她聽別人說艾灸的效果很好，就找了一位老中醫諮詢。老中醫看過他們的身體後，說他們老倆口可以灸腎腧，於是每天晚上他們兩個人按照老中醫的方法互相對著灸，這樣一直持續到現在，身體已經非常健康了，這次來就是看看大家。

刺激腎腧穴的具體方法

按摩

按摩手法

◎**大魚際揉法**：將左手大魚際放在腎腧上，以此作為著力點，由肩、肘、腕帶動，做上下擺動，使穴位感到微微的發熱為準（圖①）。

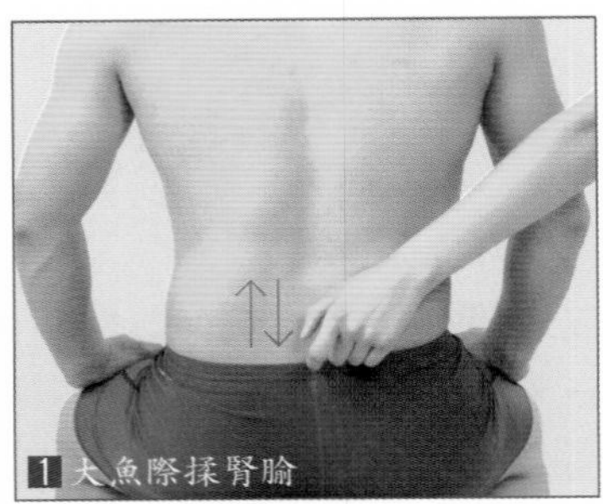

1 大魚際揉腎腧

◎**擦法**：將左手的小魚際放在腎腧上，並以它作為著力點，用上臂出力，帶動肘關節和前臂，使小魚際在腎腧上做來回快速輕便的直線運動。運動的頻率要快，幅度要小，線條要直，以腎腧有明顯的溫熱感為準（圖②）。

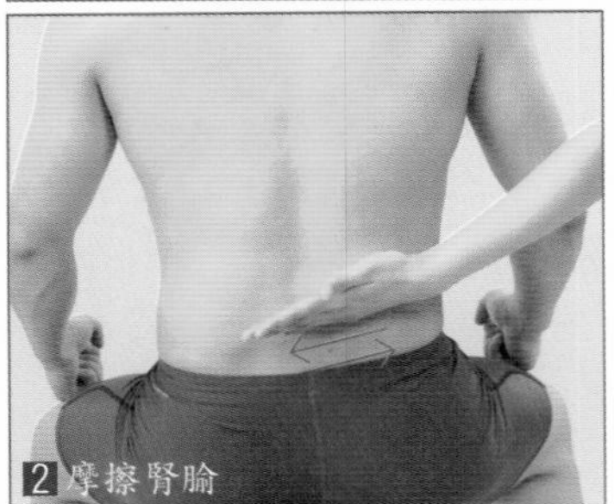

2 摩擦腎腧

具體操作

先用大魚際揉法在腎腧上揉5分鐘，然後再用擦法在穴位上快速地擦3分鐘，之後休息2分鐘，擦3分鐘，再休息2分鐘，擦3分鐘，最後用大魚際揉法放鬆半分鐘即可。

適用病症

心腎不交引起的失眠、煩躁、口瘡、腰膝冷痛、尿頻及女性痛經、白帶多等問題。

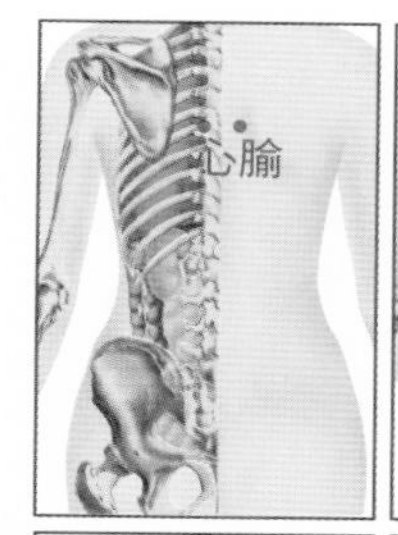

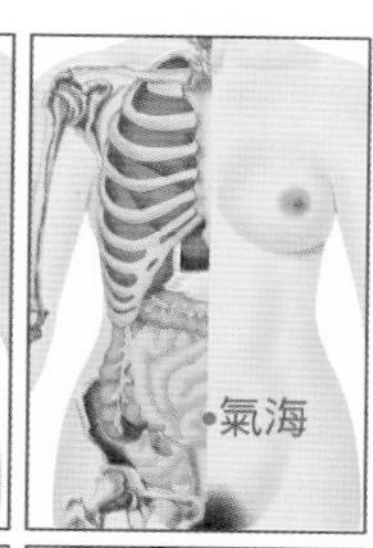

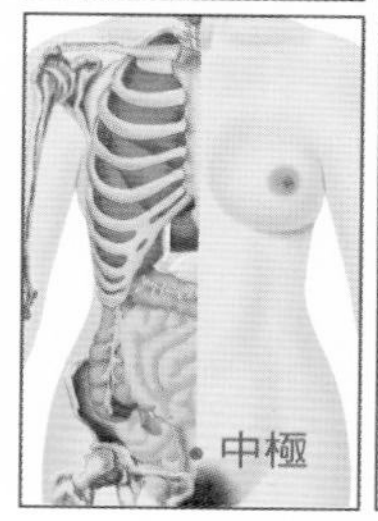

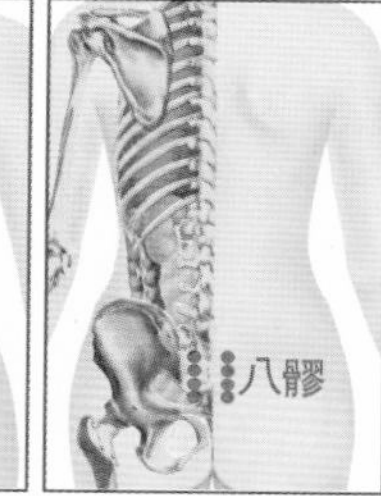

常用配伍

◎**失眠、口瘡**：常配合使用心腧。
◎**尿頻**：常配合使用氣海、中極。
◎**婦科病症**：常配合使用八髎。

日常宜忌

上述症狀均為心腎不交引起的，這種體質的人，飲食上應當少吃辣椒、番茄、西瓜等紅色的食物，可以適當多吃羊肉等溫補腎陽的食物；注意早睡早起、生活規律，不要熬夜。

貼敷

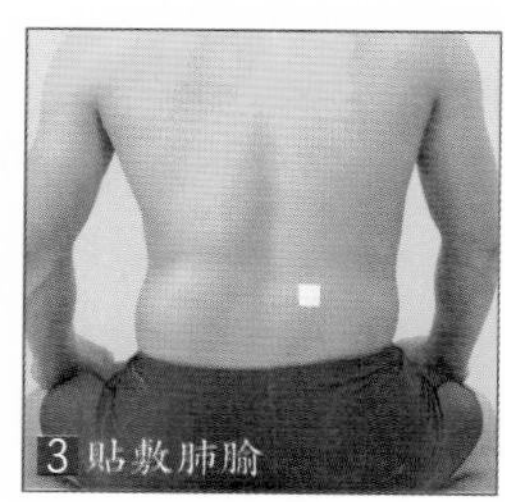
3 貼敷肺腧

貼敷藥物

生地黃20克，當歸、川芎、白芍、黃精、仙靈脾各10克。

具體操作

藥物磨成細粉，每次取10克調成糊狀，用醫用膠布固定在腎腧皮膚上（圖③）。

適用病症

腎陰不足而引起的頭暈、耳鳴等症。

常用配伍

◎**記憶力減退**：常配合使用心腧。

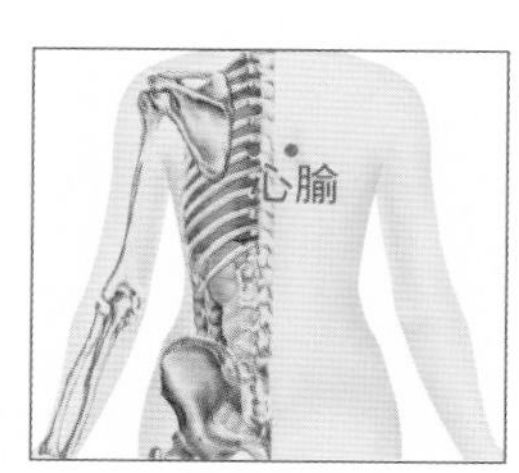

日常宜忌

對腎陽不足的人來說，熬夜是大忌。

艾灸

4 艾條溫和灸腎腧

艾灸種類

◎艾條溫和灸（圖④）。

具體操作

用艾條溫和灸在腎腧上燻灸，時間5～7分鐘。

適用病症

腎陽不足而引起的怕冷、痛經、不孕、不育等問題。

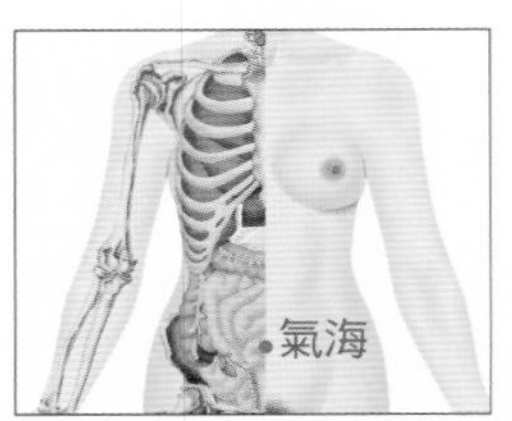

常用配伍

◎**全身怕冷、手腳偏涼**：配合氣海、關元。

◎**婦科病症**：常配合使用八髎。

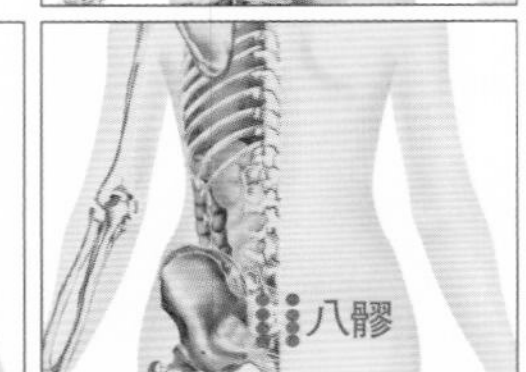

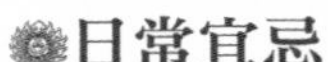

日常宜忌

平時應當多吃羊肉等補腎陽的食物。

大腸腧穴

調理腸胃大腸腧 通絡調水止病痛

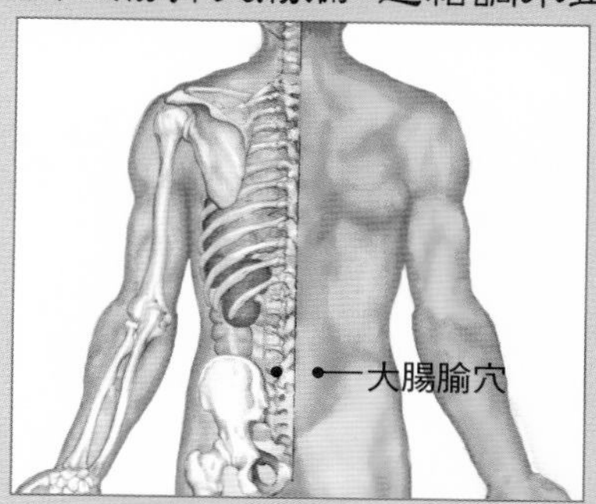

大腸腧穴名字出處

這個穴位與體內的大腸相對應，是大腸在體表的腧穴，所以命名為「大腸腧」。凡是跟大腸有關的病症，如腸鳴、痢疾、腹痛、泄瀉、繞臍疼痛、飲食不化等，都可以透過這個穴位，使之變得「舒暢」，這也是「大腸腧」的另一個意思。

大腸腧穴位置

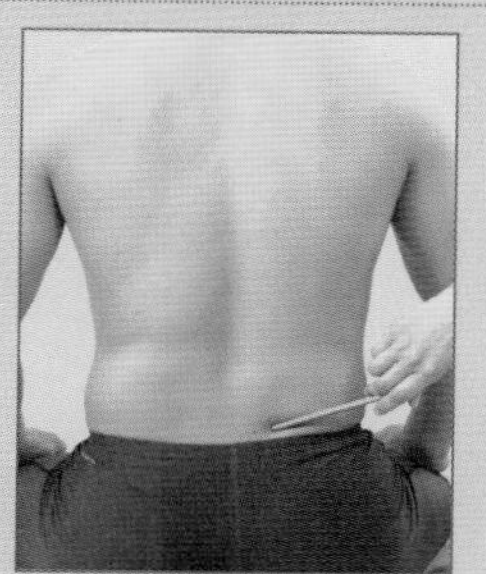

歸經：足太陽膀胱經。

解剖結構：在腰背筋膜、最長肌和髂肋肌之間；有第4、5腰動脈及靜脈的後支；淺層有第4、5腰神經皮支，深層有腰叢神經分布。

定位：第4腰椎棘突下，旁開1.5寸。

快速取穴法：在兩個髖骨最高點的連線和脊柱的交點的一節椎體下，旁開食、中指兩指處即是（右圖）。

大腸腧穴功效

按摩大腸腧的作用

調理胃腸：按摩大腸腧可以改善胃腸道功能不調導致的腹痛、便祕等問題。

通調水液：按摩大腸腧可以有效緩解氣機不暢、水液代謝紊亂導致的便祕等症狀。

通絡止痛：按摩大腸腧可以有效緩解腰背部及下肢的肌肉痠楚脹痛等症狀。

刮痧大腸腧的作用

通腑瀉熱：在大腸腧刮痧，可以有效緩解腸腑不通、濕熱內蘊導致的腹痛、腹脹、口臭、大便祕結、腸梗阻、闌尾炎等疾病。

通絡止痛：在大腸腧刮痧，可以有效緩解腰背部及下肢的肌肉痠楚脹痛等症狀。

大腸腧穴適用的人群和使用宜忌

大腸腧，顧名思義，它內應大腸，是大腸之氣在背部的輸注之處，可以緩解和改善一些腸道方面的疾患。又因為它也是膀胱經上的穴位，所以也可以緩解和改善一些與膀胱經相關的病症。既然它是如此重要，那我們在應用之前就必須弄明白到底哪些人適合在大腸腧用哪些方法，具體的使用時機和使用的程度又是怎樣的。

哪些人群適合使用大腸腧

從年齡上來說，按摩大腸腧適合所有人；而在大腸腧刮痧則比較適合青壯年人，嬰幼兒及老年人最好少用或慎用大腸腧刮痧。

從體質上來說，陽氣偏盛的人比較適合刮痧的方法，這種體質的人常表現為口臭、口乾舌燥、腹脹、腹痛、大便祕結等燥熱傷津的症狀，嚴重者還會出現腸炎、闌尾炎、腸梗阻等比較嚴重的疾病；陽氣偏弱的人，常用按摩的保健方法，這種體質的人，常表現為腹痛、腹瀉、大便溏稀不成形，甚至出現痢疾等重病；經脈阻滯不暢的人，最好也用按摩的方法，這種體質的人常表現為腰背部痠楚、脹痛，下肢痺痛等，按摩大腸腧可以疏經活絡，對於腎虛勞損的腰痛及風濕性腰痛都有良好的療效。

不同方法在大腸腧怎樣使用更合理

按摩大腸腧既可以在身體無恙時用來強筋健骨，作為預防性保健，也可以在身體不適時進行醫療性保健；大腸腧刮痧主要是在身體不適時用於醫療性保健；此外，還可以在大腸腧拔罐，用於預防和緩解某些疾病症狀。

按摩的力道應當由輕到重，切不可用蠻力按壓，一般以接受按摩的人感覺舒適為準，時間通常每次15～20分鐘；刮痧的手法不宜過重，當大腸腧出現痧點或痧條時即可。需要注意的是，不可一味強求出痧，尤其對於年老體弱的人更應謹慎。

養生專家告訴你　使用大腸腧需要注意什麼

◎按摩時手法不宜過重，應當由輕到重，根據接受按摩者的年齡和體質，逐漸增加力度，以尋求一個舒適點，切忌使用蠻力或者突然出力。

◎對於有凝血障礙或穴位周圍有皮膚病的人，切忌使用刮痧。

大腸腧穴養生小故事

位於腰骶交接處和膀胱經上的大腸腧，一直以來都發揮著它不可替代的重要作用。除了緩解和改善腸道疾病外，它的特殊位置也使它有著特殊的作用：由於與腰陽關齊平，所以常常被用來緩解腰痛，是舒緩腰痛的經驗要穴；腰為腎之府，腎對水液代謝又有著不可忽視的作用，所以大腸腧對於水液代謝的問題也有很好的療效。那麼它在實際中是怎樣應用的？它的效果又是如何呢？一起來看兩個例子。

我們的前輩如何利用大腸腧

據史書記載，明朝末期，有一年夏天，長江中下游一帶連降大雨，造成了巨大的洪災。我們都知道，洪水和瘟疫是不分家的。果然，洪水還沒有完全退去，就爆發了大規模的瘟疫。

所有病人的表現都是一樣的：突發高燒，伴有噁心、嘔吐、腹痛、腹瀉，每天大便十幾次，開始是稀便或呈水樣，慢慢地就出現大便帶有膿血。很多人出現左側腹痛，而且時間越長，這種疼痛越厲害，腸子咕嚕咕嚕地叫個不停，一有便意，得立刻解決，有時還等不及跑到茅廁，就已經拉在褲子上了，而且大便時，肛門重墜明顯。只要患上瘟疫，一兩天下來，整個人就沒什麼力氣，很快就奄奄一息了。藥鋪的藥材被大家搶購一空，很多人因為吃不上藥，很快就死去了。一時之間，大家聞「瘟疫」色變，紛紛外逃，希望能遠離這個地方。

當地的官員看到這種狀況十分著急，趕忙召集本地的中醫進行商討，看看有沒有解決的辦法。經過緊張的討論，最後拿出了一套整治這次瘟疫的方案：首先，從外地大量收購艾草，然後發到大家手中，指導大家每天用艾草在自己的大腸腧上進行艾灸，如果有剩餘的艾草，再灸一下神闕和足三里；其次，隔絕水源。瘟疫的傳播主要跟水有關，所以，他們號召大家都不能喝生水，一定要把水煮開了再喝。後來有人還想了個辦法，就是每次煮水的時候，放幾片艾草的葉子在裡面一起煮，這

首先，從外地大量收購艾草，然後發到大家手中，指導大家每天用艾草在自己的大腸腧上進行艾灸，如果有剩餘的艾草，再灸一下神闕和足三里；其次，隔絕水源。瘟疫的傳播主要跟水有關，所以，他們號召大家都不能喝生水，一定要把水煮開了再喝。

樣效果會更好。就這樣，原本迅速傳播的一場瘟疫，竟然在這種方法的作用下慢慢地得到了控制。後來，等到大水完全退掉，人們又堅持使用艾灸法一段時間，這場災難總算是過去了。

就這樣，一場來勢凶猛、浩浩蕩蕩的瘟疫，就被這一把艾草和一對穴位給壓下去了。

現代人如何利用大腸腧

或許您會以為上面的這個故事太不可思議了，小小的一個大腸腧怎麼可能有這麼好、這麼強的功效呢？而且畢竟年代久遠，無從考據。那我們就一起來看看發生在我們現實生活中的例子吧。

有一天晚上，我們醫院來了一個30多歲的中年男人，說突然肚子痛，而且嘔吐，肚臍的左下方還有一個硬塊，痛得不能碰，還不能吃東西，一吃就吐，發燒到38℃，下肢卻是偏涼的。他很擔心那個硬塊是腫瘤。我問他多久沒排便了？他說好像已經有五六天了，因為有痔瘡的毛病，所以這麼久沒排便，他也沒太在意。

當時我給他做了檢查，發現他腹部腸形是隆起的，腸鳴音聽不到。我考慮這是腸梗阻，當即就讓他採側臥位，取了他兩側的大腸腧，對準穴位快速刺入，進針1寸左右，得氣後一直施行瀉法。他一連放了幾個屁後，肚子痛就停止了，也能聽到腸鳴音了。我又給他留針30分鐘。起針後半個小時他就去上廁所，說是解出七八枚乾燥而堅硬的糞粒，然後就開始拉稀了，而且糞便中夾雜有鮮血。我告訴他說，他的腸梗阻已經打通，但由於痔瘡需要經過一段時間的治療，就讓他先回家了。

第2天他又來了，說是希望我們能幫他治療痔瘡。我們說可以，但是治起來會有些痛苦。他說沒關係，反正他已經做過一次手術了，估計扎針不會比手術還難受的。於是我們答應了他的要求，用三稜針挑刺的方法幫他做了治療。之後，他每天來換一次藥，過了兩週，痔瘡症狀有了極大改善。考慮到他本

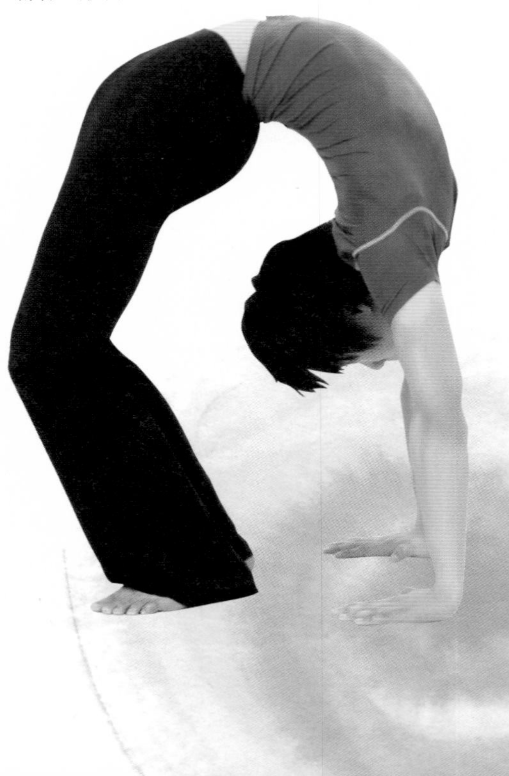

身體質偏濕熱，我告訴他，回家後每隔3～5天，讓家人給他在兩個大腸腧刮痧，並且注意飲食清淡，少吃或盡量不吃辛辣、刺激性食物。後來我們追蹤一年，發現他的痔瘡沒有再復發過。

刺激大腸腧穴的具體方法

按摩

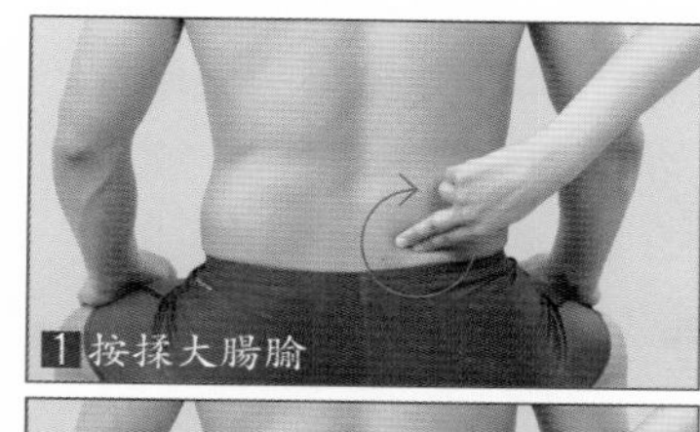
1 按揉大腸腧

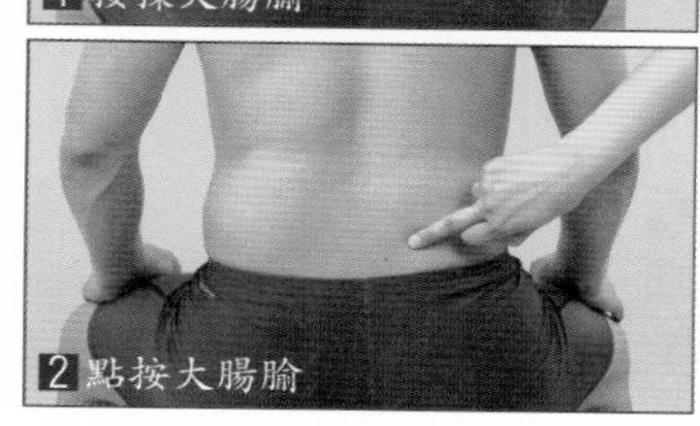
2 點按大腸腧

按摩手法

◎**按揉法**：將中、食兩指指腹放在大腸腧上，稍微用力，然後在大腸腧上做有一定滲透力的圓形運動，運動的速度要慢，力道以受力者能耐受為準（圖①）。

◎**點法**：把右手的中指或食指（如果力氣比較小可以兩指同時用）指腹放在大腸腧上，然後用手腕出力，緩緩地在穴位上進行點按，力道要由小到大，以受力者能耐受為準（圖②）。

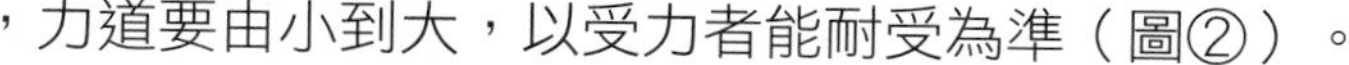

具體操作

先用按揉法在大腸腧上放鬆3分鐘，之後再用點法在穴位上點按300下左右，最後用按揉法在穴位上放鬆半分鐘即可。

適用病症

胃腸功能不調導致的疾病，如腹痛、便祕或泄瀉、痢疾、闌尾炎、腸炎等疾病；氣機不暢、水液代謝紊亂導致的大便祕結或者便溏等症狀；腰背部及下肢的肌肉痠楚、脹痛等症狀。

常用配伍

◎**腹痛**：常配合使用梁丘、足三里。

◎**腹瀉、痢疾**：常配合使用天樞。

◎**腰痛、下肢痛**：常配合使用腰陽關。

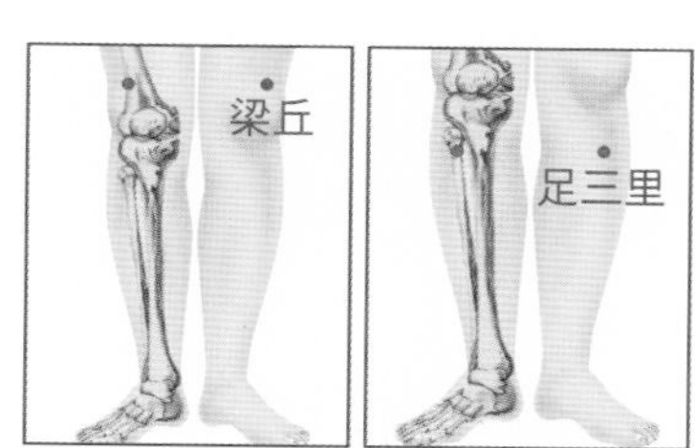

日常宜忌

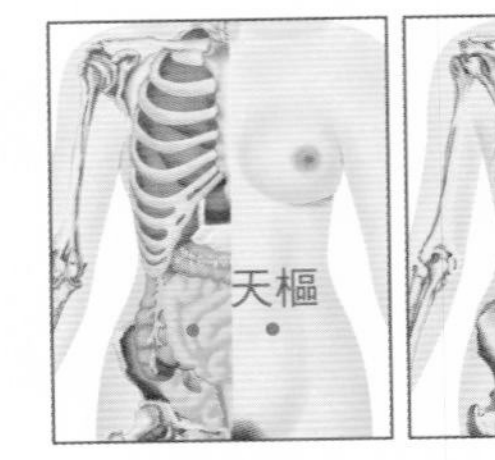

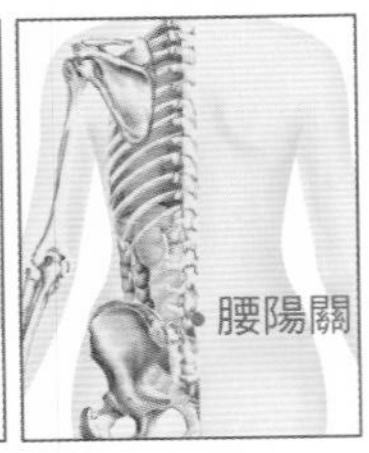

1.腰痛者平時應當注意腰部的保暖；不宜長時間保持同一個姿勢。

2.腹瀉、痢疾患者飲食要清淡，在發病時少喝豆漿、雞湯，以及少吃各種難以消化的食物。

3.腹痛者要注意腹部保暖。

刮痧

具體操作

先在皮膚上的大腸腧部位抹上刮痧油，然後用刮痧板的一角，或者一邊在大腸腧穴皮膚上刮拭，按照由上而下的順序，直至出現痧點或痧條為止（圖③）。

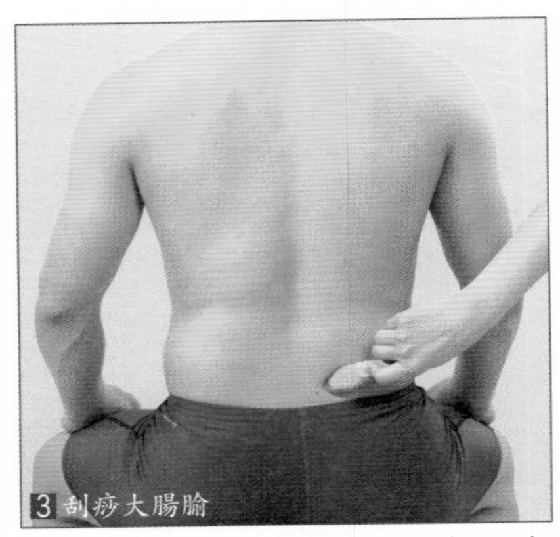
3 刮痧大腸腧

適用病症

刮痧大腸腧適用於腸腑不通、濕熱內蘊導致的腹痛、腹脹、口臭、大便祕結、腸梗阻、闌尾炎等疾病；腰背部及下肢的肌肉痠楚、脹痛等症狀等。

常用配伍

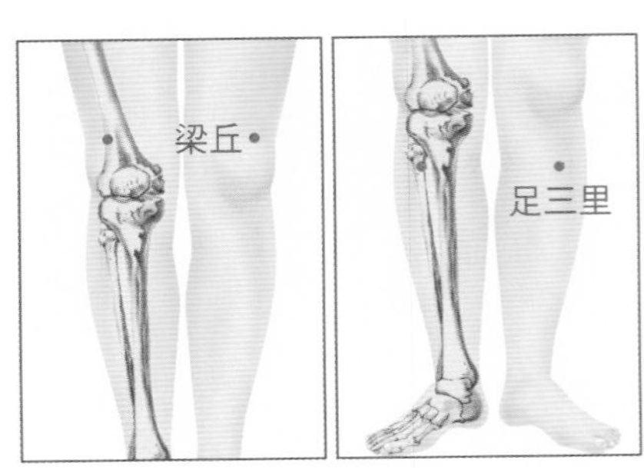

◎**腹痛**：常配合使用梁丘、足三里。

◎**腹脹**：常配合使用上巨虛、天樞。

◎**口臭、大便祕結**：常配合使用天樞、大橫。

◎**闌尾炎**：常配合使用闌尾。

◎**腰骶部疼痛**：常配合使用腎腧、腰陽關。

日常宜忌

1.經常腹痛者應注意日常穿衣時，保持腹部溫暖，以免腹部受涼。

2.經常腹脹者應注意飲食時細嚼慢嚥。

3.經常大便祕結、口臭者應注意少吃辛辣、肥甘厚膩的食物；並養成按時排便的良好習慣，保持大便通暢；多喝水；多運動。

4.經常會出現腰骶部疼痛的患者需要注意保暖，可在天涼時用溫水泡腳，或用熱水袋保護腰骶部避免受涼。

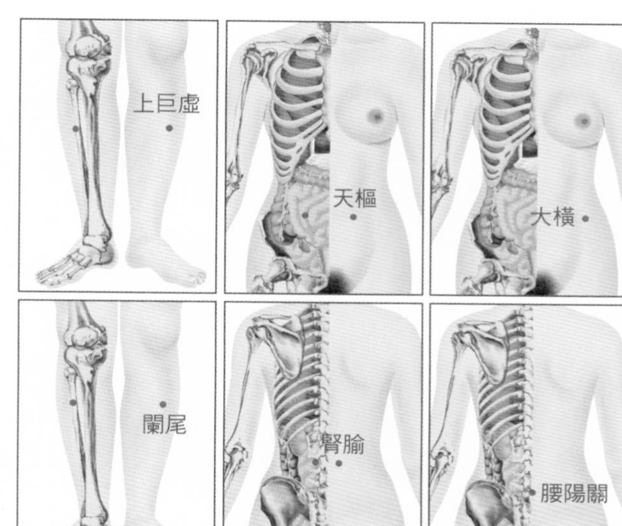

八髎穴

溫暖胞宮祛瘀痛 腰背疼痛找八髎

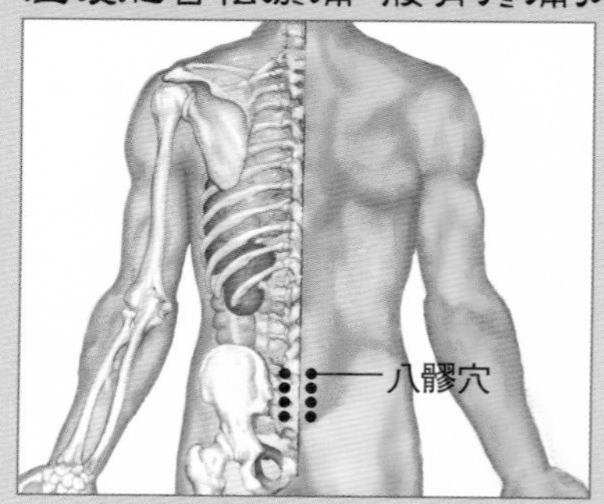

《八髎穴名字出處》

「髎」就是孔的意思，這四對穴位正好在骶骨的四對骶後孔上，左右加起來，總共是八個孔，所以叫作「八髎」。這個穴位是人體四對骶神經出入的部位，所以所有跟腰骶部相關的問題，都可以用這個穴位來解決；另一方面，其深層為骨盆腔神經叢，所以這也是一個治療婦科疾病的大穴。

八髎穴位置

歸經：足太陽膀胱經。

解剖結構：深層的肌肉主要是骶棘肌和臀大肌的起始部分，而神經則主要是穿過骶後孔的第1、2、3、4骶神經。

定位：在第1、2、3、4骶後孔中。

快速取穴法：在左右兩個臀部和腰部之間有一個接近於三角形的平坦地帶，將右手自然彎曲，小指放在尾骨尖梢上的地方，其餘3指平放在這個平坦地帶，那麼4根手指下就分別是上、次、中、下（右圖）。

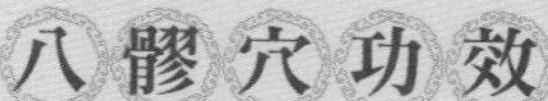

八髎穴功效

艾灸八髎的作用

溫暖胞宮：艾灸八髎可以調理和改善宮冷引起的各種婦科問題，如痛經、閉經、白帶過多、不孕等。

溫經止痛：艾灸八髎對感受外寒而引起的腰痛、臀部疼痛、腿痛有很好的緩解作用。

八髎穴使用皮膚針的作用

逐瘀生新：在八髎穴使用皮膚針可以改善各種婦科疾病，如多囊卵巢、子宮肌瘤等。

祛瘀通絡：在八髎穴使用皮膚針叩刺，還可以緩解因閃挫扭傷等引起的腰痛。

八髎穴適用的人群和使用宜忌

八髎穴是一個相對不起眼的穴位，但是在調理和改善婦科疾病中，卻是個不可多得的好穴位。這種針對性比較強的穴位適用範圍也是比較窄的，而這也正是下面我們要向大家說明的問題。

哪些人群適合使用八髎穴

從體質上來說，適合在八髎穴使用艾灸的方法的人主要有以下特點：

女性主要表現就是平時怕冷、手腳偏涼、面色發白，甚至發青、食欲比較差；不愛喝水、性格偏內向、小腹部和腰骶部常年都是涼的（如果放點熱東西，會感覺舒服一些）。

女性的問題也有一定的特點，就是遇熱好轉，遇涼加重，如果是痛經，是一種冷痛的感覺，如果是白帶多，白帶一般是白色偏稀的；而適合在這個穴用艾灸施治的腰痛則主要是外感寒冷所引起的，除了有明顯的受寒史，這種痛一般不很劇烈，但是患者會覺得腰部僵硬、發緊，也是遇熱好轉的。

適合在八髎穴施用皮膚針的人主要有這些表現：平時考慮事情比較多、臉色發暗，如果看舌頭的話，可見其舌頭上有很多顏色比較深的點，舌頭底下的兩條脈是黑黑的、粗粗的，一般會患有乳腺增生、卵巢囊腫、子宮肌瘤等問題，這類人也會伴發痛經，但是特點與前者不同，這種痛是一種刺痛，而且有大量的血塊，疼痛程度與溫度的變化關係不大；而適合在這個穴位上使用皮膚針加以緩解和改善的腰痛應該有明顯的外傷史或者是閃挫史，再者就是這種痛也是一種刺痛。

不同方法在八髎怎樣使用更合理

針對一般的婦科病症，艾灸的要求並不高，一般只要灸到患者感到小肚子微微發熱就可以停止，皮膚針則要叩到穴位皮膚微微出血即停止。

如果是腰臀疼痛者，艾灸則要

養生專家告訴你　使用八髎穴需要注意什麼

◎八髎穴深層是骶骨，所以在八髎穴使用皮膚針叩刺時，手法不應該過重，以免傷及骨膜。

◎女性月經期前後慎用這個穴位；懷孕婦女禁止使用這個穴位。

灸到局部發熱為止，最好有向上或向下的傳導感，而皮膚針則要叩到出血量比較大為止。

八髎穴養生小故事

八髎穴不僅是用於改善疾病的要穴，更是緩解腰腿疼痛的好穴位，下面我們就來研究兩個生動的例子。

我讀研究所的時候，經常為同宿舍一位同學治療痛經，用過很多方法效果都不太理想。後來，我用艾灸的方法為她治療，終於取得了奇效。

一次，她又痛經，讓我幫她點艾條，我腦子裡靈光一現：都說腹深如井，背薄如餅，如果灸背面是不是會快一點呢？於是我就讓她趴在床上，把艾盒放在了八髎穴上，然後我們就開始聊天。聊著聊著，她突然說她要上廁所，然後拿下艾盒，跳下床就去了。不一會兒，只見她神采奕奕地回來說不痛了。我問她怎麼回事，她說剛才排出一塊黑色的血塊，接著就不痛了。這之後每個月來月事之前的1個星期，她都會灸八髎穴，結果只持續了半年，那纏繞她多年的痛經就再也沒出現了。

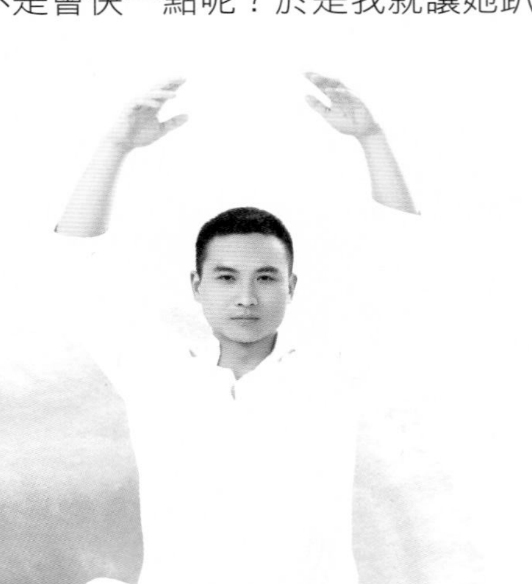

西醫理論認為神經的損傷是不可修復的，而透過這個例子我們可以看到，使用中醫的方法，這種不可修復的損傷也是可以被改善的。

還有一個案例是腿痛，這個主要是從現代解剖的角度來考慮的。我們曾為一個腳踝裡面和腳背外面痛的患者治療過，他曾經試過很多辦法，都沒見到什麼效果。我們分析後認為他是骶神經出現問題，於是選取了八髎穴中的上髎，同時為了使療效更明顯，還使用了上一個關節的關元腧和下一個節段的次髎，方法就是扎針，但在上髎加用了艾灸的方法。

治療3次後，患者自述明顯感覺到原來涼的地方暖和了，又這樣治療了1個多月，只有感覺比患病前略有差距，其餘的都沒有問題了。透過這個例子我們可以看到，使用中醫的方法，這種不可修復的損傷也是可以被改善的。所以，只要我們敢於去嘗試，很多事情都是有可能的。

刺激八髎穴的具體方法

艾灸

1 艾條溫和灸八髎

艾灸種類

◎艾條溫和灸（灸法參考本書第9頁）（圖①）。

具體操作

用艾條溫和灸的方法在穴位上燻灸，時間為15～20分鐘。

適用病症

宮冷引起的各種婦科疾病及由感受外寒而引起的腰痛等。

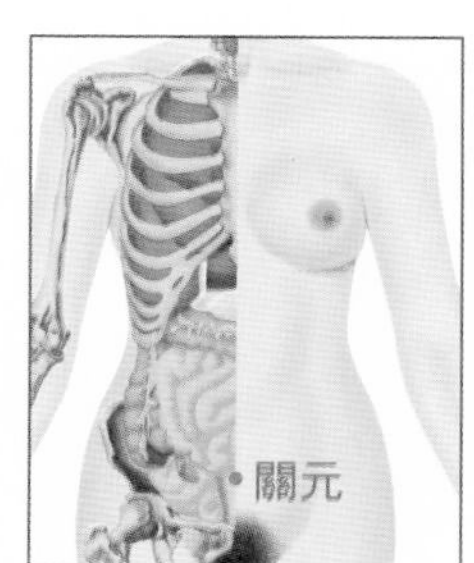

常用配伍

◎婦科疾病：常配合使用關元。

日常宜忌

婦科疾病患者要注意腹部及腰骶部保暖。

皮膚針

具體操作

用針尖對準穴位，將針尖叩打在皮膚上立即提起（圖②）。

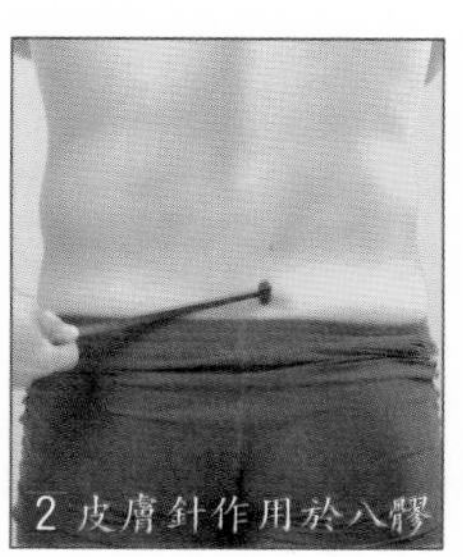
2 皮膚針作用於八髎

適用病症

瘀血引起的各種婦科病症引起的腰痛。

常用配伍

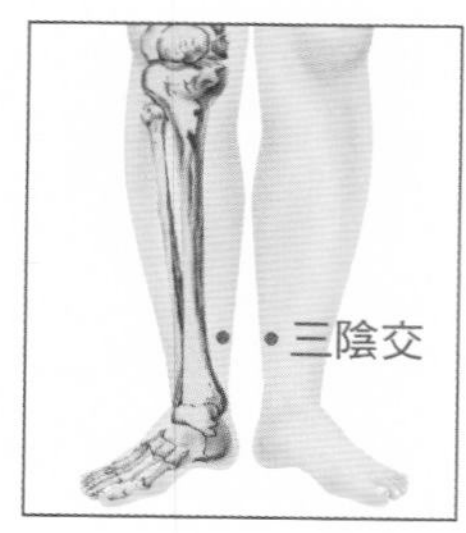

婦科病症：常配合使用三陰交。

日常宜忌

患有婦科病症者注意調節心情。

腰陽關穴

通絡止痛調沖任 全身重量一穴端

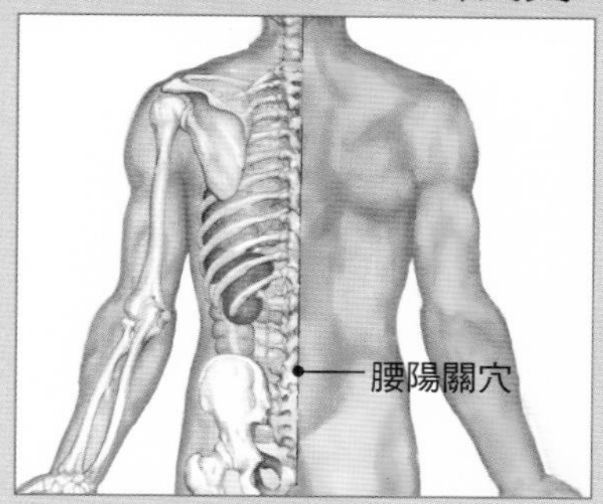

腰陽關穴名字出處

古人認為，腰陽關這個穴位和與它平齊的大腸腧是相通的，所以，這個穴位是督脈和足太陽膀胱經交通的關隘，而這兩條經又都是人體陽氣最盛的，所以給這個穴位命名為「陽關」。而它所處的部位是腰，故而又稱「腰陽關」。

腰陽關穴位置

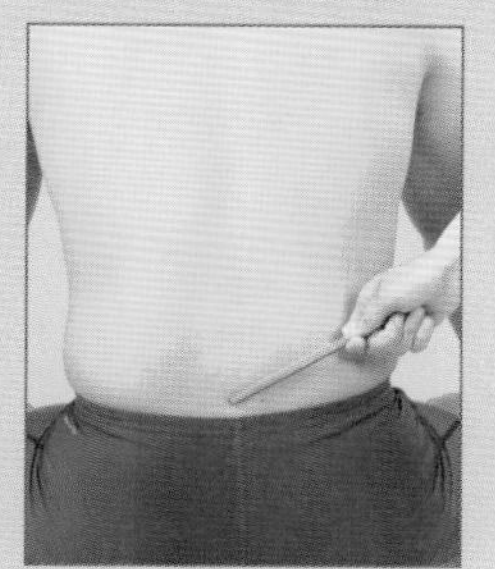

歸經：督脈（奇經八脈）。

解剖結構：淺層是腰背筋膜、棘上韌帶和棘間韌帶，深層血管是腰動脈後支和棘間靜脈叢，神經分布是腰神經後支的內側支。

定位：腰部後正中線上，第4腰椎棘突下的凹陷中。

快速取穴法：兩邊髖骨最高點的連線和後正中線的交點（右圖）。

腰陽關穴功效

按摩腰陽關的作用

通絡止痛：按摩腰陽關對腰部的疼痛、麻木、痠脹等問題都能夠有效地解決。

調整沖任：按摩腰陽關對常見的痛經、月經不調、卵巢囊腫等都有良好的效果。

艾灸腰陽關的作用

暖宮調經：艾灸腰陽關可以產生溫暖胞宮的作用，對於宮寒引起的不孕、閉經、發育異常等問題十分有效。

通絡止痛：艾灸腰陽關可有效緩解腰骶痛、項背痛、下肢痺痛等。

腰陽關使用皮膚針的作用

逐瘀通絡：在腰陽關使用皮膚針可以緩解跌仆閃挫引起的腰痛，效果明顯。

腰陽關穴適用的人群和使用宜忌

腰陽關是人體所有的重量最集中的一點，對於人體整個脊柱的健康作用至關重要，同時它也是調整子宮功能十分重要的一個穴位。

哪些人群適合使用腰陽關

從年齡上來說，中老年人的體質偏虛，所以應當以艾灸的方法為主，適當配合按摩，一般不適用皮膚針；年輕人出現腰痛一般都有明顯的外傷史或者是慢性勞損史，所以以皮膚針和按摩的方法為主，適當配合艾灸。

從體質上來說，適合在腰陽關使用按摩的方法的人一般沒有明顯的虛實表現，也沒有明顯的身體不適症狀者，他們主要的問題就是一個腰部的慢性勞損，腰痛的性質是痠痛、脹痛，這類人大多有明顯的職業特徵，包括運動員、編輯等經常接觸電腦的工作人員。

體質偏虛的人適合在這個穴位使用艾灸，他們一般都有怕冷、手腳偏涼、腰部有冷風感、下肢偏涼發麻等陽虛的症狀，嚴重者還會有夜尿多等問題，他們這種腰痛一般是冷痛或者是隱隱作痛，且會在夜裡加重。

適合在腰陽關使用皮膚針的人多有明顯的急性扭傷史，腰部的疼痛是劇烈的刺痛。

不同方法在腰陽關怎樣使用更合理

按摩的時間一般是每天15～20分鐘為宜，或者使被按摩的人感覺到腰部有明顯的鬆動感；艾灸的時間一般是20分鐘左右或以被艾灸者感到整個腰骶部有明顯的溫熱感為宜；使用皮膚針時，刺激量要大一點，要求穴位皮膚微微出血。

養生專家告訴你　使用腰陽關需要注意什麼

腰陽關深層是子宮，下面就是骶骨，在解剖位置上比較複雜，而且這個穴位使用的方法也比較多，所以我們在使用時需要注意一些問題，以保證使用的安全。

◎按摩的手法不要太重，應當以輕柔為主，力道應當以被按摩者感到舒適為準。

◎使用灸法時溫度不要太高，被灸者感到皮膚微微發熱時效果最好。

◎使用皮膚針時，要注意體會針下的感覺。如果針下有明顯的硬物感，就是碰到了骶骨，一定要改變位置，否則會傷到骨膜。

腰陽關穴養生小故事

在了解了這個穴位的深層涵義和作用之後，我們就要看一下它在實際應用中到底有沒有效果，以及我們的前輩和身邊的人是怎樣將這種效果充分發揮的。

我們的前輩如何利用腰陽關

據說，腰陽關這個穴位最早是來源於少林拳經。相傳，西元6世紀，少林祖師菩提達摩大師來到了中原，找到當時南朝的梁武帝，請求能允許在當地傳法。梁武帝是一位篤信佛教的帝王。所以，見了前來傳播禪宗的達摩大師後，就很自負地問：「我做了這麼多事，有多少功德呢？」沒想到達摩大師卻淡然地說道：「沒有功德。世間所有的一切都是生死輪迴的因果報應。所有的功德表面上看起來似乎是功德，然而實際上卻沒有任何功德可言。」梁武帝不能理解，於是就沒有准許達摩大師的請求。

之後，達摩大師便一葦渡江，來到了當時的魏國，遊覽了嵩山少林寺後，就在那裡繼續修習禪定、開壇講經、傳播佛法。

慢慢地，跟隨達摩大師學法的人與日俱增，但是大家的狀況卻不容樂觀，大多數人漸漸表現出精神不振、少氣懶言、一副疲憊不堪的樣子。更糟糕的是，每次開壇說法，眾弟子都是昏昏沉沉的，每逢天氣不好，或陽光較強烈的時候就會有人暈倒。

於是，達摩大師就訓示各位徒弟，教授他們一種強身健體的方法：每天早晨天色微亮的時候就起來練習拳法，向著太陽升起的方向展露自己的腰陽關，這樣可以把自身的陽氣提升起來，從而練得一身正氣。經過一段時間的練習，眾弟子果然個個陽氣振奮，精神抖擻，漸漸便有了生機勃發的氣象，之後再也沒人出現過暈倒的現象。並且，達摩大師和他的弟子們也把這個強身健體的方法編排到拳法當中。直到今天，我們還能看出在少林十八拳法中，仍然處處都在維護腰陽關，可見這個穴位是有多麼重要了。

每天早晨天色微亮的時候就起來練習拳法，向著太陽升起的方向展露自己的腰陽關，這樣可以把自身的陽氣提升起來，從而練得一身正氣。

現代人如何利用腰陽關

我們大學的時候，有一年暑假，學校組織義診活動，到比較缺醫少藥的農村為大家免費看病。當時我們到的地方是濟寧，我一個同學的爸爸是當地中醫院的院長，於是由他幫我們安排了這次活動，並做後續的追蹤。

活動的第2天，來了一位老人，年紀有六十多歲了，看起來十分蒼老，耳也聾，眼也花，是由家裡人扶著來的。我們問他要治什麼病，老人的兒子說是腰痛，然後陳述了老人的病史：這個毛病已經有很多年了，以前總是時好時壞，當地看病也不方便，他自己和家裡人也都沒放在心上，現在歲數越來越大，這腰痛的毛病也越來越重，去年開始就嚴重到不能下床，在床上翻個身都痛了，家裡人這才重視起來，帶他到縣裡去看，結果檢查出來說是腰椎間盤突出。醫生給了兩條路，一是做手術；二是睡硬板床和吃止痛藥。家裡人沒了主意，就把老人又接了回來，之後一直吃著止痛藥，偶爾還讓村裡的大夫給扎扎針，現在還是痛，無奈只能忍耐著了，聽到我們義診免費看病，想看看我們有沒有更好的辦法能夠解決這個問題。

我們看了老人的情況，發現莊稼人還是很結實的，除了有些腎虛的症狀，其他方面都沒有問題。於是我們分析，他可能主要是年輕時體力勞動太大而導致的腰椎間盤突出。於是，我們就讓他趴下，給他在腰陽關做了針灸，然後開了一點兒補腎的中藥。考慮到治療的長期性，而我們的活動只是短期性的，他又不能天天去扎針，於是教給他兒子腰陽關在哪，然後告訴他，每年春夏之交，到山上多拔些艾草儲藏著，平時就把曬乾的艾草搗碎，給老人在腰陽關處進行艾灸，長期堅持就不用吃止痛藥了。

半年之後，我們追蹤當時的義診結果，我還特地去看望了這位老人，發現老人現在不僅不用吃止痛藥了，平時的活動基本也沒有什麼問題了，有時候還能幫著兒子、兒媳下地摘摘菜什麼的，精神健旺。

這裡面還有一個令我們開心的

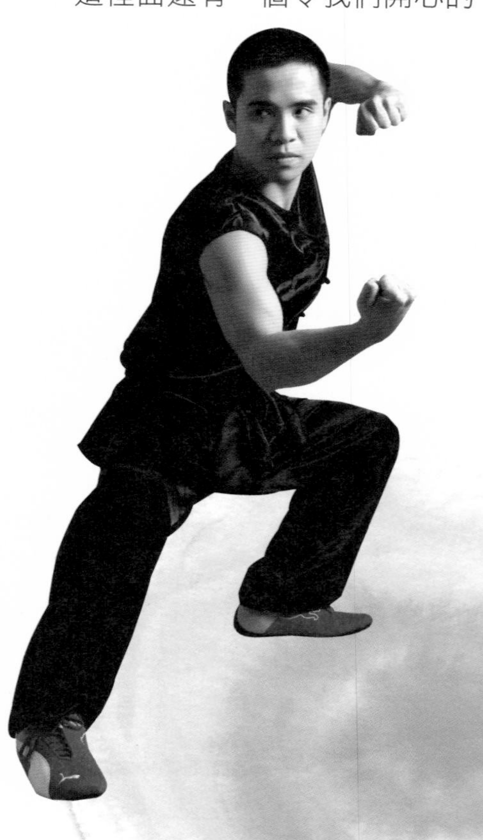

小插曲，村裡人聽説老人家是這樣治好腰痛的毛病，有腰痛的村民就都紛紛上山拔艾草來施灸，也因此治好了不少村民的腰痛病。

刺激腰陽關穴的具體方法

按摩

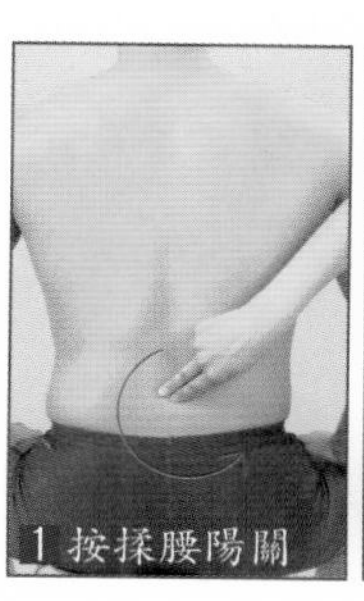
1 按揉腰陽關

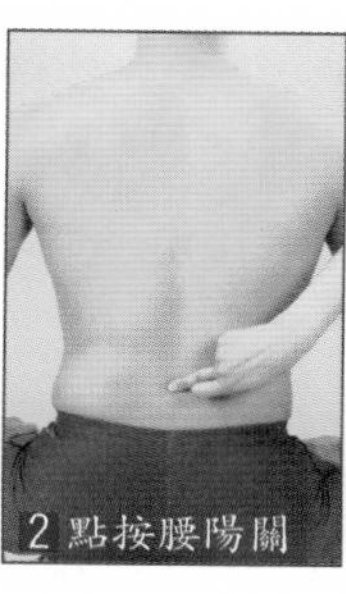
2 點按腰陽關

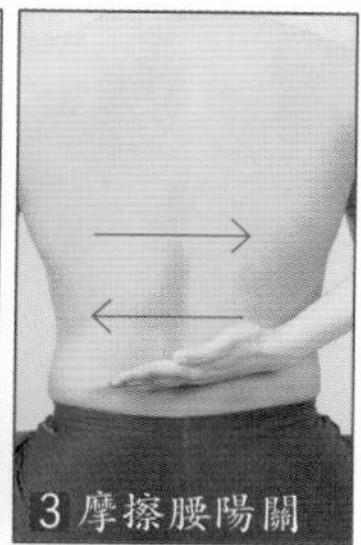
3 摩擦腰陽關

按摩手法

◎**按揉法**：將左手中、食兩指指腹放在腰陽關上，垂直用力，然後帶動穴位皮膚做有一定滲透力的圓形運動，以穴位有明顯的痠脹感為準（圖①）。

◎**點法**：把左手中指指腹放在腰陽關上，然後用手腕出力，緩緩地垂直在穴位上進行點按，力道要由小到大，以被按摩者有明顯的得氣感為準（圖②）。

◎**擦法**：五指併攏，用左手小魚際著力於腰陽關的皮膚上，然後在此來回地做小幅度快速的摩擦，直到穴位皮膚發熱發紅為止（圖③）。

具體操作

先用按揉法在穴位上放鬆3分鐘，之後用點法在穴位上點按30次左右，然後再用擦法擦到病人腰骶部有明顯的溫熱感，最後再用按揉法在穴位上放鬆半分鐘即可。

適用病症

各種原因引起的腰部疼痛、麻木、痠脹等問題；骶骨、臀部等部位的疼痛；常見的痛經、月經不調、卵巢囊腫、子宮肌瘤等婦科病症。

常用配伍

◎**腰部問題**：常配合使用腎腧、大腸腧。

◎**骶骨、臀部問題**：常配合使用次髎。

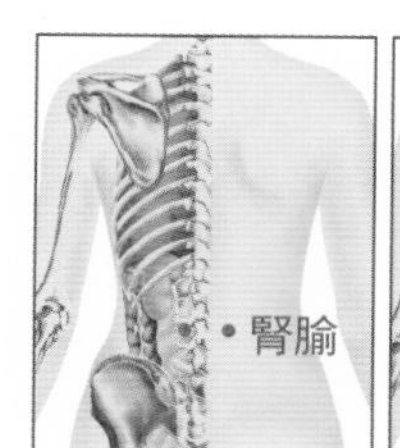

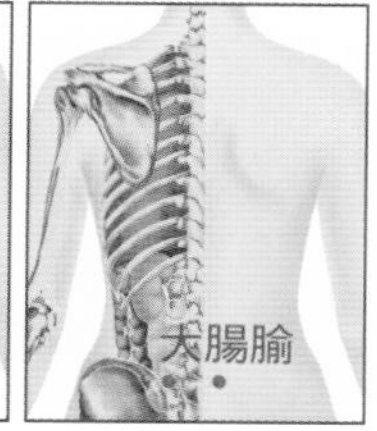

◎**婦科病症**：常配合使用關元。

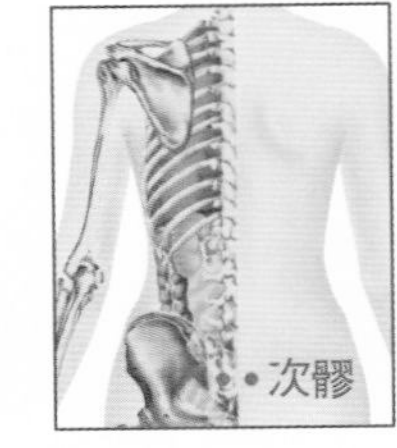

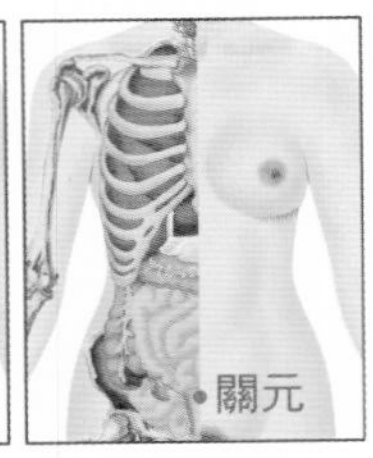

日常宜忌

1.腰部出現問題者要注意腰部保暖，必要時可佩戴護腰帶；一個姿勢站立或坐著的時間長了，一定要每隔半小時換一下姿勢，幫助腰部血液流通。

2.有婦科疾病者注意小腹和腰骶的保暖，尤其經期不要受涼。

艾灸

艾灸種類

◎**艾條雀啄灸**：將艾條點燃，對準腰陽關， 艾條與皮膚的距離不要固定，而是像鳥啄食一樣一上一下地運動來進行艾灸（圖④）。

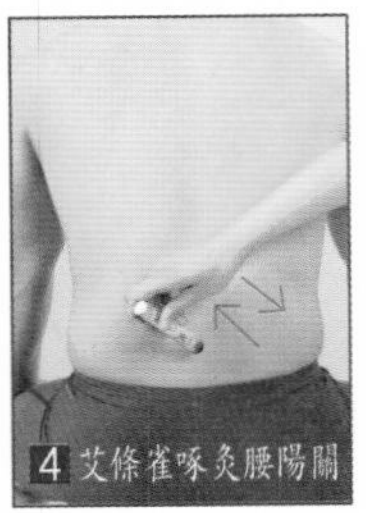
4 艾條雀啄灸腰陽關

具體操作

用艾條雀啄灸的方法在穴位上燻灸，時間為20分鐘或者以患者感到腰部有明顯的溫熱感為準。在艾灸過程中要及時將灰撣落，並且不要用嘴吹艾條，要讓其自然燃燒。

適用病症

受寒引起的腰部疼痛、僵直不舒、不能俯仰、麻木不仁等問題；宮寒引起的不孕、閉經、發育異常等問題。

常用配伍

◎**腰部受寒**：常配合使用腎腧、委中。

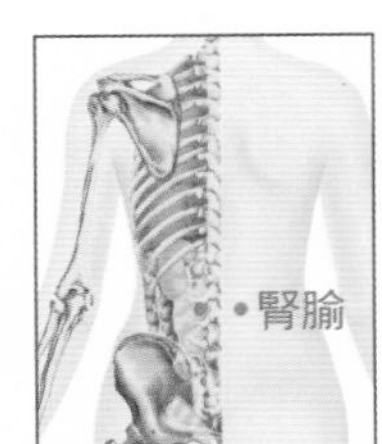

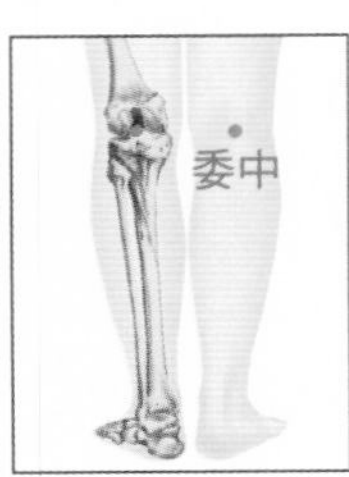

日常宜忌

宮寒者平時可以多吃羊肉，注意腰部和小腹部的保暖；節制房事。

皮膚針

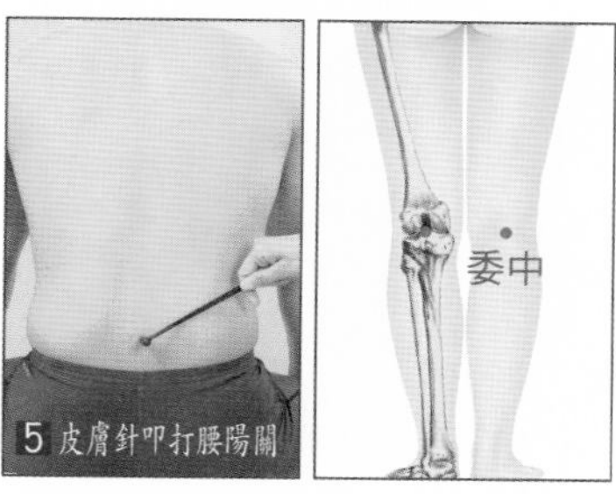

5 皮膚針叩打腰陽關

具體操作

先將皮膚針和腰陽關四周的皮膚進行消毒，然後用針尖對準叩刺穴位，用手腕發力，將針尖垂直叩打在皮膚上，然後立即提起，如此反覆進行（圖⑤）。

適用病症

跌仆閃挫引起的腰痛。

常用配伍

◎**腰痛連腿**：常配合使用委中。

日常宜忌

跌仆閃挫後，可多吃豬蹄等富含膠質的食物。

命門穴

命門深處藏生機 溫腎壯陽清神志

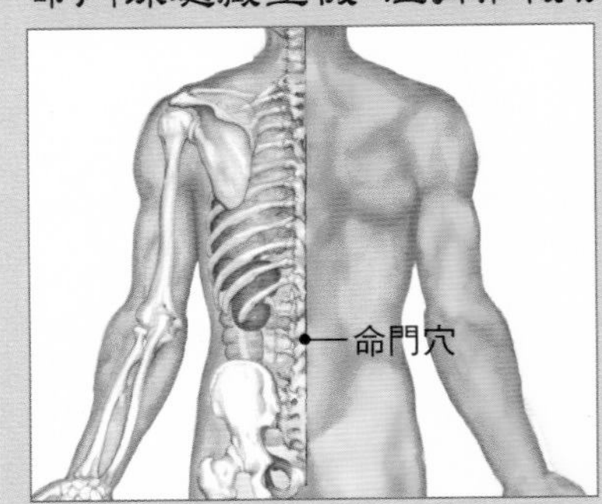

《命門穴名字出處》

中醫認為，兩腎之間是生命之門，也就是命門。而這個穴位的兩邊是兩腎，正好在腎腧的中間，這就符合了中醫對於命門的定義，所以，就命名為「命門」。這個穴位是人體生命之火所在的位置，所以對於全身狀態的調節都有著至關重要的作用，在應用時不可小視。

命門穴位置

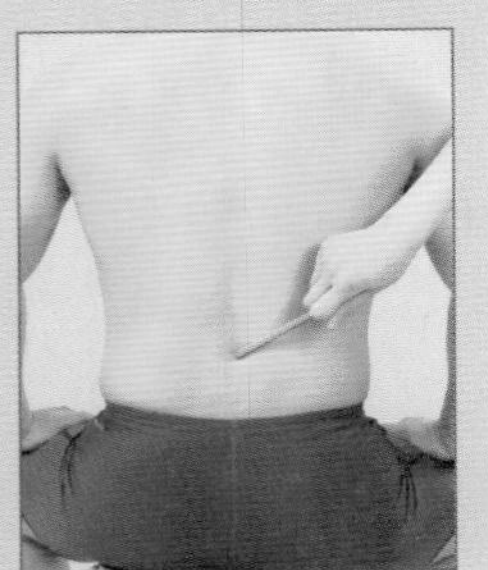

歸經：督脈（奇經八脈）。

解剖結構：深層為腰背筋膜、最長肌和髂肋肌，分布有第2腰動脈、靜脈的後支，第1腰神經後支的外側支，深層是第1腰叢。

定位：腰部後正中線上，第2腰椎棘突下的凹陷中。

快速取穴法：與肚臍同一水平，腰部後正中線上即是（右圖）。

命門穴功效

按摩命門的作用

開竅醒神：按摩命門可以改善頭重昏沉、神志不清等病症，對癲癇等疾患也有改善作用。

通絡止痛：按摩命門對絕大多數的腰肌勞損及腰椎間盤突出所引起的腰骶痛、項背痛、下肢痺痛等收效甚佳。

艾灸命門的作用

溫腎壯陽：艾灸命門可以改善和緩解腎陽虛引起的泌尿生殖系統病症，如男性的遺精、陽痿、早洩，及女子月經不調、赤白帶下、宮寒不孕以及遺尿、尿頻等。

溫通經絡：艾灸命門可有效緩解身體陽氣不足所引起的腰背部疼痛及怕冷等症狀。

命門穴適用的人群

命門位於兩腎之間，乃生命之門，被認為是蘊藏先天之氣的地方，集中體現著腎的功能，所以對五臟六腑的功能也發揮著決定性的作用。但是，這並不意味著所有的人都適合使用這個穴位，我們還是要從自身的身體情況出發來合理使用它。

什麼體質的人適合使用命門

◎**腎陽虛**：（俗稱命門火衰）這一類型體質的人一般有以下的體質特徵：畏寒、肢冷、腰膝痠軟冷痛、小便清長、脈沉遲等。

◎**腎陰虛**：（俗稱腎水不足）這一體質類型的人除了有腰膝痠軟、失眠、精神不濟等表現之外，主要的特徵是陰虛，如五心煩熱、骨蒸潮熱、盜汗、口乾舌燥、尿黃便乾、舌紅少苔、脈細數等。

◎**腎氣虛**：這一體質類型的人以氣虛的症狀為主，主要表現是氣短自汗、倦怠無力、面色蒼白、小便頻數、遺精早泄、舌苔淡白、脈細弱等。

◎**腎精不足**：這一類型的症狀是上述3種類型的症狀的進一步，是因為損傷到腎中所藏的精氣所導致形成的，常表現為神疲頭昏、腰脊痠楚、足膝無力、耳聾耳鳴等。

什麼年齡段的人適合使用命門

原則上來說，中年人及老年人比較適合使用命門。而對於嬰幼兒來說，他們的生命力旺盛，自身陰陽正快速地發展變化著，先天的平衡尚未受到干擾，因此，我們一般不在他們身上使用命門，以防打破這種先天的平衡，從而影響他們的生長和發育。

養生專家告訴你　使用命門需要注意什麼

在使用命門穴時我們應當注意些什麼呢？

◎開始按摩時，手法不宜過重，應當由輕到重，找到適宜的力道，切忌使用暴力或者突然出力。

◎由於命門主要用於調理和改善腎臟疾患，而腎多虛少實，所以命門處也應多用補法，慎用瀉法。也就是說，按摩時手法應當輕，而艾灸時溫度不應該太高。

◎有腎結石等腎的實質性病變者，不能在命門使用按摩，以防止因刺激增加病人痛苦。

◎血友病患者、凝血因數異常、糖尿病患者在使用艾灸時尤其要注意，不要燙傷。

命門穴養生小故事

有了上面對命門的系統介紹，大家對它應該有了個大概的了解，但是說到如何運用，大家可能還是沒有什麼直觀的感受。那麼下面我們就以實例來說明一下，看看古往今來，命門是如何為我們服務的。

我們的前輩如何利用命門

明代虞摶的《醫學正傳》中記載過這樣一個故事：一位40多歲的男子，家道殷實，他又是家中唯一的兒子，因為從小受溺愛，所以一直好逸惡勞，而且好喝酒，整天飲酒無度、爛醉如泥。有一天，他一大早就感覺肚子隱隱作痛，而且嘴巴特別乾，胸口悶熱，手腳也發燙，到最後，肚子痛得實在是受不了了，這才趕忙起床去上廁所。然而艱難地排出一些大便後，卻發現排出來的竟是如噴射狀的鮮血，當即嚇暈，「噗通」一聲就暈倒了。

外面的僕人聽到動靜，趕緊進去，一看他倒在一旁，就趕緊呼喊救命，並把他抬出去。他的家人也嚇壞了，趕緊去請虞摶大夫。

虞摶看了他的情況，給他把了脈，然後讓他伸出舌頭看了看，對他的家人說：他的脈象洪大，洪是實熱的表現，脈大說明還有出血的傾向；他的舌頭紅，舌苔黃膩，說明有濕熱，這是他平時喝酒太多的緣故。酒屬濕熱之品，飲酒過度就會導致濕熱之邪在胃腸積聚，濕熱酒毒腐蝕了腸道，從而使腸道出血，又經大便排出，熱象過重，熱勢迫使血液妄行，所以出血的傾向一直不減。於是當即給他開了補血的四物湯和一些清熱止血的藥，並令下人趕緊去抓藥。

但是這樣一直出著血等著抓藥也不是個辦法，於是虞摶就先讓男子趴下，在他背上的命門施以艾柱

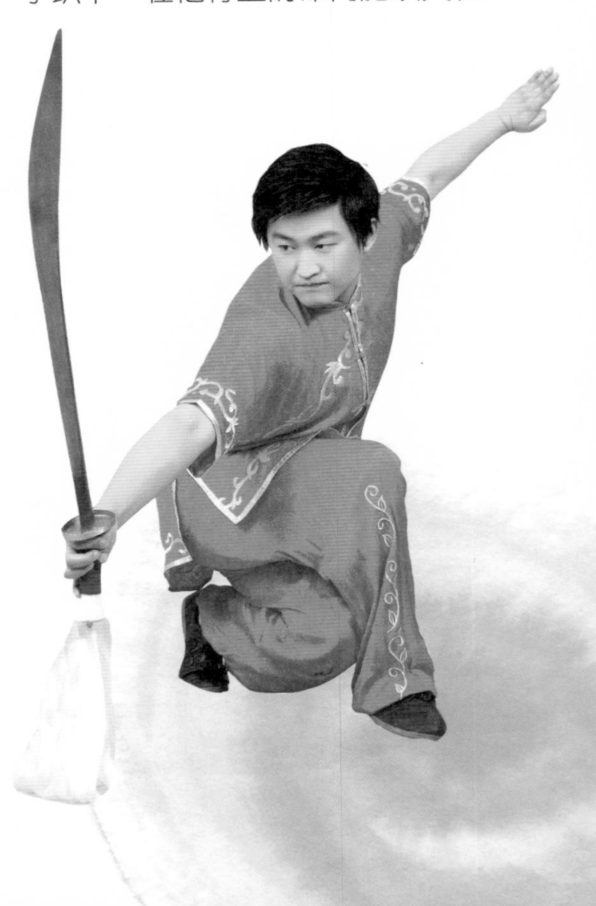

灸。灸了一段時間之後，病人的腹痛漸漸減輕了，但湯藥還沒有煎好。這時候男子又有了便意，於是就取下艾柱，讓他去上廁所。回來後說，解出了一些黑便，已經沒有血了，虞摶說那黑便就是剛才出的血，不再有鮮血，說明出血已經停止了。這是因為剛才所灸的命門，裡面正對著大腸，不僅顧護了元氣，又瀉了大腸的熱毒，現在已經沒有什麼大礙了，等湯藥熬好再服湯藥調理調理就可以了。家人以後可以每天給他在命門穴灸5～7壯，堅持一個月就好了，近期飲食要清淡，以米、稀飯為主，雞魚肥肉等葷菜就不要吃了，而且一定要忌酒。按照虞摶的囑咐，男子如期痊癒了。經過此番生死劫，這位男子再也不敢像之前那樣飲酒無度了，從此，便血的毛病也就沒再犯過。

這是因為剛才所灸的命門，裡面正對著大腸，不僅顧護了元氣，又瀉了大腸的熱毒，現在已經沒有什麼大礙了。

現代人如何利用命門

一個高中同學對我說，他們的夫妻生活一直都不是太理想。她老公是做銷售的，平時工作壓力特別大，整天奔波忙碌，非常累。之前問題還不是很大，但是最近一年慢慢地有了變嚴重的趨勢，去看醫生吧，醫生就說他是腎虛，讓他吃六味地黃丸，可是吃了都有半年了，一直都沒有見到什麼效果，她問我有沒有什麼辦法。我就問她，你老公除了這個問題之外，還有什麼不舒服的地方嗎？她就說他經常腰痠乏力、無精打采的，而且每天夜裡都要起來好幾次。我又問她，他晚上睡覺出汗嗎？平時比較怕冷還是怕熱？她回憶了一下說，夜裡出汗倒沒發現，但是怕冷還是很明顯的。我就跟她說，她老公確實是腎虛，只是不是腎陰虛，而是有點腎陽不足，所以六味地黃丸並不對症，還是先停一停吧。

她這才恍然大悟，原來是吃錯藥了，然後又急急地問有沒有什麼好的方法可以補救。我跟她說，這個不難，我可以教她一個簡便的方法：每天晚上睡覺前用艾條灸他背上的命門和肚子上的關元，一個穴位用一天，每次灸20分鐘，灸到他感覺整個腰部發熱為止，但是溫度不能太高，只要他感覺到溫熱就可以了，持續兩個月就會看到效果了。過了一段時間，這個同學又給我打電話，說她按照我教她的方法，每天給她老公艾灸，現在才一個月，就明顯見到了效果，不僅夫妻生活正常了，而且她老公夜裡也不像以前那樣老是起夜了，其他如怕冷、精神不好等症狀也都有了很大的改善。真是沒有想到，以前兜了那麼大的圈子，也沒把問題解決，幾　　塊錢的艾條就解決了。

刺激命門穴的具體方法

按摩

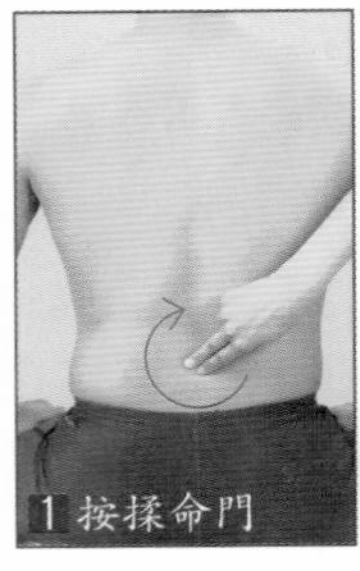
1 按揉命門

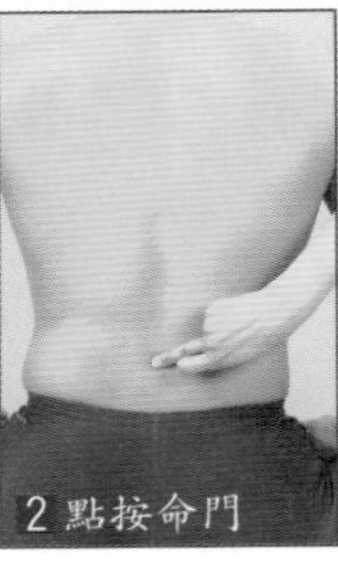
2 點按命門

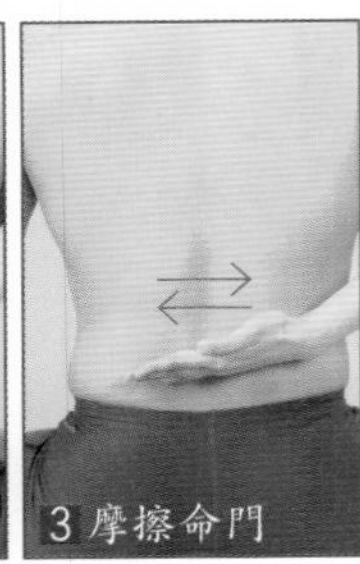
3 摩擦命門

按摩手法

◎**按揉法**：將右手中、食兩指指腹放在穴位上，稍微用力，然後在穴位上做有一定滲透力的圓形運動，運動的速度要慢，力道以受力者能耐受為準（圖①）。

◎**點法**：把右手的中指指腹放在穴位上，然後用手腕出力，緩緩地在穴位上進行點按，力度要由小到大，以受力者能耐受為準（圖②）。

◎**擦法**：五指併攏，用左手小魚際著力於穴位皮膚上，然後在穴位皮膚上來回地做小幅度快速的摩擦，直到穴位皮膚發熱發紅為止（圖③）。

具體操作

先用按揉法在穴位上放鬆3分鐘，之後用點法在穴位上點按30次左右，然後再用擦法擦到病人腰部有明顯的溫熱感，最後用按揉法在穴位上放鬆半分鐘即可。

適用病症

頭重昏沉、神志不清等病症；癲癇等疾患；腰肌勞損及腰椎間盤突出所引起的腰骶痛、項背痛、下肢痺痛等。

常用配伍

◎**頭重昏沉、神志不清**：常配合使用人中。

◎**癲癇**：常配合使用風池。

◎**腰痛及下肢痛**：常配合使用腎腧、大腸腧。

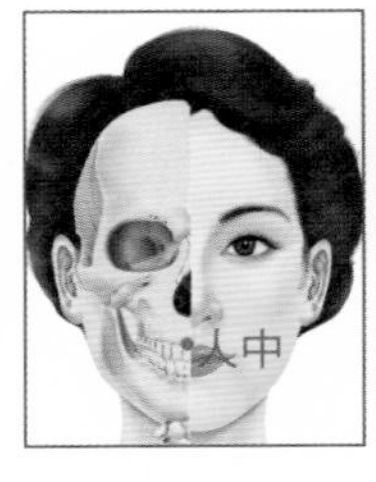

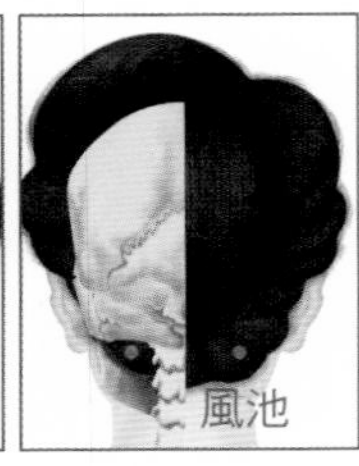

日常宜忌

1.經常感到頭重昏沉、神志不清者要注意保護頸椎，時常做頸部的運動。
2.腰部疾患者要注意腰骶部的保暖，尤其是女性，盡量少穿低腰褲，衣服應當蓋住命門。

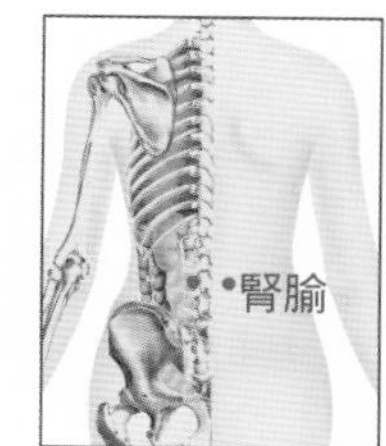

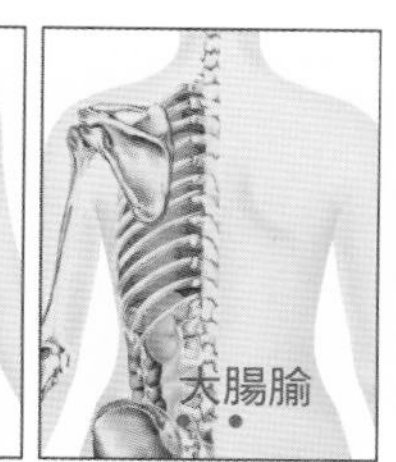

艾灸

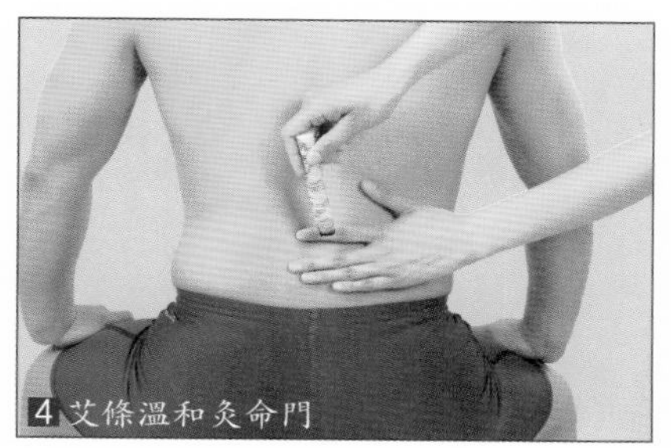
4 艾條溫和灸命門

艾灸種類

◎艾條溫和灸：施灸者左手食、中兩指分開，放在患者命門穴的左右，然後右手持一端點燃的艾條，對準穴位進行艾灸，艾條和穴位距離2～3公分，並隨著穴位感覺來進行適當調整（圖④）。

具體操作

用艾條溫和灸的方法在穴位上燻灸，時間為20分鐘或以腰部有明顯的溫熱感為度。注意，在艾灸過程中要及時將灰撣落，並且不要用嘴吹艾條，要讓其自然燃燒。

適用病症

泌尿生殖系統病症，如男性的遺精、陽痿、早洩；女子月經不調、赤白帶下、宮寒不孕以及遺尿、尿頻等；陽氣不足所引起的腰背部疼痛、麻木及怕冷等症狀。

常用配伍

◎男子陽痿、早洩、遺精：常配合使用關元、腎腧。

◎女子月經不調、赤白帶下：常配合使用三陰交、帶脈。

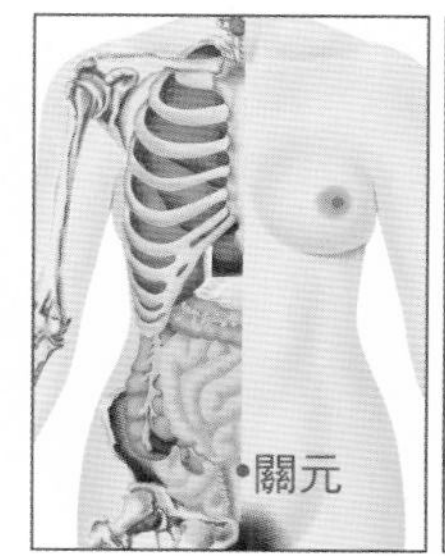

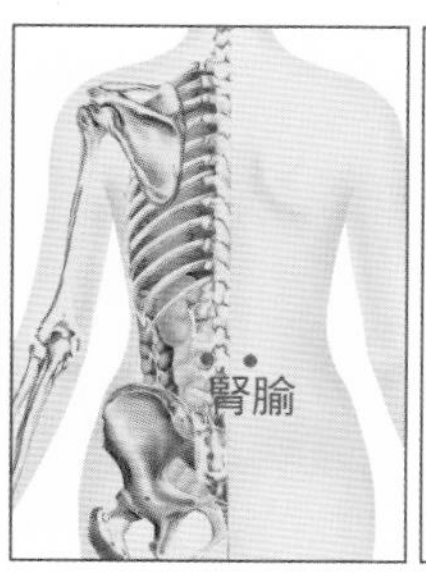

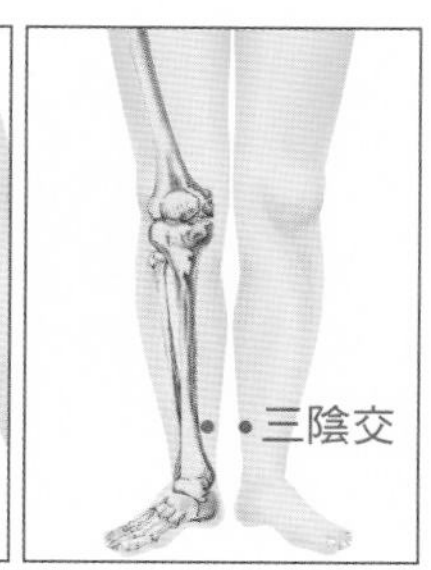

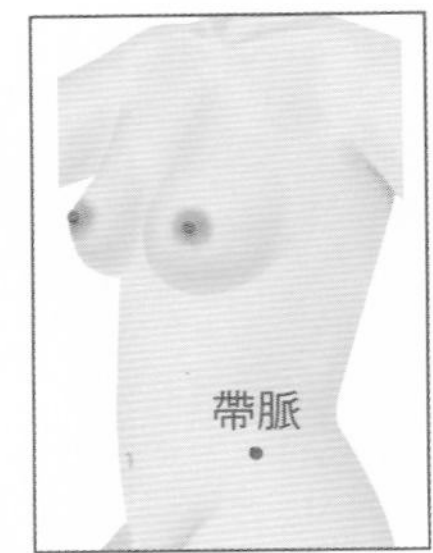

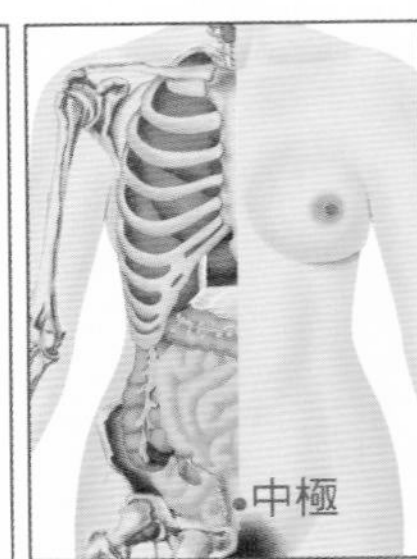

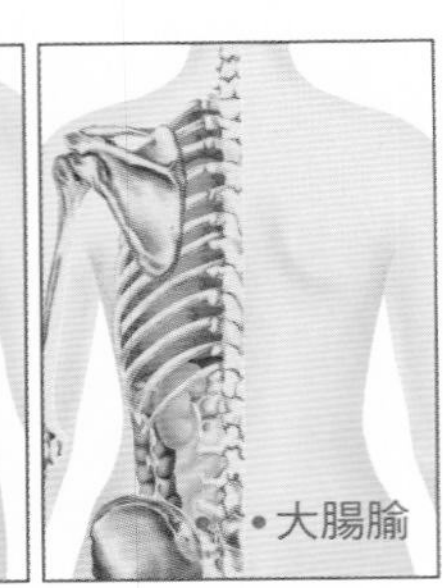

◎**尿頻、遺尿**：常配合使用中極、腎腧。

◎**腰痛、下肢痛**：常配合使用腎腧、大腸腧。

日常宜忌

1.男女生殖系統有問題者應當注意節制房事；多吃韭菜、洋蔥等具有溫補腎陽作用的食品；工作不要過於勞累。

2.有尿頻、遺尿症狀者平時應當注意小腹及腰骶部的保暖；飲水量要適當；多做運動，幫助氣血運行。

3.有腰腿疼痛者應當注意，運動前做好準備活動；不要單一姿勢保持時間過長；注意腰骶部保暖；規律作息，節制房事。

至陽穴

速效救急胃心腦　疏肝利膽退黃氣

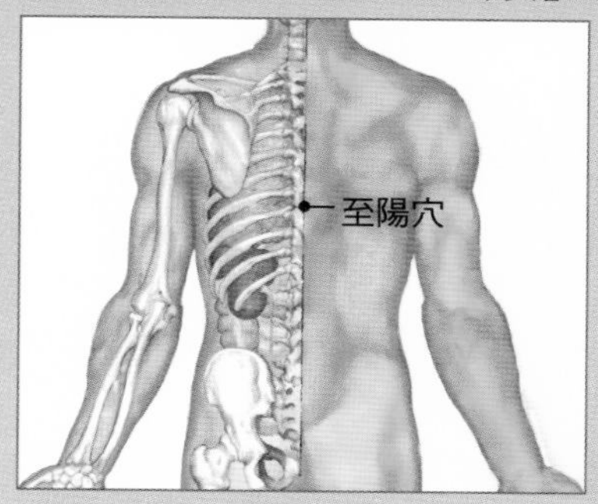

至陽穴名字出處

人體的後背為陽，而橫膈之上是陽中之陽，橫膈之下是陽中之陰，至陽這個穴正好在膈腧的中間，上面就是「陽」，下面就是「陰」，所以叫作「至陽」，就是從陰到陽的意思。另一方面，這個穴位與膈肌在同一平面，所以對於膈肌以上的心、膈肌以下的肝膽都有很好的調整作用。

至陽穴位置

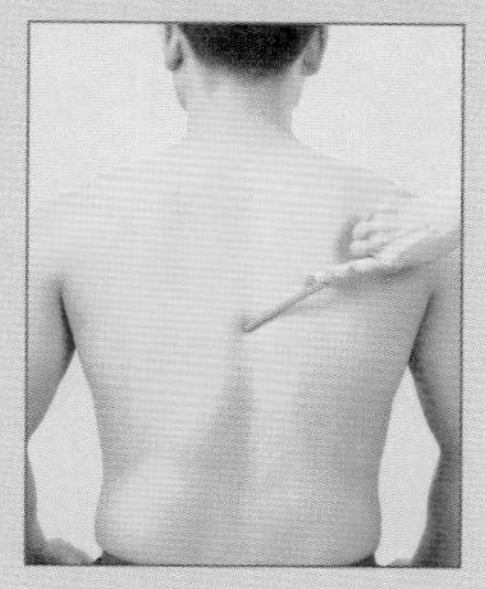

歸經：督脈（奇經八脈）。

解剖結構：在腰背筋膜、棘上韌帶及棘間韌帶中。有第7肋間動脈後支，並且有第7胸椎神經後支的內側支分布。

定位：在背部後正中線上，第7胸椎棘突下凹陷中。

快速取穴法：兩肩胛下角的連線與後正中線的交點下方凹陷中（右圖）。

至陽穴功效

按摩至陽的作用

速效救急：按摩至陽可以用於心絞痛急性發作，有類似於速效救心丸的功效；對於哮喘、胃痙攣等呼吸、消化系統疾病的急性發作也能有緩解作用。

疏通腦絡：按摩至陽可以緩解腰背肌肉痠痛及神經痛、肋間神經痛等不適。

艾灸至陽的作用

助陽散寒：艾灸至陽可以調理和改善胃部厥冷、食欲不振以及心肌缺血等問題；對於全身陰寒引起的肌膚麻木、痺而不仁、四肢倦怠亦有良好療效。

至陽刺絡拔罐的作用

利膽退黃：在至陽刺絡拔罐可以調理和改善膽道蛔蟲病、黃疸等病症。

至陽穴適用的人群

我們知道，人之所以生病，正是因為自身體內陰陽平衡失調，而至陽恰有調節陰陽的作用。不管是對於急性病，還是慢性病，至陽都能顯示出它不可輕視的療效。那麼是不是所有人都適合用它來保健呢？又該怎樣正確地使用至陽來養生保健呢？其實這都必須根據個人情況而定的。

什麼年齡段的人適合使用至陽

至陽在治療疾病時，在年齡段上並沒有明顯的禁忌和適宜。原則上來說，一般人都適合使用它來進行保健。

什麼體質的人適合使用至陽

◎**陽虛寒盛**：可以表現為平時比較怕冷、一年四季手腳偏涼、面色蒼白，或者有時候帶一點兒青色、喜歡吃偏熱辛辣的食物、大便溏稀、小便清長，並且比較頻繁等症狀。

◎**胸脘不適**：胸部不適常表現為感覺氣短、胸部憋悶、容易出現咳嗽氣喘、胸痛難忍，痛及肩背等症狀，多有冠心病、心絞痛、哮喘等心血管系統和呼吸系統病史；胃脘部不適常表現為平時上腹痛、嘔吐，

養生專家告訴你　使用至陽需要注意什麼

至陽位於第7胸椎棘突下，深處就是胸腔，裡面有重要臟器——心和肺。它的特殊位置使它具有特殊的療效，也正因為這位置的特殊性，我們使用起來更需要格外小心，在使用這個穴位時應當注意些什麼呢？

◎按摩時，手指的力道要適中，以自己或者是被按摩者能耐受為佳，同時注意配合使用其他穴位。

◎使用艾灸時，時間不要太長，只要背部有明顯的溫熱感，或者是有微微地向上下擴散的感覺即可停止。

◎刺絡拔罐時一定要注意不可深刺，以防傷及胸腔內臟器；局部穴位一定要嚴格消毒，以免感染。

多有由於胃炎、胃腸部潰瘍及膽汁返流等引起的胃痙攣。這種體質的人多由陽虛寒盛發展而來。

◎**脇滿黃溢**：可以表現為胸脇部脹滿、食欲不振、噁心、嘔吐、腹瀉或是便祕，並伴有皮膚、鞏膜等組織的變黃；尿色加深，甚至呈濃茶色；糞色變淺，甚至呈灰白色等症狀。

至陽穴養生小故事

讀了以上對於至陽各個方面知識的介紹，大家對於這個穴位應當也有了一個大致的了解。那麼，大家是不是對於它的療效還心存疑慮呢？為了向大家證明我們所言不虛，我們就舉些古往今來的人們是如何使用至陽的例子吧。

我們的前輩如何利用至陽

明朝末年，有個沒落的齊姓貴族，因膝下無子，甚為焦慮。沒想到自己最後如願以償，終於老年得子。卻不料齊夫人因年事已高，兒子一出世就病倒了，最終不得治，辭世而去。齊公子也是一出生就身體虛弱，整天一副病奄奄的模樣。

齊老爺看到兒子這種狀況心中也十分擔憂，於是變賣家當，遣散了家中的僕人，讓七歲的齊公子去跟著臨鄉的一個有名的郎中學醫。齊老爺自己在家中過著清苦的生活，以前從未勞動過的他凡事都要自己動手，日子越過越清苦，每到深夜，想起早逝的愛妻、在外求學醫術久久不能見面的愛子，心中苦悶得更是不能自已，久而久之便得了心痛的毛病，但是苦於無錢醫治，所以一直也沒有對人提起。但是，這個毛病卻漸漸地越來越嚴重，齊老爺開始擔心哪天一命歸天再也見不到兒子了，於是就捎信讓兒子回來一趟。

兒子回到家，齊老爺欣喜萬分，急忙去給兒子做好吃的，沒想到，這一忙竟然心痛驟發，而且痛連及後背，一下子就倒在門口的台階上了。齊公子畢竟學醫不久，還不能獨立看病，看到父親口唇青紫，手捂著左胸部痛苦地呻吟，著實嚇了一跳。然而就在他匆忙來到父親身邊時，父親的口唇又由青紫逐漸變淡，慢慢地自己掙扎著爬了起來。齊公子趕忙扶起父親，攙著他就去見師父了。

郎中聽完徒弟的講述，立刻給齊老爺把脈，而後又看了齊老爺後背上那個青了的瘀點，吃驚地說：

「真是萬幸啊！齊老爺所患的心痛病已經發展為胸痺了，幸虧剛才跌的那一跤，摔的時候，台階的邊角正好磕在了至陽，這樣齊老爺才撿回了一條命，不然後果真是不堪設想。」然後，郎中又跟父子二人詳細解釋了一番：齊老爺憂愁寡歡，鬱悶成疾，身體也變虛弱了。心失所養，又受寒邪侵犯，心血瘀阻不通，就發作為心痛病。今日因為過喜，又是在忙著，心臟負荷突然過重，就心痛病發，於是就摔倒了。好在他歪打正著，剛好碰到了治療此病的穴位。那一倒雖然救了齊老爺一命，但是他的病並沒有徹底治好，還是需要進一步治療的，於是郎中就讓齊公子每天在此穴位艾灸7壯。經過半年的治療，齊老爺終於告別了心痛病，心痛病從此再也沒有復發過。

現代人如何利用至陽

我們醫院曾經來過一位母親，帶著一個五六歲大的小男孩。孩子很瘦，用骨瘦如柴來形容一點都不誇張，小臉兒黃黃的，沒什麼血色，一副無精打采的樣子，性情卻很暴躁。孩子的母親向我們講述說，孩子很早以前就已經查出黃疸了，但是用西醫的方法治療了很久都沒有見到什麼起色。用中藥吧，他又嫌苦，

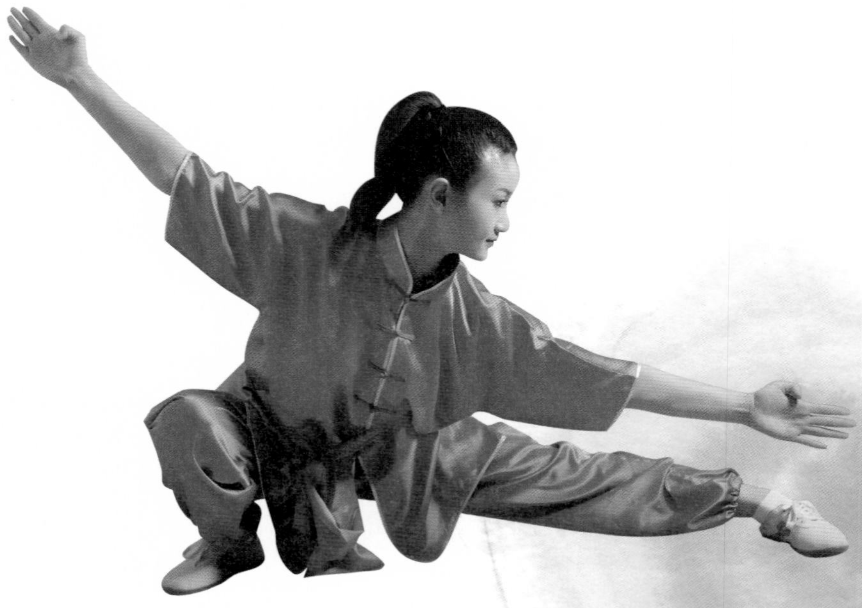

小傢伙不僅黃疸全退了，而且面色也好了，連脾氣都變得好多了，真像變了一個人似的。

一點都不配合治療，她心裡真的是很著急，但是實在是想不出什麼辦法。說著說著，這位母親就開始眼圈發紅，可是這孩子卻很煩躁地一下子要走。我們好不容易把這孩子哄住，便開始給他治療。

開始時，我們只給那孩子在至陽拔罐，雖然黃疸的狀況並沒有太明顯的好轉，但是他的食欲不振、神疲乏力這些症狀都好了很多，然後我們就想讓他接受刺絡拔罐的方法，告訴他後背裡面有條小蟲，要抓到這條壞蟲子，就要在背上扎上一針。

就這樣，我們就在他的至陽用三稜針挑刺，然後拔罐，又用梅花針叩刺第1胸椎到第5胸椎及其旁開1.5寸，做長方形的散刺，告訴他是在趕「蟲子」。我們就這樣順利地做完了治療。隔了3天，我們用同樣的方法又治療了一次。看小傢伙的情況有了很大的改善，於是我們就讓他媽媽回家後每天給他按摩至陽。兩個月後的一天，這位母親又特地來到我們醫院表示感謝，說小傢伙不僅黃疸全退了，而且面色也好了，連脾氣都變得好多了，真像變了一個人似的。

刺激至陽穴的具體方法

按摩

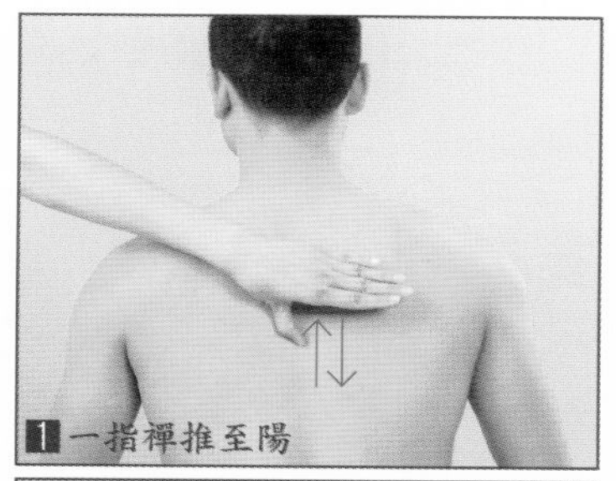

1 一指禪推至陽

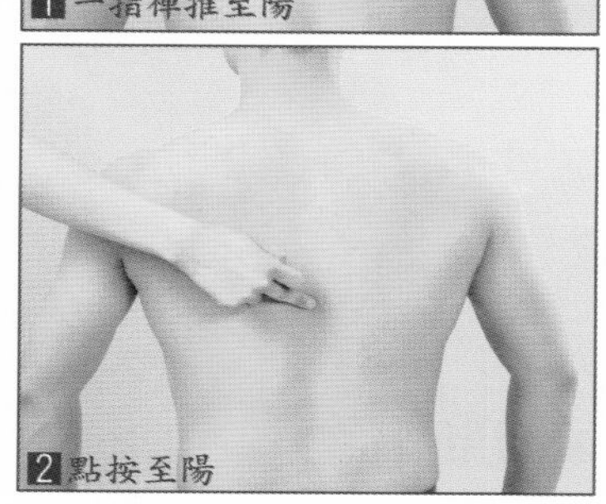

2 點按至陽

按摩手法

◎**一指禪推法**：把左手拇指的內側面放在至陽皮膚上，然後用肩、肘、腕關節的力量帶動拇指做上下的運動，使穴位有明顯的痠脹感（圖①）。

◎**點法**：把右手的中指指腹放在穴位上，然後用手腕出力，緩緩地在穴位上進行點按，力道要由小到大，且以被按摩者有明顯的痠脹感為宜（圖②）。

具體操作

先用一指禪推法在穴位上推1～2分鐘，之後再用點法在穴位上點按100次左右，然後再用一指禪推法在穴位上放鬆半分鐘即可。

適用病症

冠心病、心絞痛、胃痙攣等的急性發作；上腹痛、腰背痛、肋間神經痛、胸脇支滿等疾病。

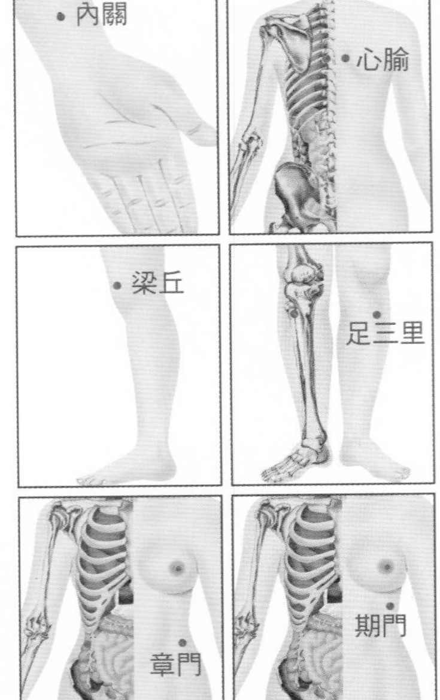

常用配伍

◎**心絞痛**：常配合使用內關、心腧。
◎**胃痙攣**：常配合使用梁丘、足三里。
◎**胸脇支滿**：常配合使用章門、期門。

日常宜忌

1.心絞痛患者平時應多吃一些溫陽的食物，像羊肉、韭菜、洋蔥等；可以適當喝一點兒黃酒、白酒或紅酒，以幫助疏通經脈；運動要適度，不要過量。
2.經常胃痙攣者注意忌食辛辣、生冷、黏膩食物，以溫熱、易消化食物為主。
3.經常出現胸脇支滿者注意調暢情志。

艾灸

艾灸種類

◎艾條溫和灸（圖③）。

3 艾條溫和灸至陽

具體操作

用艾條溫和灸的方法在穴位上燻灸，時間為10～15分鐘。

適用病症

胃寒引起的胃部厥冷、食欲不振；心陽虛引起的心肌缺血。

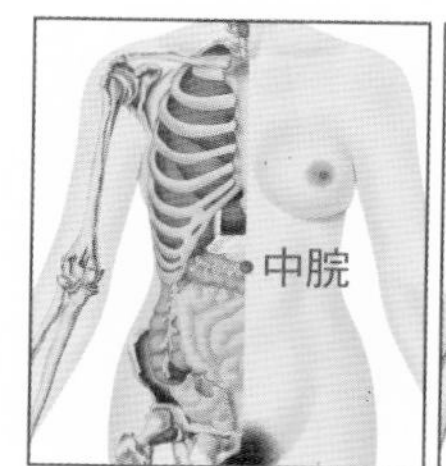

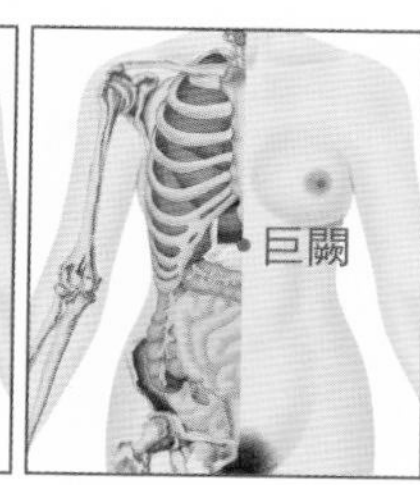

常用配伍

◎**胃寒**：常配合使用中脘。

◎**心肌缺血**：常配合使用巨闕。

日常宜忌

胃寒的人平時忌食生冷、油膩的食物。

刺絡拔罐

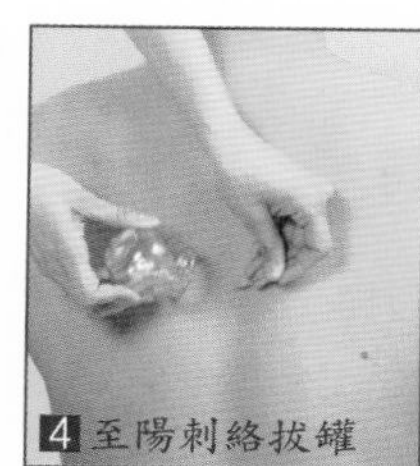
4 至陽刺絡拔罐

具體操作

右手持三稜針對準穴位刺入0.3公分左右立即出針，此為刺一個點，共刺3～5個點。然後點燃95%濃度的酒精，放進玻璃罐內，停頓1～2秒鐘，待罐中空氣燒完，將罐放在穴位上即可（圖④）。

適用病症

膽道蛔蟲病、黃疸等病症。

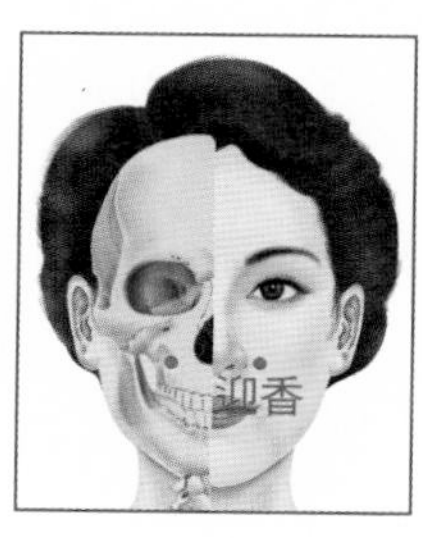

常用配伍

◎**膽道蛔蟲**：常配合使用迎香。

日常宜忌

此類患者忌食生冷、油膩食物。

足三里穴

養生保健通氣血 補氣壯陽第一穴

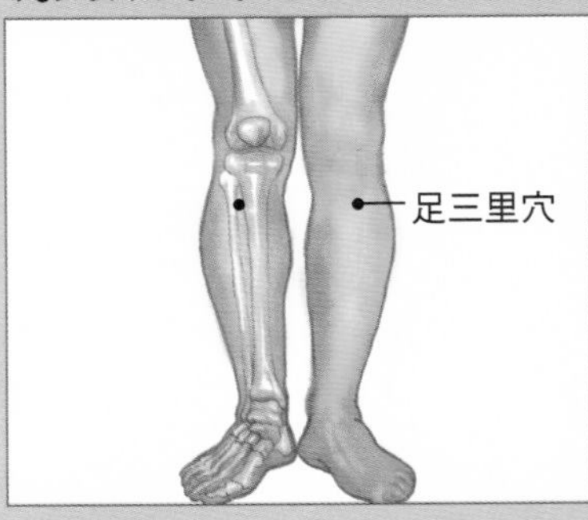

《足三里穴名字出處》

《黄帝內經》中說：「天樞以上，天氣主之；天樞以下，地氣主之；氣交之分，人氣從之。萬物由之。」這個穴位可以用來調理和改善腹部上、中、下部的各種病症，所以稱為「三理」，因為古代「里」和「理」通用，所以又叫作「三里」。又因本穴在下肢，所以叫作「足三里」，用來和胳膊上的「手三里」相區別。

足三里穴位置

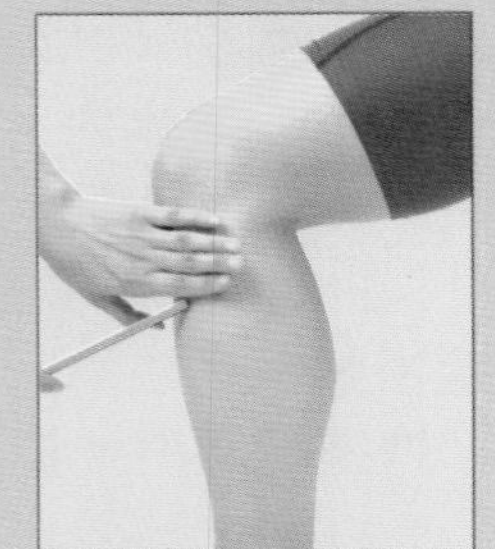

歸經：足陽明胃經。

解剖結構：在脛骨前肌，趾長伸肌之間。有脛前動、靜脈；為腓腸外側皮神經及隱神經的皮支分部處，深層是腓深神經。

定位：在小腿前外側，犢鼻下3寸，距離脛骨前緣外開一橫指（中指）。

快速取穴法：正坐屈膝，用手從膝蓋正中往下摸取脛骨粗隆，在脛骨粗隆外下緣直下1寸處取穴（右圖）。

足三里穴功效

按摩足三里的作用

調節機體免疫力：按摩足三里可以扶正祛邪、消除疲勞、恢復體力、增強免疫力。

調理脾胃：按摩足三里可以調理和改善胃痛、腹瀉、痢疾、便祕等消化系統疾病。

通經活絡：按摩足三里可以緩解腰痛、膝脛痠痛等不適。

艾灸足三里的作用

調節脾胃功能：艾灸足三里能使胃痙攣趨於和緩、胃蠕動強者趨於減弱；又能使胃蠕動弱者立即增強、胃不蠕動者開始蠕動。

補氣壯陽：艾灸足三里可以改善氣短、兩眼昏花等衰弱現象，使人精神煥發、精力充沛。

足三里穴適用的人群和使用宜忌

足三里是臨床常用穴位之一，也是人體「四大要穴」（合谷、委中、足三里、列缺）之一。針灸或按摩此穴位具有調理脾胃、通經活絡、祛風化濕、扶正祛邪之效。對亞健康人群而言，它是一個非常好的保健穴位。既可以提高身體的免疫能力，預防各種疾病及調理日常飲食，而且神通廣大，幾乎是我們日常用得最多的穴位。既然足三里這麼重要，又能治這麼多的病，那麼我們應該如何使用足三里更為合適呢？

哪些人群適合使用足三里

在使用艾灸的方法時要注意，40歲以下的人要少用艾灸的方法，而40歲以上的人可以每天灸，時間在半小時左右，長期堅持可以產生很好的保健作用。

從體質上來說，在足三里上按摩適合所有的人使用；而艾灸足三里則主要適用於中老年人以及氣虛體弱、陽氣不足的人，但操作時應注意手法要輕。

不同方法在足三里怎樣使用更合理

按摩足三里穴既可以在身體沒有不舒服時用於預防性保健，也可以用於調理和改善消化系統的常見病，如急性胃痛、慢性胃炎、嘔吐、呃逆、噯氣、腸炎、痢疾、便祕、肝炎、膽囊炎、膽結石、腎結石

養生專家告訴你　使用足三里需要注意什麼

雖然足三里位於下肢，使用起來很安全，但由於它與人體全身的許多機能都有著密切的聯繫，所以在使用過程中對於一些問題還是要注意的。

◎按摩時手指的力道要適中，以被按摩者能耐受為最好，同時注意配合使用其他穴位。

◎艾灸期間，注意不要吃辛辣、乾燥的食物。

絞痛以及糖尿病、高血壓等；艾灸足三里穴主要用在平時作為一種預防性保健的手段，可以使胃的各種異常運動朝著良性的方向發展。

足三里的按摩一般是每天1次，每次按壓5～10分鐘，每分鐘按壓15～20次。值得注意的是：每次按壓以足三里有明顯的痠脹、發熱的感覺為宜。艾灸一般每週1～2次，每次15～20分鐘。

艾灸時，可以預先搓熱穴位，使局部皮膚發紅，艾條緩慢沿足三里穴上下移動，以不燒傷局部皮膚為準。老年人可以於每日臨睡前1小時左右施灸，效果會更好。

足三里穴養生小故事

足三里這個穴位在實際應用中效果如何呢？有沒有什麼比較直接的例子可以讓我們對這個穴位有個更加感性的認識呢？接下來，我們就看幾個病例，希望能夠對大家在日常生活中使用這個穴位有所幫助。

我們的前輩如何利用足三里

羅天益的《衛生寶鑑》中曾記載了這樣一個病例：建康的按察副使周奧屯的兒子在23歲這一年的3月份忽然患病，主要的症狀有發熱、消瘦、四肢困倦、嗜睡、盜汗、大便又稀又多、腸鳴、食欲不振、吃東西時嘴裡沒有什麼味道、整天無精打采，也懶得說話。這個狀況說是病吧，也沒什麼大問題，說沒有病吧，又實在難受。請了很多大夫看，也是吃藥就好點，停藥又反覆，就這樣時好時壞地拖了半年多。後來經人介紹，他們來找羅天益看病。

羅氏把了脈，發現他的脈象是浮數的，重按又沒什麼力氣，正像王叔和《浮脈歌》裡說的那樣：「臟中積冷榮中熱，欲得生津要補虛。」也就是說，他這種病應該用補益的方法醫治。但是，因為他本身的脾胃之氣本來就很弱，這時候如果喝中藥，對脾胃無疑又是一層負擔。

羅氏想了想，便給他用艾灸足三里的方法來補益脾胃之氣，然後適當配合灸中脘和氣海，這樣就可以把恢復的氣血慢慢引上來，到達脾胃的位置，從而達到強健脾胃的目的。

於是，羅氏想了想，便給他用艾灸足三里的方法來補益脾胃之氣，然後適當配合灸中脘和氣海，這樣就可以把恢復的氣血慢慢引上來，到達脾胃的位置，從而達到強健脾胃的目的。灸療後，羅氏囑咐病人回家後要多吃大米、羊肉，以幫助固護胃氣，鞏固治療效果。就用這樣的方法治了一段時間，病人的症狀就都有了改善，又堅持了幾個月，他的不良症狀基本上都消失了。

另外一個例子是楊繼洲在《針灸大成》中記載的：明萬曆7年，行人張靖宸的夫人患了崩漏的毛病，出血不止，全身發熱，感覺全身的骨頭都是痛的，而且煩躁不安，病情看起來十分嚴重。這位張大人與楊繼洲是故交，所以請楊繼洲來為夫人診治。楊氏診脈的時候發現，張夫人兩隻手的寸脈都是浮數的，而且時不時地有停頓。於是他分析，在這之前，夫人一定有過外感風寒的病史，因為風寒化熱，前面的大夫誤用了寒涼清熱的藥物，所以導致中氣大虛，從而引發了這一系列的症狀。雖然疾病的原因是外感病沒有徹底治好，但是現在最主要的問題是崩漏，如果崩漏不止住，陰液大傷，其他的問題解決起來也會變得很困難，於是先用艾草給她進行艾灸，灸了十幾壯（1個小艾柱叫1壯），崩漏就基本止住了。然後，在此基礎上，楊繼洲又給她開了3副羌活湯，用來解決外感的問題。就這樣，在艾灸足三里的基礎上，3副中藥就解決了問題。

現代人如何利用足三里

記得當年在醫院實習的時候，有一天早晨，急診室來了一位病人，得的是「陽強」之症，實際上就是夫妻性生活之後，男性所勃起的陽物不能縮回去，這給病人帶來了很大的痛苦。這位病人本身是學西醫的，他知道如果用西藥極有可能對日後的很多方面都有不良影響，所以拒絕使用西藥，堅持要求用針灸。

説實話，當時急診室的幾個大夫都沒有見過這種狀況，心裡都納悶，最後大家一商量，決定就取足三里，用瀉法，應該會有效果。因為陽強主要是氣血不和引起的，陽明經多氣多血，透過刺激足三里，可以使人體的氣血重新分配，達到氣血調和的目的，從而緩解症狀。

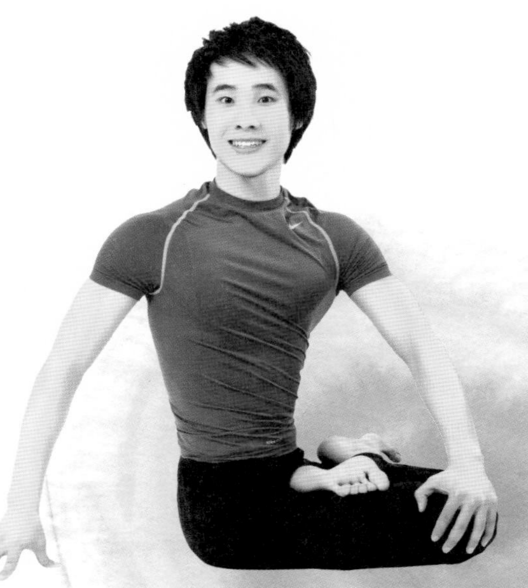

道理想得挺明白，可是針一扎下去，病人反倒嚴重了。大家沒辦法，於是請來了老主任。老主任進來瞄了一眼，用手把針的方向調了一下，十幾分鐘後，症狀居然就消失了，病人欣喜地出了門。

老主任看到我們目瞪口呆的樣子，笑笑說：「看明白了嗎？」我們都搖搖頭，老主任接著說：「你們的思考是沒錯的，差就差在細節上，你看，他一看就是陰莖部位的氣血過分充足，你們的針尖又朝著那個方向，當然越來越嚴重，針尖應該背離病變方向，這樣才能將氣血從病變部位引出來，明白了？」

透過這次的經歷，我們在之後的應用過程中逐漸總結經驗，終於發現，如果是用於脾胃或者是頭頸心肺系統的問題，按摩足三里的方向應該是向上的；如果面對腹部、生殖泌尿系統的問題，則應該是向下按摩。就是這樣一個細節上的差別，就能使我們在使用這個穴位時做到事半功倍。

刺激足三里穴的具體方法

按摩

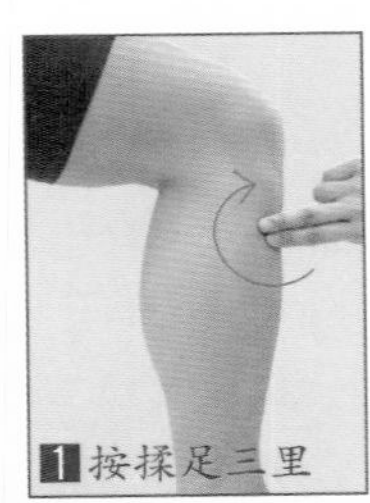
1 按揉足三里

按摩手法

◎按揉法：將右手中指、食兩指指腹放在穴位上，稍微用力，然後在穴位上做有一定滲透力的圓形運動，力道以受力者能耐受為準（圖①）。

◎點法：把右手中指指腹放在穴位上，然後用手腕出力，緩緩地在穴位上進行點按，力道要由小到大，以受力者能夠耐受為準（圖②）。

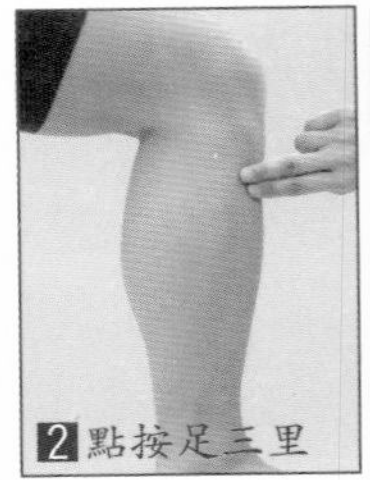
2 點按足三里

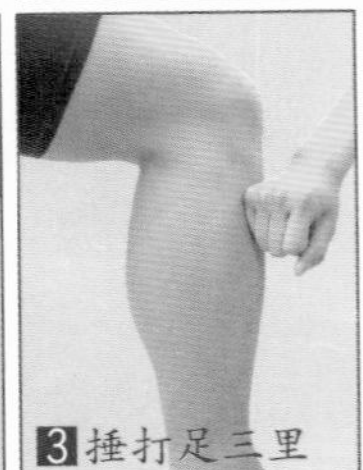
3 捶打足三里

◎捶法：一手握拳，拳眼向外，在足三里處進行捶打。基本的方式是左拳捶右足三里，右拳捶左足三里。要求捶打到小腿局部有痠脹感（圖③）。

具體操作

先用按揉法在穴位上放鬆3分鐘，之後再用點法在穴位上點按150下左右，然後再用捶法在穴位上輕捶50下。

適用病症

胃痛、腹瀉、痢疾、便祕等各種消化系統疾病；膝蓋痛、小腿肌肉痠痛等經脈的問題；此外還可以增強抵抗力。

常用配伍

◎**胃痛**：常配合使用中脘。

◎**腹瀉、痢疾、便祕等消化系統疾病**：常配合使用脾俞。

◎**下肢疼痛**：常配合使用飛揚。

◎**增強體力**：常配合使用關元。

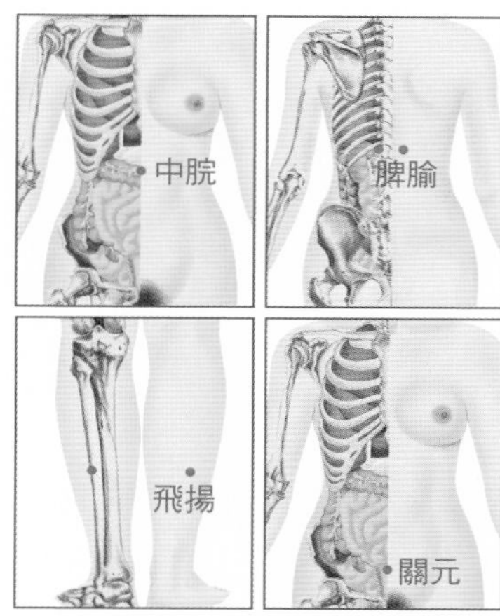

日常宜忌

1.有消化系統問題者注意飲食規律而清淡。

2.下肢疼痛者注意腰部及下肢部的保暖。

3.身體抵抗力差者注意加強體育運動，室內要經常通風換氣。

艾灸

艾灸種類

◎**艾條溫和灸**：左手食指、中指放在足三里的兩側，右手持點燃的艾條，對著穴位皮膚進行燻灸，艾條和穴位皮膚之間的距離為3公分左右，也可根據被艾灸者的感覺進行適當的調整（圖④）。

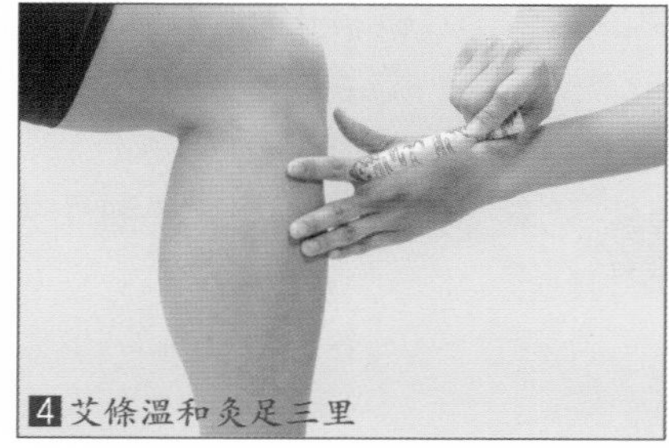
4 艾條溫和灸足三里

具體操作

用艾條溫和灸的方法在穴位上燻灸，時間為15～20分鐘或以患者感到明顯的溫熱感為準。注意，在艾灸過程中要及時將灰撣落，並且不要用嘴吹艾條，要讓其自然燃燒。

適用病症

脾胃消化功能異常，包括食欲不振、食欲亢進等；體質虛弱、容易生病、神情疲憊、精力不足者；衰老性疾病。

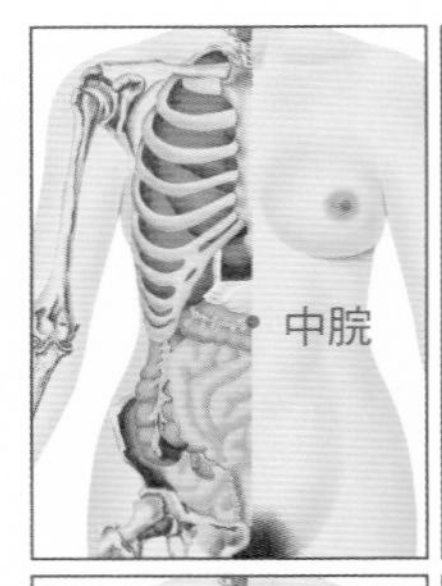

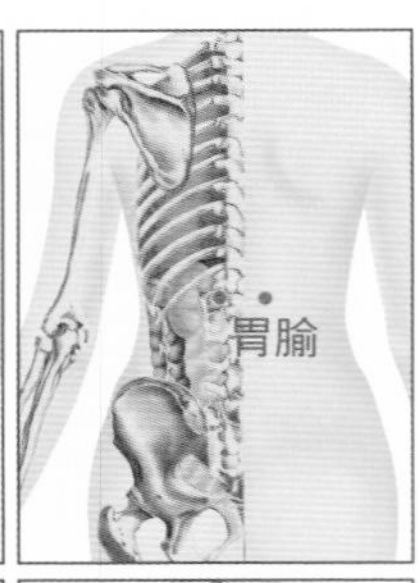

常用配伍

◎**脾胃功能異常**：常配合使用中脘、胃腧。

◎**體質虛弱**：常配合使用關元、腎腧。

◎**延緩衰老**：常配合使用神闕、三陰交。

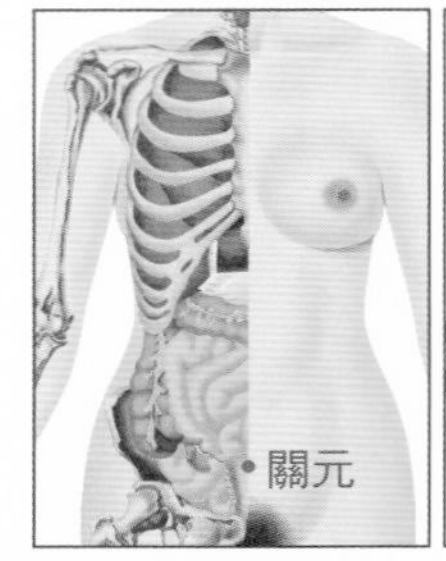

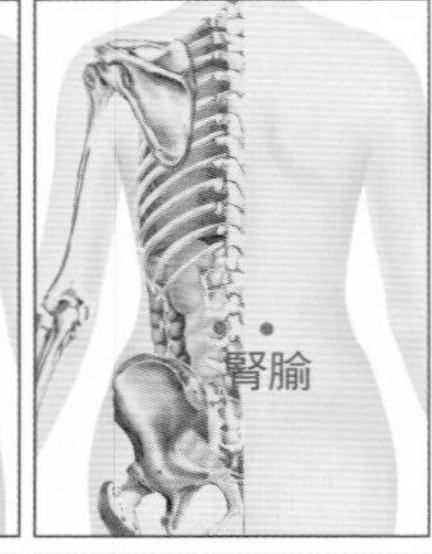

日常宜忌

1.脾胃功能異常分兩種，一種是功能亢進，飲食上應注意不要一次吃很多，應當少食多餐；另一種是功能減弱，在飲食上也要盡量保持飲食規律，不能不想吃的時候就不吃；二者都應飲食清淡以助消化。

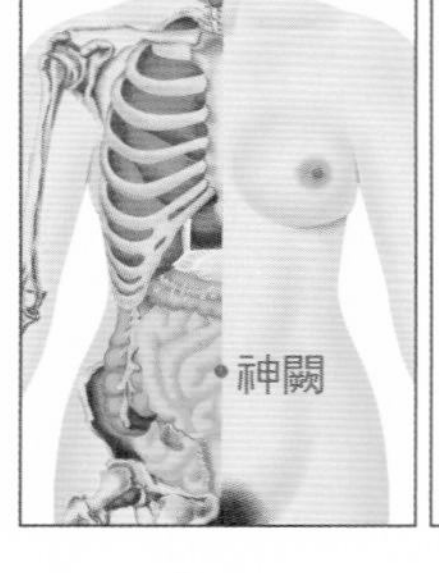

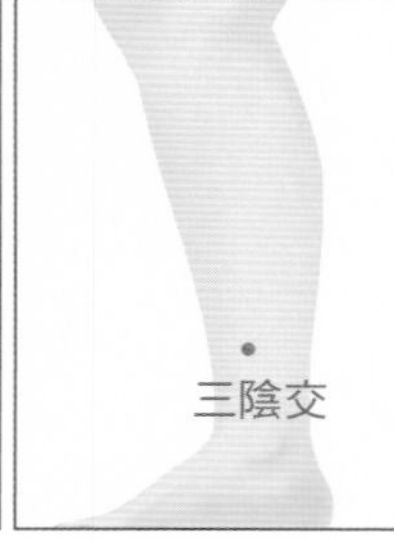

2.體質虛弱者要保證飲食營養，但因為這類人大部分脾胃功能很差，所以補品最好是湯、稀飯等比較易於消化的食物；適當的體育鍛鍊也有利於增強體質。

3.想延緩衰老的人可以多到戶外運動，同時要避免熬夜。

陰陵泉穴

健運脾胃利水濕 陰陵亦去婦科疾

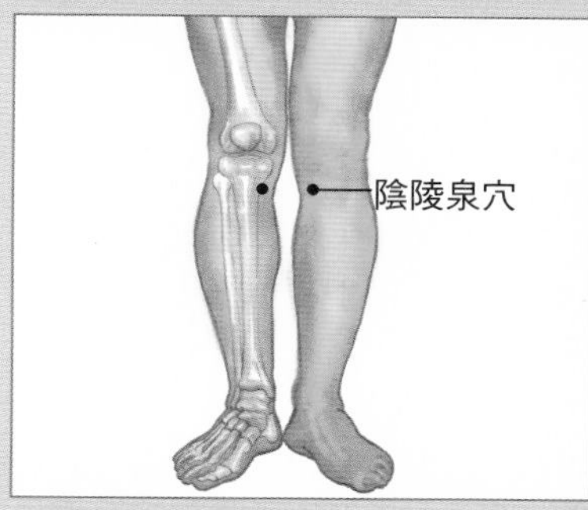

陰陵泉穴名字出處

這個穴位在膝關節的內側，脛骨的上端，髁狀突下面的凹陷中，山陵陰面下面的深泉，所以簡稱為「陰陵泉」。這個穴位是脾經的合穴，所以健脾、祛濕的效果極佳，而且這個穴位位於下肢，「水曰潤下」，所以此穴是全身的治水大穴。

陰陵泉穴位置

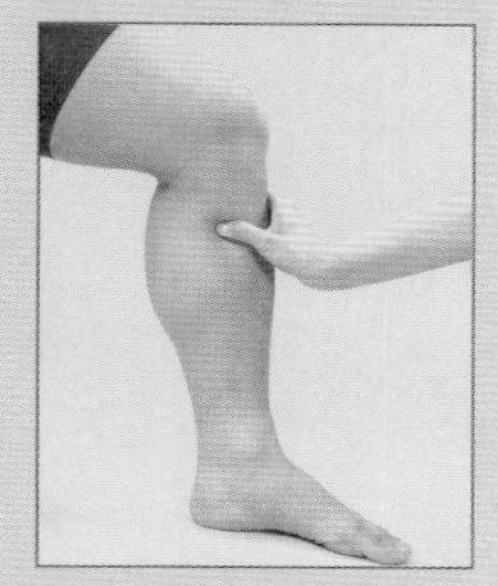

歸經：足太陰脾經。

解剖結構：在脛骨後緣與腓腸肌之間，比目魚肌的起點上，深層血管為大隱靜脈、小腿內側皮神經和脛神經。

定位：小腿內側，當脛骨內側髁後下方的凹陷處。

快速取穴法：沿著小腿內側的骨邊向上推，推到推不動的地方就是這個穴位（右圖）。

陰陵泉穴功效

按摩陰陵泉的作用

健脾消食：按摩陰陵泉對於食欲不振、消化不良、面黃肌瘦、大便溏稀等症有良好療效。

通經活絡：按摩陰陵泉還可以緩解陰經經脈不暢引起的下肢痺痛、膝關節痛等症狀。

艾灸陰陵泉的作用

健脾祛濕：艾灸陰陵泉可以改善各種水濕內停的問題，如水腫、尿瀦留、濕疹、黃疸等。

補脾統血：艾灸陰陵泉還可以改善鼻衄、牙齦出血、皮下出血、月經過多，甚至崩漏等出血症狀。

刮痧陰陵泉的作用

清利濕熱：陰陵泉刮痧可以改善黃疸、濕疹、白帶異常等婦科病和前列腺炎等男科疾病。

陰陵泉穴適用的人群和使用宜忌

陰陵泉作為脾經的合穴，是這條經脈上不可替代的一個大穴，而由於脾有運化食物、運行水液、統攝血液等多方面的作用。所以這個穴位的應用很廣泛。但是，在具體應用的過程中我們也應當懂得根據自己的情況來具體分析應用。

哪些人群適合使用陰陵泉

從年齡上來說，按摩的方法適合所有年齡段的人使用，兒童尤為適宜這種方法；艾灸的方法主要是適合老年人使用，對於一些陽虛體質的年輕人和兒童也可以適當地應用；刮痧的方法則主要是用於青年人，兒童和老年人一般不予應用。

從體質上來說，適合使用按摩的方法的人一般是典型的脾氣不足的體質，表現為少氣懶言、面色萎黃、身上發沉、做事情沒有精神、食欲不振、容易胃脹、大便溏稀、容易出汗、女性月經量多等症狀；適合在這個穴位使用艾灸的方法的人一般有著典型的脾陽不足的表現，除了上述脾氣不足的各種徵象之外，還有怕冷、喜歡吃熱東西、只要一吃涼東西就會拉肚子，甚至大便裡都是沒有消化的食物塊等表現；適合在陰陵泉使用刮痧方法的人一般都有典型的濕熱下注的表現，包括黃疸、陰囊潮濕等問題。

養生專家告訴你 使用陰陵泉需要注意什麼

這個穴位作為脾經最重要的一個穴位，對於全身氣機的調節有著不可替代的作用，所以，在使用時我們還是應當多加注意的。

◎手法操作前，要安置好患者的腿，使患者保持體位舒適，以免造成肢體麻木等不必要的痛苦。

◎因為這個穴位所在的經脈是陰經，所以按摩時手法不要太重。

◎在這個穴位艾灸時，時間不要太長，一般要控制在20分鐘以內。

◎穴位處出現皮膚有疤痕、破損、皮疣等情況時不宜使用刮痧的方法。

不同方法在陰陵泉怎樣使用更合理

進行按摩的時間一般是10分鐘左右，要求穴位有明顯的痠脹感，如果這種感覺能夠傳導到腹部，效果就更好了；艾灸的時間一般為15～20分鐘，以患者感覺舒適為準；而在這個穴位進行刮痧時，一般只需要穴位變紅即可，不要強求出痧。

陰陵泉穴養生小故事

透過上面的介紹，大家對於陰陵泉應當從理論上有了一個比較全面的認識，但是談到實際的應用，可能還是沒有什麼概念，那麼接下來我們就來看一看，古往今來的人們是怎麼應用這個穴位來養生療疾的吧。

我們的前輩如何利用陰陵泉

元代有個姓何的將軍，身材高大魁梧，經常受皇命帶兵征戰。有一年的春天，在行軍中他的腳氣病突然發作了（古代的腳氣跟現在我們所說的腳氣可不是同一個概念，它那時又叫緩風、腳氣、腳弱。大多是因為感受濕邪風毒，或是平時肥甘厚味的食物吃多了，濕邪累積久了就化成濕熱，再流注到腳上從而發展成的）。當時這位何將軍先是腿部痠麻疼痛、軟弱無力，後來整個身體都開始浮腫起來了，渾身痛得一點都不能碰，尤其是小腿和腳部，一雙腳腫得鞋子都穿不上了，騎馬也只能勉強光著腳踩在馬鐙上。到後來，何將軍又出現發熱、嘔吐症狀，什麼東西都吃不下、整個小腹部麻木得都沒有知覺了，而且還胸悶氣喘，到後來甚至發展到神志恍惚、言語錯亂了！

隨著血色由紫黑色逐漸變成鮮紅色，何將軍的浮腫也逐漸消下去了，身體也不再像之前那麼燙了，整個人也安靜地睡著了。

手下的士兵見狀可急壞了，主帥抱病不起，行程勢必要耽擱啊。他們遍訪名醫，終於請來當地一位有名的大夫為他診治。這位大夫查看病情後，當下就用三稜針在他的陰陵泉和腫得比較高的地方刺了幾下，立刻就有紫黑色的血液向外射出，然後又像一串串黑珠子似的流到地上，流出的黑血大概有半公升多。但是可喜的是，隨著血色由紫黑色逐漸變成鮮紅色，何將軍身體上的浮腫也逐漸消下去了，身體也不再像之前那麼燙了，整個人也安靜地睡著了。

取針後，何將軍依然還在熟睡中，大夫不便打擾，便告誡將軍的手下，將軍需要好好休息一下，不要打擾。但是，將軍的腳氣是因濕氣太重引起的，不是短期內能夠徹底治癒的，剛才的治療只是暫時緩解了當時緊急的症狀，要想徹底治療還需要持續很長的一段時間，所以以後每天都要用艾條給將軍艾灸兩條腿上的陰陵泉，而且艾灸之後要讓他喝碗水，並且這一段時間的飲食應當清淡，油膩葷腥盡量少吃。由於將軍一直在征戰中，條件所限使得有時候不能完全做到艾灸治療，所以一年多以後這個問題才算是徹底地被解決。

現代人如何利用陰陵泉

第一個例子是發生在我本科實習的時候。有一次老師帶我去會診一位子宮頸癌術後的患者。這位患者術後沒有辦法自己排尿，吃藥、誘導的方法也都試過了，依然無效。現在患者水腫嚴重，眼腫得只露一條縫了，肚子也鼓起很高，肚臍水盈發亮，下肢浮腫，輕輕按一下小腿，立刻就會出現一個凹坑，皮膚看上去也像是能出水似的，患者已經不大想說話，精神也非常不好，家屬在一旁非常的著急。老師看了她的情況，立刻就給她扎了針，穴位用的是陰陵泉和水分，每隔3～5分鐘行針一次。不到半個小時，病人就開始有便意，於是要求去廁所。起針後她就有了小便，小便一出，肚子很快就癟下去了，這時情況才算是轉危為安。接著，老師囑咐她的家屬，讓他們沒事就給她按摩陰陵泉穴。就這樣，3天後，水腫也都退了，病人的情況也算是穩定了。

還有一個例子是用陰陵泉來治月經不調的。一天，一個胖胖的女孩來門診看病，主要的問題就是月經不調。她說她的月經每個月都會推遲十天以上，而且量特別多，顏色比較暗，還夾雜有血塊。尤其是

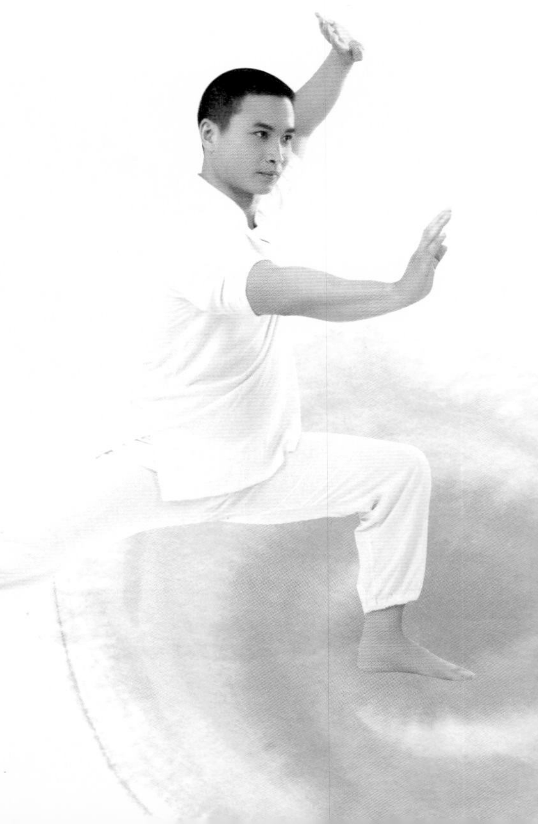

最近剛進入高三，學習壓力變重，各種症狀也變嚴重了。但是家裡人又怕這麼早吃西藥對將來結婚生育有影響，就說想看看用針灸的方法能不能解決。這個女孩的舌苔脈象都是一派水濕內盛的表現，於是我們就選用了艾灸的治療方法，選擇的穴位是氣海、陰陵泉和三陰交3個穴位。治療了2週多，正好趕上她的經期，於是停了一週，等到她再來的時候，她很高興地告訴我們，這一次的時間只推後了3天，而且量也不像以前那麼多了。我們聽了也都很高興。然後按照同樣的方法又繼續治療了一個月，之後兩個月將艾灸的方法改成扎針，這樣總共調理了3個月，這個女孩的問題再也沒復發。

刺激陰陵泉穴的具體方法

按摩

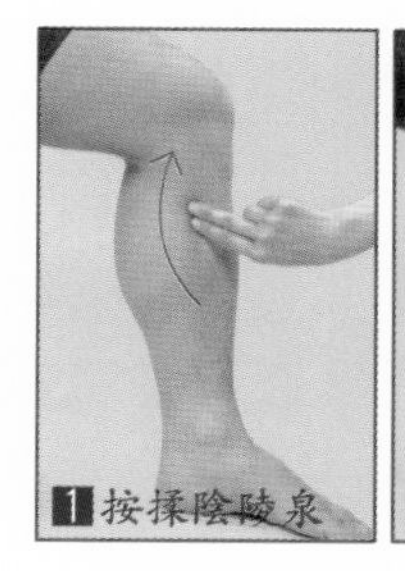
1 按揉陰陵泉

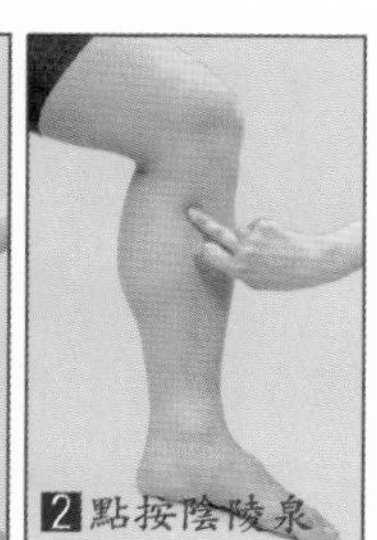
2 點按陰陵泉

按摩手法

◎**按揉法**：將右手中、食兩指指腹放在穴位上，垂直用力，帶動穴位皮膚做有一定滲透力的順時針運動，運動的速度要慢，要求穴位有痠脹感（圖①）。

◎**點法**：把右手中指指腹放在穴位上，然後用手腕出力，垂直地在穴位上進行點按，力道要由小到大，不宜突然用力，以 穴位出現明顯的得氣感為準（圖②）。

具體操作

先用按揉法在穴位上放鬆3分鐘，之後再用點法在穴位上點按100下左右，然後再用按揉法在穴位上放鬆半分鐘即可。

適用病症

此手法可以改善脾氣不足引起的各種症狀。

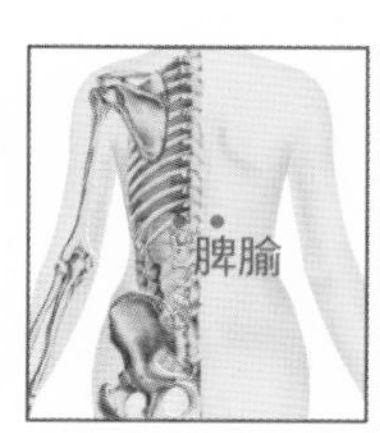

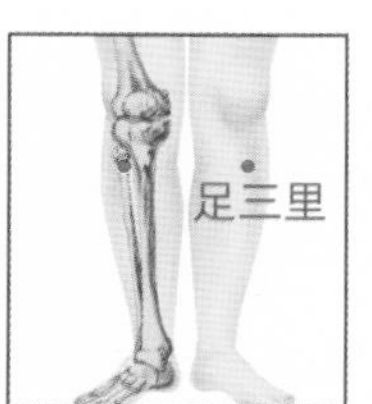

常用配伍

◎**脾氣不足**：常配合使用脾腧、足三里。
◎**下肢不適**：常配合使用犢鼻、三陰交。

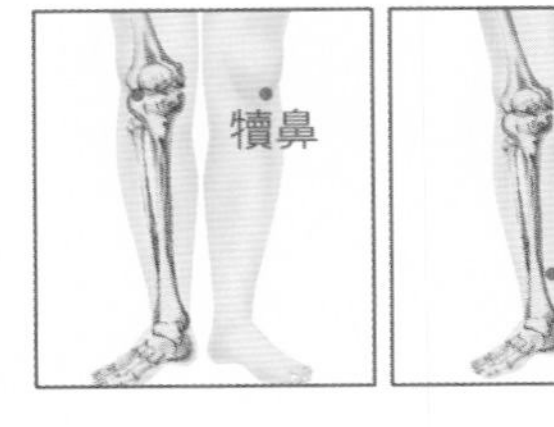

日常宜忌

1.脾氣不足者在飲食上應多吃一些山藥、薏米等有健脾利濕作用的食物；少吃生冷、油膩、辛辣等難消化的食物，如少吃燒烤、消夜等；注意調暢情志，防止思慮過度。
2.下肢經脈不通者要注意保暖，每晚睡前宜用熱水做足浴。

艾灸

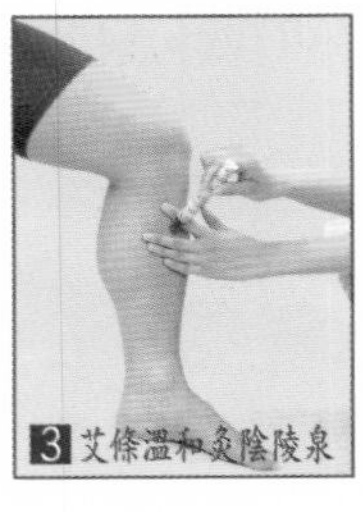
3 艾條溫和灸陰陵泉

艾灸種類

◎**艾條溫和灸**（灸法參考本書第9頁）（圖③）。

具體操作

用艾條溫和灸的方法在穴位上燻灸，時間為15～20分鐘，或者以患者感到溫熱舒服為準。

適用病症

脾陽不足引起的飲食不消化等症狀；脾失健運引起的各種水濕內停的問題；脾不統血所引起的出血症狀；下肢經脈痺阻等。

常用配伍

◎**脾陽不足、脾不統血**：常配合使用脾腧。
◎**水濕內停**：常配合使用水分。
◎**下肢冷痛**：常配合使用足三里。

日常宜忌

1.脾陽不足、脾不統血者不要過度勞累。
2.水濕內停者注意多運動。
3.下肢冷痛者可做熱水足浴。

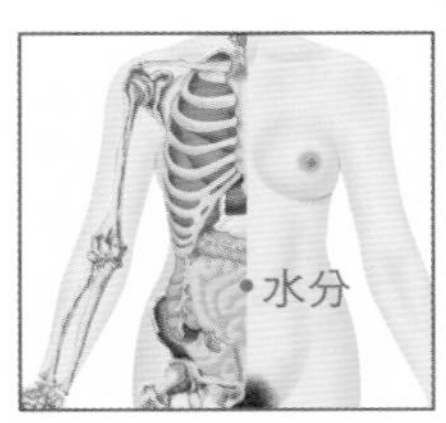

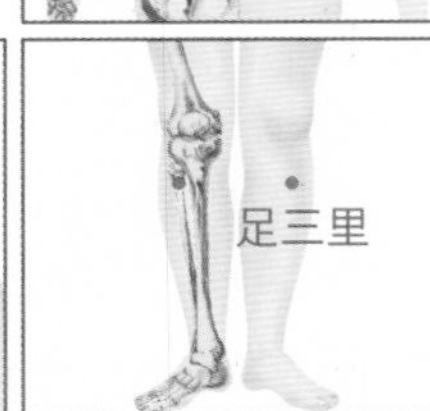

刮痧

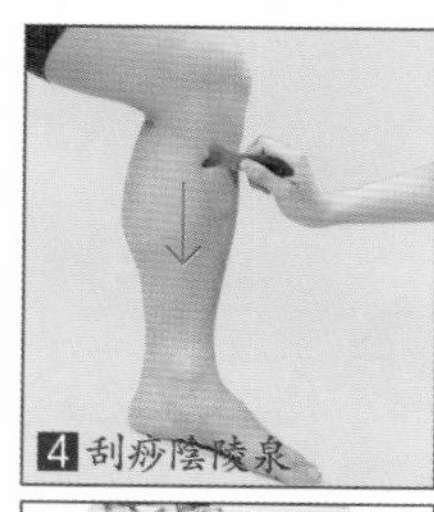
4 刮痧陰陵泉

具體操作

先在穴位皮膚上抹上刮痧油，然後用刮痧板的一角做由上向下地刮拭，直至出現痧點或痧條為止（圖④）。

適用病症

濕熱蘊積引起的婦科疾病和前列腺炎等男科疾病。

常用配伍

◎**黃疸**：常配合使用膽腧。
◎**濕疹**：常配合使用血海。
◎**下肢冷痛**：常配合使用足三里。

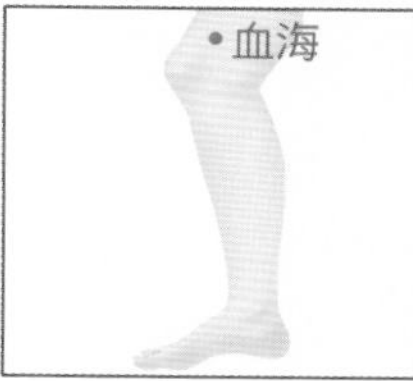

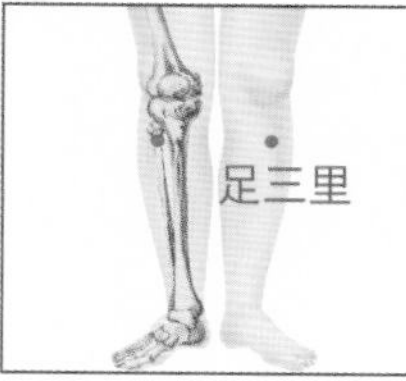

日常宜忌

黃疸患者忌食油膩食物，忌飲酒。

血海穴

養血活血去疹風 溫通血脈祛寒毒

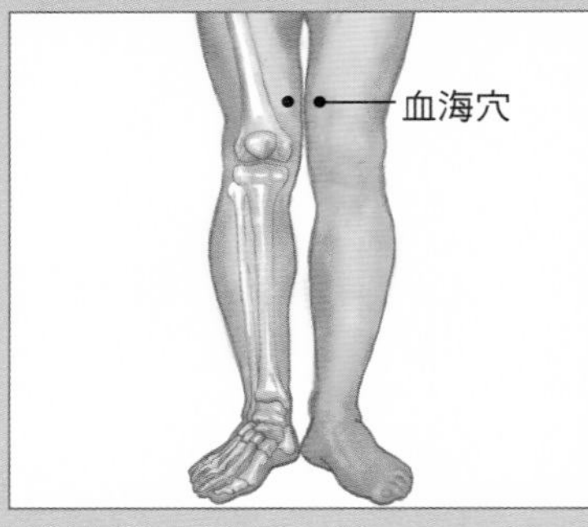

《血海穴名字出處》

「海」，是指水歸聚的地方。這個穴位多用於改善崩漏、經帶以及男女各種血分的病症，把它比喻成治療血分病症的大海，故名「血海」。而中醫中又有「血不利則為水」、「血行風自滅」的說法，所以這個穴位對於各種水濕風邪引起的問題也有很好的療效。

血海穴位置

歸經：足太陰脾經。

解剖結構：在脛骨內上髁上緣，股內側肌中間，血管主要有股動脈、股靜脈的肌支，神經分布是股前皮神經及股神經肌支。

定位：屈膝，髕底內側上2寸，當股四頭肌內側的隆起處。

快速取穴法：屈膝或端坐，另一個人以對側手掌按於其髕骨上緣，第2～5指向上伸直，拇指斜放約呈45°，拇指尖下即是（右圖）。

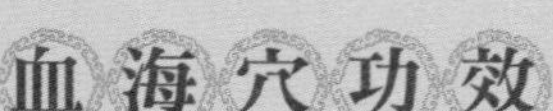

血海穴功效

按摩血海的作用

通絡止痛：按摩血海可以緩解由脈絡痺阻不通，或者經脈血虛失養引起的下肢痺痛、膝關節痛等。

養血消疹：按摩血海可以改善由風邪或濕邪入血引起的各種風疹、濕疹、隱疹、丹毒等。

艾灸血海的作用

補益氣血：艾灸血海可以緩解失眠健忘、頭暈、面色蒼白等氣血虧虛的症狀。

溫通血脈：艾灸血海可以緩解經期小腹冷痛、手足偏涼、膝關節冷痛、下肢冷痛等症狀。

刮痧血海的作用

活血祛毒：血海刮痧對各種風疹、濕疹、隱疹、丹毒等皮膚病有良好療效。

血海穴適用的人群和使用宜忌

所謂「血海」，就是血的匯聚之處，是一個對身體非常重要的穴位。這個穴位的位置在下肢肌肉比較豐厚的地方，使用起來比較安全，所以，幾乎所有的人都可以使用它來進行保健。但是，要想取得理想的保健效果，在具體方法的選擇上，還是有一定的講究的，所以，接下來，我們要跟大家分享的，就是該怎樣正確地使用這個穴位。

哪些人群適合使用血海

從年齡上來說，兒童由於體質嬌嫩，稚陰稚陽，不宜使用補泄過於明顯的保健手段，所以一般只使用按摩的方法；老年人體質偏虛，所以是以艾灸的方法為主，可以配合按摩的方法，一般不用刮痧的方式；青年人體質壯實，所以一般以刮痧的方法為主，可以適當配合按摩的方法。

從體質上來說，適合在血海使用按摩方法的人一般沒有明顯的偏虛或者是偏實的表現，基本只是有失眠、健忘、頭暈、疲倦乏力、面色蒼白或萎黃等氣血虧虛的症狀；或風疹、濕疹等風邪入血的症狀；或月經不調、痛經、閉經、崩漏，以及下肢痺痛等問題。

養生專家告訴你　使用血海需要注意什麼

雖然血海這個穴位的位置比較安全，但是因其使用的方法比較多，適用的人群也各有不同，所以對於下面這些問題，我們還是應當多加注意的。

◎這個穴位的得氣感比較明顯，所以按摩時力道應當適當地輕一點，防止針感太強使人難以接受。

◎這個穴位有明顯的活血作用，月經期和妊娠期女性應用時應當慎重。

◎穴位處有疹子或者有其他皮膚病者不宜使用刮痧的方法。

適合在這個穴使用艾灸的方法的人一般脾陽偏虛，除了會有上述氣血虧虛的各種症狀之外，還會有經期小腹冷痛、手足偏涼等表現。

適合在這個穴位使用刮痧的人多是那些由嚴重的風毒及濕毒引發各種症狀的人。

不同方法在血海怎樣使用更合理

按摩的時間一般是15分鐘，以穴位有明顯的痠脹感為宜；艾灸的時間一般是15～20分鐘，或者以穴位有明顯的溫熱感為宜；在血海刮痧要求出現明顯的痧點或痧條。

血海穴養生小故事

作為調理血證的重要穴位，血海一直不曾被人忽視。古代醫籍中就曾多次記載了有關血海的妙用，現代醫學文獻也頻頻報導血海的養生功效。有了上面對血海的系統介紹，我們不妨再看看下面的例子，以求對這個穴位有一個更為全面的認識。

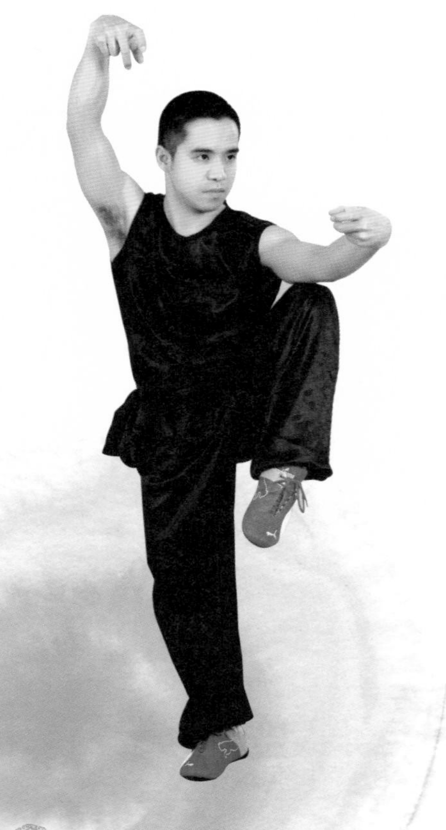

我們的前輩如何利用血海

民國時期的某一個冬夜，人們和大地都在沉沉入睡的時候，一家醫館的門被人用力地敲著。大夫出門一看，敲門的是一個20多歲的年輕人，看見大夫便開始不停地嚷嚷道：「癢死了，癢死了，大夫，救救我。」邊説邊大口喘著氣，還不停地在身上抓癢。大夫趕緊讓他進來坐下，想看一看他抓的地方都有什麼明顯的異常，但是只見他這裡抓一下，那裡抓一把，根本沒有重點，而且身上的皮膚看上去並沒有什麼明顯的異常，但是伸手一摸，大夫心裡就有數了。原來，這皮膚凹凸不平，凸的地方就是起了大風團。大夫就問他是怎麼回事，他說晚上剛睡覺就覺得全身奇癢難忍，先是後背，後來全身都癢了。醫生問他以前是否出現過這種情況，他說有過，但是沒有這麼嚴重，也不定期，但大都在晚上。

這位大夫二話不說，拿著三稜針在他的曲池、血海等共4個穴位上各點刺了一下，然後就看到這些穴位出了一些顏色比較深的血，大夫解釋說這是給他除去血液中的風毒。

醫生又問他，每次出現這種情況的時候，是不是有什麼明顯的誘因。他想了一下說好像沒有。大夫又問他昨天晚上做什麼去了，他說白天去集市賣了幾個自己編的藤蘿筐，回來的路上就買了酒，晚上喝了點酒。大夫說這就對了，酒是辛辣之品，容易動風，而現在天又冷，喝了酒以後渾身暖洋洋的，突然挨著冰冷的被子，皮膚就適應不了，於是就會出現這種風團了。男子仔細一想，還真是，以前幾乎每次發作的時候也都是因為熱乎乎的身子突然鑽進了冰冷的被窩。他就感到很疑惑，便問大夫這是為什麼，還求大夫一定要幫他治好這個毛病，他可不想一直這樣癢下去，那種全身被蟲子咬的感覺真的是太難受了。

這位大夫二話不說，拿著三稜針在他的曲池、血海等4個穴位上各點刺一下，然後就看到這些穴位出了一些顏色比較深的血，大夫解釋說這是給他除去血液中的風毒。結果沒過多久，這個男子就驚喜地發現，自己身上癢的感覺已經比進門的時候好多了，只要不抓，基本上已經不會癢了，他大呼神奇。但是大夫接著就給他潑了冷水，說這只是暫時止住了症狀，他的身體內還是有濕毒和風毒未除，以後很長的一段時間裡，他都不能喝酒，而且每天晚上睡覺之前一定要先把被子焐暖再蓋在身上。除此之外，還要做一個功課，就是每天晚上睡覺前都要按摩自己的血海，這樣堅持個一年半載，問題應該就能夠解決了。這位男子按照這個方法去做了，之後果然就再也沒有出現過這種奇癢無比的症狀了。

現代人如何利用血海

首先是一個皮膚病的例子。有位病人渾身長滿紅色的斑疹，這個病已經困擾了她20多年，用盡各種辦法也一直除不了病根。我們看了她的舌脈，舌質很紅，薄薄的舌苔，脈象則是弦滑有力的，這種情況診斷為銀屑病是沒有問題的。治療時，給她選了血海、曲池，考慮到她年紀較大，又給她選了三陰交。先是用針刺的方法，起針之後，又用維生素B群在血海上進行穴位注射，就用這樣的方法，連續治療一個月以後，她的皮疹就消褪了，之後又隔日一次地進行鞏固治療，為期一個月。後來追蹤一年，未見復發。

還有位小姐，每次痛經都很厲害，一直沒有治好。母親看這樣下去也不是辦法，就帶她來看中醫。我們詢問了一下情況，原來，她每次月經的第1、2天就會痛經，月經量很少，而且血色黑紫，還夾有血塊，每次都要血塊排出後疼痛才能緩解，而且痛經嚴重時會面色蒼白、一直出冷汗。這孩子的舌頭顏色很暗，舌下的靜脈迂曲怒張，脈很弦，一看就是典型的血瘀體質。於是我們給她只用了血海和三陰交這兩個穴位，進針後在她的血海大幅度地提插撚轉，盡量使針感向小腹部傳導，30分鐘後起針，隔天治療1次。3個月後，小姐的痛經有了明顯的減輕，月經量也已變大。又灸治了3個月，痛經完全消失。追蹤一年，未見復發。

刺激血海穴的具體方法

按摩

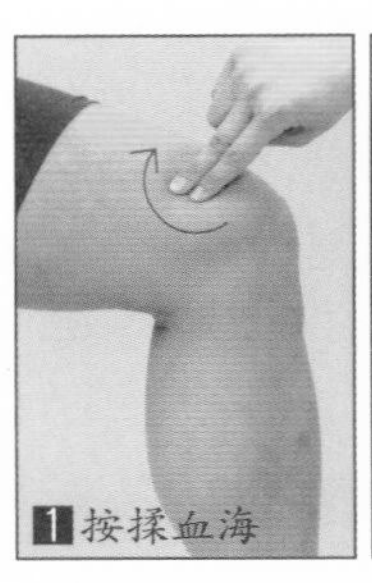
1 按揉血海

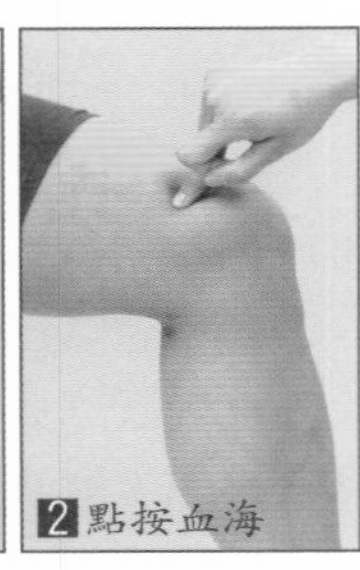
2 點按血海

按摩手法

◎**按揉法**：將右手中、食兩指指腹放在血海上，稍微用力，然後在穴位上做有一定滲透力的旋揉，旋揉的速度要慢，力道以受力者能耐受為準（圖①）。

◎**點法**：把右手中指指腹放在血海上，然後用右手腕部逐漸出力，緩緩地在穴位上進行點按，點按的力道要由小到大，以穴位有明顯的痠脹感為準（圖②）。

具體操作

先用按揉法在穴位上放鬆5分鐘，之後再用點法在穴位上點按100次左右，最後再用按揉法在穴位上放鬆半分鐘即可。

適用病症

脾虛引起的失眠、健忘、頭暈、疲倦乏力、手足發麻、面色蒼白或萎黃等症狀；血液不足引起的月經不調、痛經、閉經、崩漏等症狀；脈絡痺阻不通或是經脈血虛失養引起的各種症狀等；風邪或濕邪入血引起的各種症狀等。

常用配伍

◎**脾虛症狀**：常配合使用氣海、足三里。
◎**血液不足**：常配合使用三陰交。
◎**下肢不適**：常配合使用陰陵泉、陽陵泉。

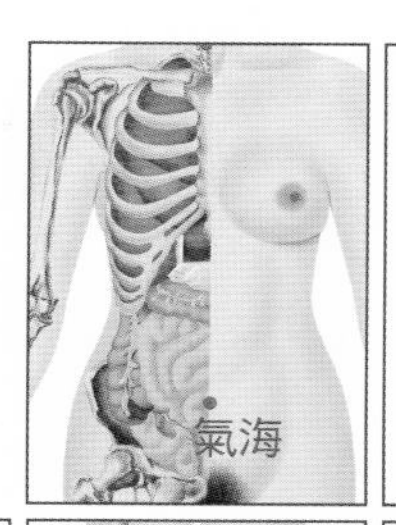

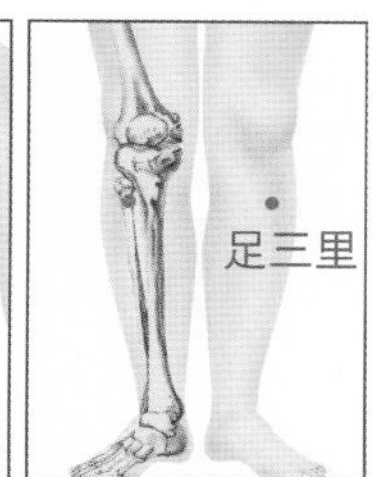

日常宜忌

1.脾虛者注意平時不要過度勞累；調暢心情。
2.血液不足者平時宜多吃些山藥、紅豆、紅棗、花生等補血之品，並忌食生冷。
3.下肢不適者應當注意保暖。

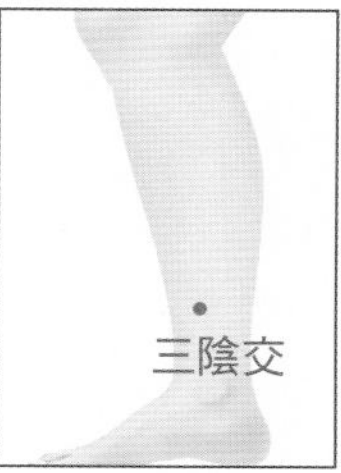

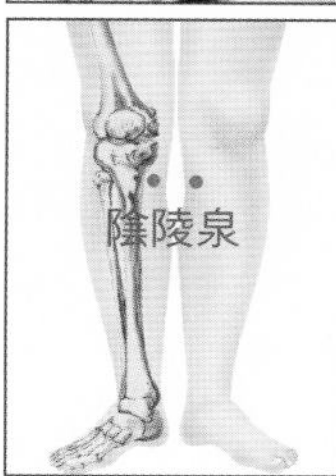

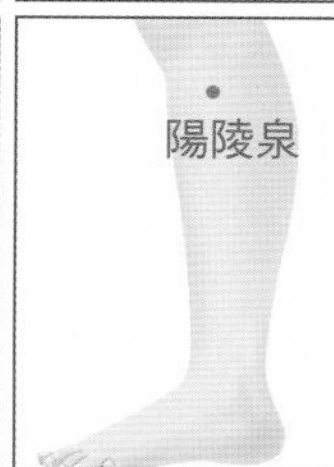

艾灸

艾灸種類

◎**艾條溫和灸**：將左手食、中兩指分開，分別放置血海的兩側，右手持點燃的艾條，對準穴位進行艾灸，艾條和穴位皮膚距離2～3公分，或根據皮膚溫度適當調整（圖③）。

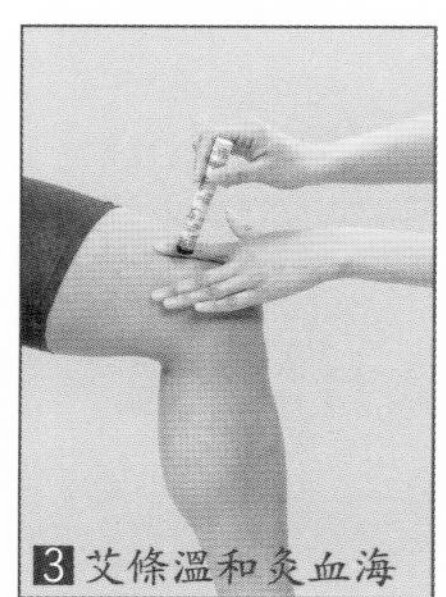
3 艾條溫和灸血海

具體操作

用艾條溫和灸的方法在穴位上燻灸，時間為15分鐘左右，或者以患者腿部有明顯的溫熱感為準。在艾灸過程中要及時將灰撣落，並且不要用嘴吹艾條，要讓其自然燃燒。

適用病症

各種氣血虧虛的症狀；經期小腹冷痛、手足偏涼等症狀。

常用配伍
◎**氣血虧虛**：常配合使用氣海穴、足三里穴。

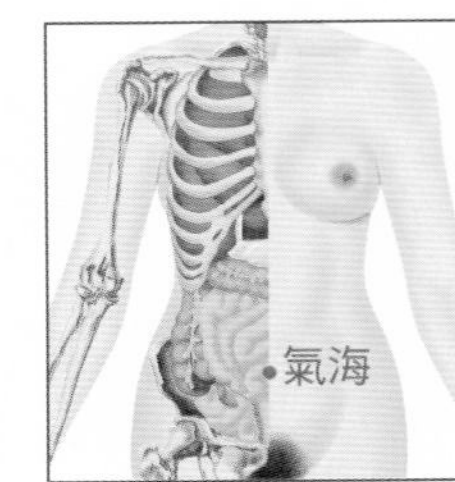

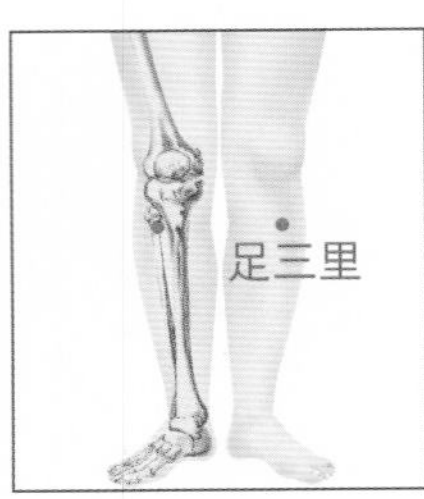

日常宜忌
　　氣血虧虛者可用阿膠、紅棗等進行補益。

刮痧

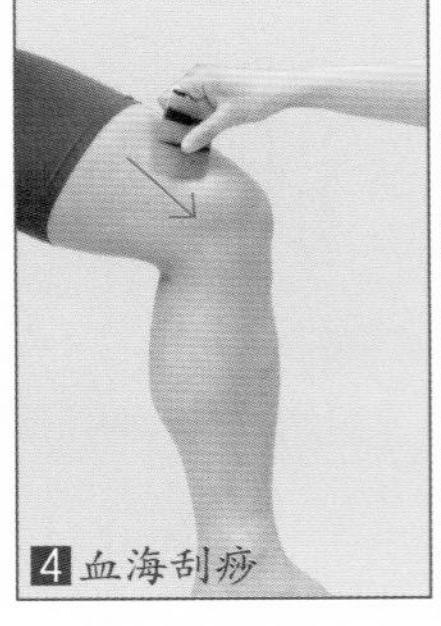
4 血海刮痧

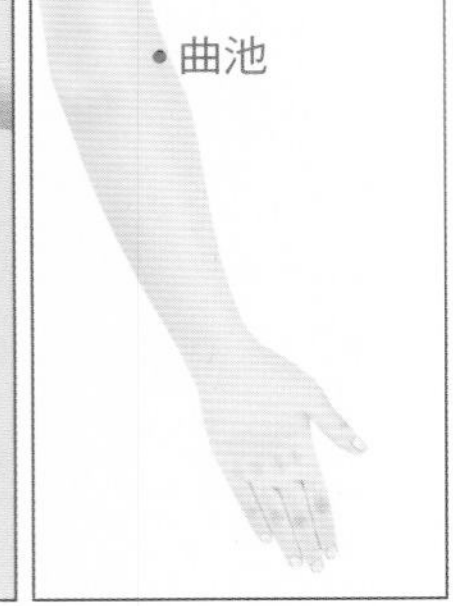

具體操作
　　先在血海皮膚上抹上刮痧油，然後用刮痧板的一角在血海穴皮膚上做由前向後的刮拭，直至出現痧點或痧條為止（圖④）。

適用病症
　　各種皮膚病等。

常用配伍
◎**皮膚病**：常配合使用曲池。

日常宜忌
　　這類患者應忌酒及辛辣食物。

委中穴

泄臟腑熱求委中 清熱瀉火去腫痛

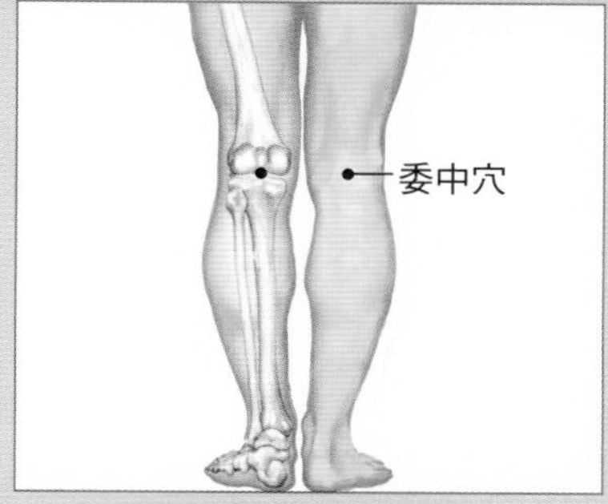

委中穴名字出處

委，委頓、委屈的意思，突然點這個穴位，可以使人雙腿無力，立即跪倒，呈委屈之狀，《靈樞》中說：「委而取之」就是這個意思，再加上這個穴位又在後面關節窩的正中，所以綜合起來，就稱為「委中」。

委中穴位置

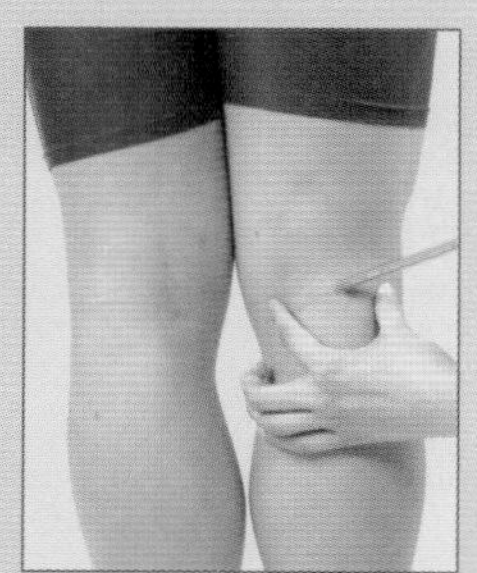

歸經：足太陽膀胱經。

解剖結構：深層是筋膜，血管主要是股膕靜脈、膕靜脈和膕動脈，分布的神經為股後皮神經和脛神經。

定位：位於膕窩橫紋正中，股二頭肌腱與半腱肌肌腱的中間。

快速取穴法：屈腿時，膝關節後側也就是膕窩的位置出現橫紋，而橫紋的中點處就是這個穴位（右圖）。

委中穴功效

按摩委中的作用

舒筋通絡：按摩委中對於各種原因引起的腰痛、背痛、腿痛等都有良好效果。

委中刺絡拔罐的作用

泄臟腑熱：在委中刺絡拔罐可以清泄臟腑的實熱，可有效緩解中暑、高熱、神昏、吐瀉等問題。

清熱涼血：在委中刺絡拔罐可以改善咽喉腫痛、瘡癤、面色紅赤等狀況。

清熱利濕：在委中刺絡拔罐可以改善皮膚瘙癢、濕疹、皮炎、皮癬等問題。

活血散瘀：在委中刺絡拔罐對於急性扭傷、跌仆、閃挫所致的腰痛有立竿見影的效果，對於常見的腰痛、腿痛也有很好的療效。

委中穴適用的人群和使用宜忌

委中是足太陽膀胱經上最重要的穴位之一，也是治療腰背疼痛的第一穴。《四總穴歌》中說：「腰背委中求」，就指出了這個穴位在人體一身穴位中的重要地位。那麼，這樣一個穴位，該怎樣應用才能更加適當呢？又有哪些人適合使用這個穴位呢？這就是接下來我們要討論的。

哪些人群適合使用委中

原則上，委中適合青年人和中老年人使用，兒童一般不用這個穴位。

從年齡上來說，在委中進行刺絡拔罐多用於中壯年人，老年人在情況緊急時也可以使用，但是一定不能常用；在委中進行按摩的方法一般適合老年人使用；兒童在高熱時候可以選擇在委中放血，但是刺激量要小，出血量不能太大，以免在施術中發生意外。

從體質上來說，一般在委中使用刺絡拔罐的人體質都比較壯實，基本上都是人高馬大，即使是小個子，也是很敦實的，並且說話很有底氣，面色一般很紅潤，容易上火，而且這種上火的症狀是很明顯的實火，通常會有某一個部位有紅腫熱痛的表現。另外，有些孩子特別容易高熱，這個時候也可以適當配合在委中點刺放出一點兒血。

適合在委中按摩的人一般身體都比較弱，而且經常會出現腰背疼痛的情況，通常情況下，整個人給

養生專家告訴你　使用委中需要注意什麼

委中深層是膕動脈，是一條比較大的血管，所以在使用這個穴位時，我們應當十分注意。

◎按摩的力道應當輕柔，即使想要加大力道，也應該由輕到重，緩緩加力。

◎在委中刺絡拔罐時要注意，不要刺到膕動脈，拔罐的力道也不宜過大。

◎在委中刺絡拔罐後，24小時之內傷口不能沾水，以防感染。

人的感覺就是無精打采的，渾身沒有力氣，也沒有什麼精神，以中老年人多見。

不同方法在委中怎樣使用更合理

在委中按摩的時間一般以30分鐘為宜，如果時間允許，可以更長；在委中刺絡放血一般以血液布滿中號罐的罐底為準，如果用途是用於退燒，應當以體溫開始下降為準。

委中穴養生小故事

委中作為「四總穴」之一的重要地位我們已經有了初步的了解，有關於它的各方面知識大家也應當心中有數了。那麼，撇開有關於委中的理論不說，讓我們從臨床出發，看一看委中從古到今，在臨床上是如何被應用的。

我們的前輩如何利用委中

清代醫學家俞震的《古今醫案按》中記載了這樣一個跟委中有關的病案：陳孟杼的父親是山東人，有一年的6月，由於不小心受了風寒，當時症狀不是很嚴重，也不很明顯，老人就當是小感冒，只吃了兩副中藥，因為沒有什麼特別不舒服，所以也就沒再去管它。可是誰想，隔年到了2月份，老人忽然就覺得小肚子和腰部痛得厲害，如果老人自己用力地按肚子和腰，疼痛就能稍微減輕一點兒，但只要稍微放鬆，就立刻又痛得死去活來的。陳孟杼趕緊請大夫來給父親診治，所有的大夫都說沒有大問題，吃兩副藥就好，可是十幾個兩副都吃下去了，仍然是沒什麼效果，一家人都十分著急。

盧不遠看了老人的情況，一摸脈便說這是小腸腑病，於是這位盧大夫先給老人在委中刺絡放血，血一放出來，老人居然立刻就不痛了。

後來，陳孟杼聽聞有一個叫盧不遠的大夫，醫術十分高明，於是趕緊派人去請到家中，希望他能有辦法解決父親的問題。盧不遠看了老人的情況，一摸脈便說，這是小腸腑病。（《內經》中說：小腸病者，腰脊控睾而痛。意思就是說小腸腑發生問題，就會出現腰脊部位連同陰部都很疼痛的症狀，這正好和老人的症狀十分符合。

）於是，這位盧大夫先給老人在委中刺絡放血，血一放出來，老人居然立刻就不痛了。但是，當時症狀的消失並不代表病情的根本穩定，所以為了鞏固療效，徹底地解決問題，盧不遠又給老人開了個方子，用羌活入太陽（小腸經），佐以黃柏、茯苓、肉桂等，希望能夠標本兼治，從根本上解決這個問題。老人喝了幾副藥之後，覺得什麼症狀都沒有了，只是腳還有一點軟。盧不遠分析，老人這是因為6月份受了寒，太陽經的表寒沒有祛除乾淨，留在了經脈，時間長了，就進一步向裡到達小腸腑，從而引發疼痛，而原來在夏天感受的寒邪，仍然需要用夏天時的火力幫助，才能使血脈溫通，從而乾淨徹底地祛除病症。果然，到了6月天氣炎熱的時候，他身上先是出現紫斑，然後慢慢地腳上也有汗冒出來了，之後腿軟的症狀就漸漸消失，最後終於可以健步如常了。

現代人如何利用委中

有一年暑假，我媽老是感覺肚子脹脹，我們就帶著她找到我們當地一個很有名的柳大夫，也是我外公的一個老朋友。那天上午我們去得有點晚，所以到的時候已經有很多人了，看了看號，還有二十幾個人才到我們，我們也不好打擾。於是，他們老倆口就出門蹓躂去了，我就靠在診室的門邊上看老先生怎麼給人治病，而這其中就有一個用委中治病的例子。

這個病人是個50歲左右的中年男子，他自己說，年輕的時候因為滑冰跌倒，曾經有過小腿的骨折，當時住院手術、修養、康復一直都做得很好的，後來也一直沒有什麼問題。可是這兩年來，開始慢慢地發現身體的一些不適。每當季節轉換或者是寒冷的夜裡，尤其是冬天的夜裡，骨折的地方都會絲絲疼痛，這種痛有時候是隱隱約約的，有的時候又痛得讓人無法忍受，不吃止痛藥就睡不著。因為之前那些年一直都沒有什麼不對的地方，突然出現這種情況，給他帶來了沉重的心理負擔，生怕自己是生了什麼難治的病，問柳大夫能不能給

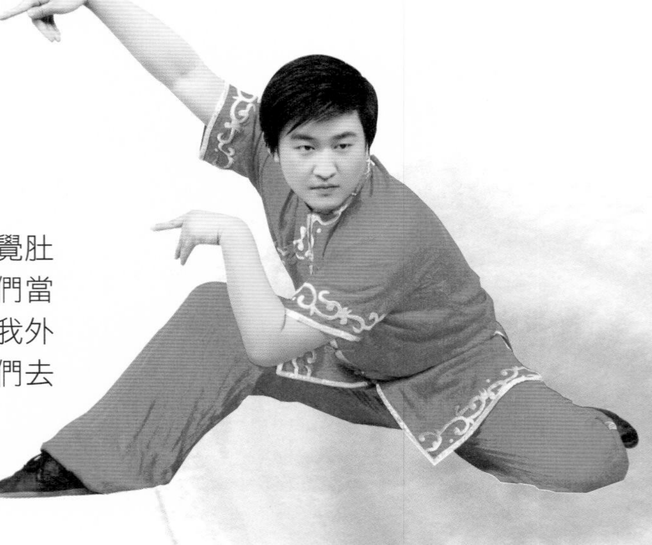

他解決這個問題。

老先生聽了之後，說只要做到兩條，保證半年之內問題就可以解決。一是注意腿部，尤其是受傷部位的保暖，不能貪涼，晚上睡覺前一定要用熱水燙腳；二是每天按摩膝蓋後面的膕窩（委中），按摩的時候用大拇指按壓，一面吐氣一面用力按壓幾秒鐘，每天反覆做150次。我當時心裡就十分疑惑，就算它治病效果好，可是就這樣一種不算治療的療法，能把這個不小的問題解決掉嗎？後來這個患者就走了。我們看完病也回家了。

一年後，有一次我在街上偶然遇到柳大夫，閒聊間，我突然想起了這個病例，於是就詢問後來的情況，老人笑了笑說：「你很懷疑療效是不是？但是我要告訴你，那個人現在情況非常好。我還要告訴你，要相信中醫的效果，不要認為一個穴位解決不了大問題，只要運用得當，一個穴位挽救一條生命是很常見的事。」

刺激委中穴的具體方法

按摩

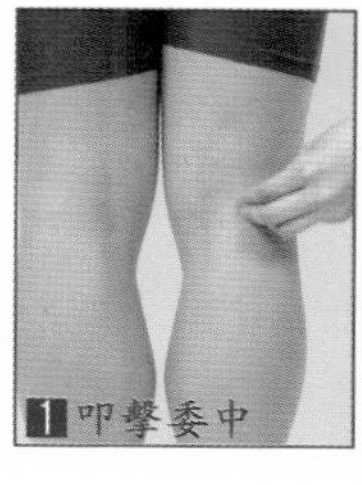
1 叩擊委中

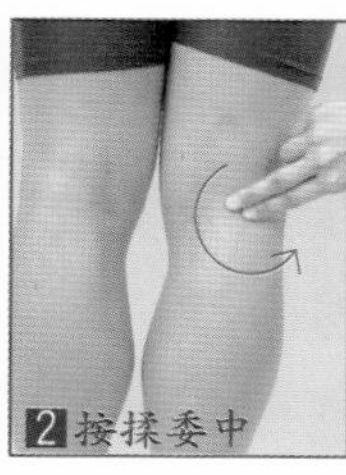
2 按揉委中

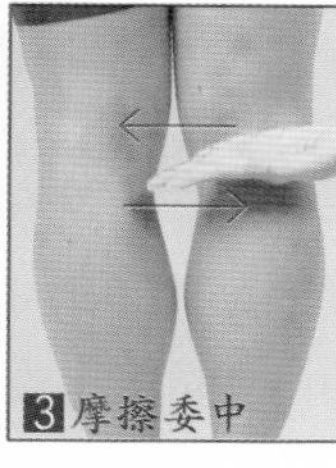
3 摩擦委中

按摩手法

◎**叩擊法**：叩法和擊法的合稱。叩法較輕，用空拳或指端；擊法較重，用拳、掌。叩擊法操作時以腕部活動帶動手部叩擊，快速有節奏，用力又有彈性，力道以受力者能忍受為準（圖①）。

◎**按揉法**：將右手食、中兩指併攏，將指腹放在穴位皮膚上，以適當的力道按壓穴位，然後帶動穴位皮膚做緩慢的逆時針運動，以穴位有明顯的痠脹感為宜（圖②）。

◎**擦法**：5指併攏，用左手小魚際著力於穴位皮膚上，然後在穴位皮膚上來回地做小幅度快速摩擦，直到穴位皮膚發熱發紅為止（圖③）。

具體操作

先用按揉法在穴位上按揉3分鐘左右，然後再使用叩擊法叩擊150次，或者使用擦法，擦到委中的皮膚發紅發熱，最後用按揉法在穴位上放鬆半分鐘即可。

適用病症

由各種原因引起的腰痛、背痛、腿痛等。

常用配伍

◎**腰痛**：常配合使用腎腧、大腸腧。
◎**腿痛**：常配合使用承山、陽陵泉、至陰。
◎**背痛**：常配合使用至陽、天宗。

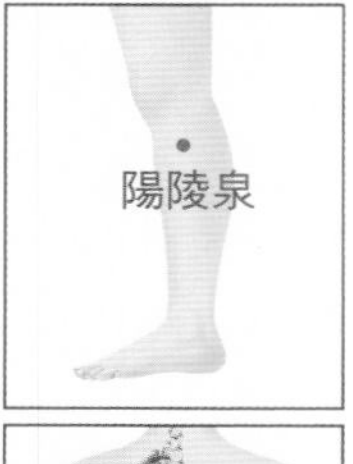

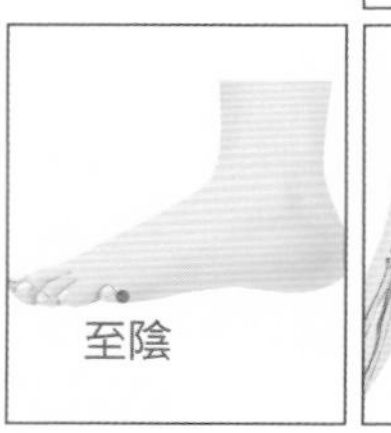

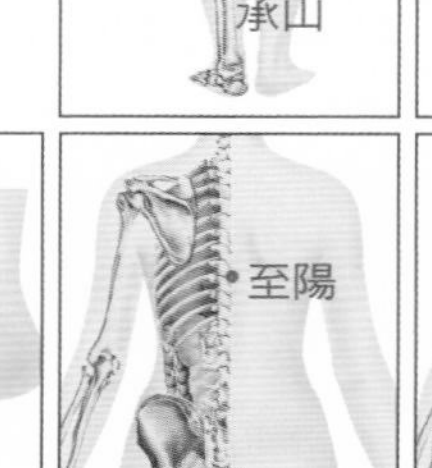

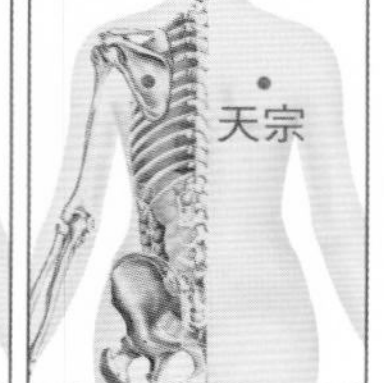

日常宜忌

1.腰痛者平時應當注意腰部保暖；不要長期坐、立，應當時常更換坐姿，如長期久坐、久站工作者，可以利用空餘時間多伸展腰腿，原地進行一些簡單的瑜伽動作。
2.腿痛者應注意腿部，尤其是膝蓋的保暖，年輕女性在寒冷的冬天，不要為了美麗而選擇穿裙子；經常用熱水泡腳也是緩解腿部不適的有效方法，泡腳水的溫度宜38℃～40℃。
3.背痛者注意平時不要保持一個姿勢時間過久，尤其是久用電腦時，要經常站起來聳肩、擴胸或是轉頭。

刺絡拔罐

具體操作

穴位皮膚常規消毒後，右手持三稜針對準穴位迅速刺入0.3公分左右立即出針，此為刺一個點，共刺3～5個點即可。然後點燃蘸95%濃度的酒精之棉球，放進玻璃罐內，停頓1～2秒鐘，待罐中空氣燒完，將罐放在穴位上即可，以患者能耐受為準（圖④）。

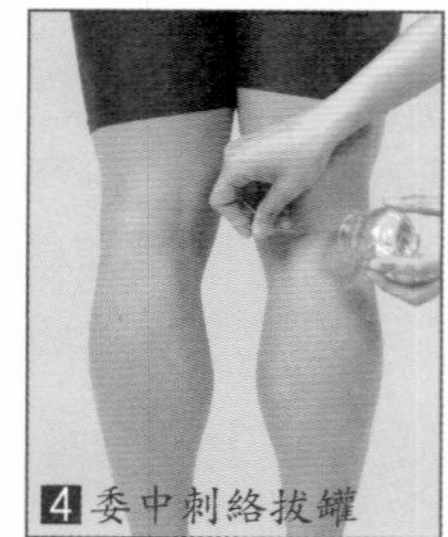

4 委中刺絡拔罐

適用病症

中暑、高熱、神昏、吐瀉等臟腑實熱所引起的病症；熱入營血引起的寒顫、發熱、咽喉腫痛、瘡癤、面色紅赤、皮膚紫癜，甚至牙齦出血、鼻衄等狀況；濕熱引起的皮膚瘙癢、濕疹、皮炎、皮癬、下肢腫脹，以及各種婦科問題；急性扭傷、跌仆、閃挫所致的腰痛、腿痛。

常用配伍

◎**高熱**：常配合使用大椎。

◎**神昏中暑**：常配合使用人中、十宣。

◎**熱入營血**：常配合使用心腧。

◎**濕熱症狀**：常配合使用血海。

◎**急性扭傷**：常配合使用後溪。

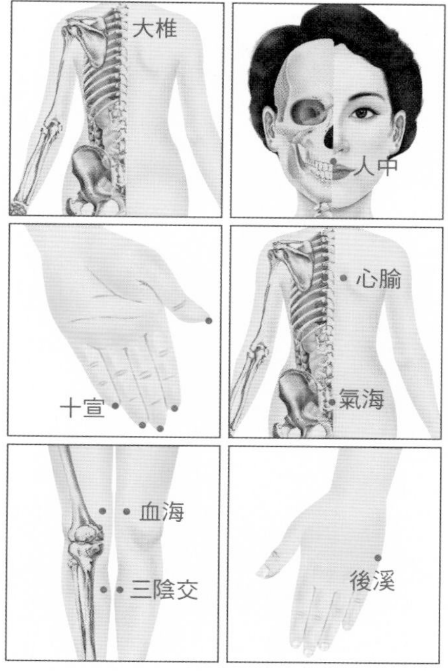

日常宜忌

1.有熱入營血症狀者平時應少吃辛辣食物，多吃蔬菜、水果以及銀耳、藕等滋陰的食物；飲食宜清淡，忌腥羶發物；可以配合至寶丹及紫雪丹。

2.有濕熱症狀者平時多吃薏米等清濕熱的食物；多運動，幫助排出濕熱之邪；少吃雞湯、甲魚以及酒等濕熱重的食品或飲品。

梁丘穴

健胃消食用梁丘 脾胃疾病此穴救

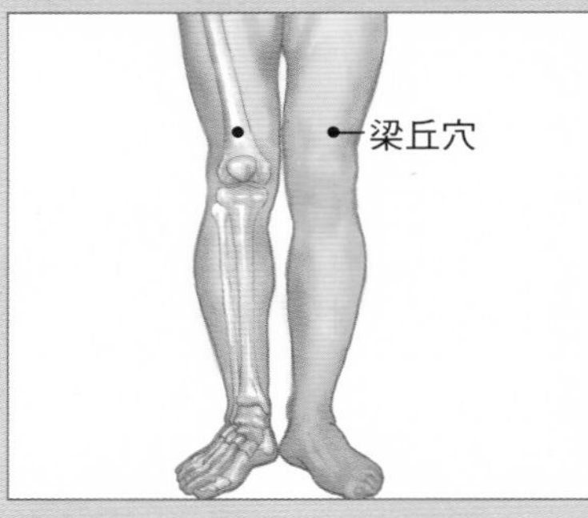

《梁丘穴名字出處》

這個穴位在膝關節上方，在兩筋之間，屈膝取穴。屈膝時，穴下的骨頭像橫著的小梁，肌肉像鼓起的小丘，所以這個穴叫作「梁丘」。這個穴位是足陽明胃經的郄穴，對於胃的各種急症，如急性胃痛、胃痙攣等都有快速緩解的作用。

梁丘穴位置

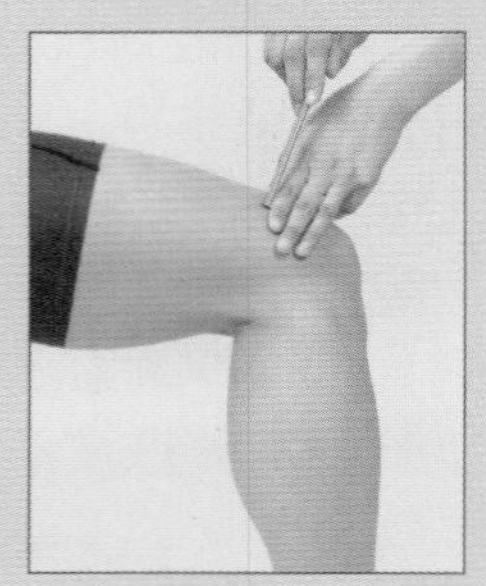

歸經：足陽明胃經。

解剖結構：深層是股直肌與股外側肌，血管主要是股外側動脈的降支，神經分布是股前皮神經和股外側皮神經。

定位：屈膝或取端坐位，當髕底外上緣上3寸，髕底外側端與髂前上棘連線上。

快速取穴法：大腿外側，當髕底外上緣上3指（右圖）。

梁丘穴功效

按摩梁丘的作用

健胃消食：經常按摩梁丘可以產生健胃消食的作用，如對脾胃虛弱引起的各種症狀都能產生非常良好的療效。如果日常生活中出現胃痛、胃脹、消化不良等症狀時，除了用飲食調理之外，還可以用按摩穴位的方法配合調理，如透過按摩梁丘，就能達到緩解疼痛的作用。

緩急止痛：梁丘是急性胃痛、腸痙攣患者的福音，患者們經常按摩此穴，可以對病情產生非常明顯的緩解作用。

疏通經絡：按摩梁丘可以有效調理和改善經脈不暢或腦卒中後引起的各種問題，如下肢痿痺、下肢疼痛、下肢麻木等。

梁丘穴適用的人群

梁丘，胃經的郄穴，一直以來都被人們大量地應用到胃痛，尤其是急性胃痛的治療上，但是，透過上面的介紹我們知道，它的作用遠不僅如此，它還可以被大家更廣泛地應用到日常的保健活動中去，但是，如何正確、恰當地使用這麼一個具有如此廣泛作用的好穴呢？接下來我們就來解決這個問題。

什麼年齡段的人適合使用梁丘

原則上，兒童和年輕人比較適合按摩此穴。

什麼體質的人適合使用梁丘

◎**脾胃虛弱**：主要表現為平時少氣懶言、形體瘦弱、面色蒼白或面色萎黃等；經常會感覺胃部不舒服，如胃脹、胃痛、胃酸過多、食欲不振、消化不良、便祕或者腹瀉等，有時還會出現嘔吐、噯氣等胃氣上逆的症狀。

◎**胃腸攣急**：這一類型的人一般見於工作時間不固定、不能正常飲食的人，而且這部分人脾氣大部分都比較急躁，容易發脾氣，吃起飯來從來不注意養生，有時候不吃，有時又暴飲暴食，而且吃飯的口味偏重，辛辣的食物是他們的最愛，一旦發生胃腸痙攣，疼痛劇烈，來勢突然，如果治療得當，去得也快。

◎**脾陽不足**：這一類型的人除了有上述脾胃虛弱的症狀之外，還有比較明顯的脾陽不足的表現，比如食欲不振、嘔吐清水、胃中有振水感、大便稀溏，甚至消化不良等。

◎**減脂瘦身**：對於想要減肥的女性而言，這個穴位也是一個不可多得的好穴，因為長期按摩或者艾灸此穴可以有效地預防脂肪的堆積，對已經堆積下來的脂肪也有很好的消脂、減脂作用，而且長期使用，對於改善膚色暗沉也有著意想不到的效果。

養生專家告訴你　使用梁丘需要注意什麼

◎按摩前要讓患者處於比較舒適的體位，沒有固定要求的體位，以免按摩時體位不當造成下肢的不適。

◎使用梁丘進行急性止痛時應當注意，使用梁丘按摩只能取得一定的緩解作用，使病情暫時穩定下來，當疼痛止住之後，應當立即將病人送到醫院，徹查造成疼痛的原因，然後針對原發病做針對性治療。

梁丘穴養生小故事

有一次假日的時候我坐火車回家，車廂廣播說，13號車廂的一名乘客突然生病了，我急忙到了13號車廂。一進車廂就看見小姐躺在座位上，周圍的人都個個愛莫能助地圍著。小姐大概15、16歲的樣子，側著身子躺著，弓著腰，手捂著肚子，面色蒼白，額頭上還滲著汗珠，閉著眼睛呻吟著，眼淚順著眼角往下流，旁邊還有一些清稀的嘔吐物。我一看，心裡就踏實了很多，不是休克，不是心臟病，只是常見的胃痛，沒什麼危險。

我擠進人群，先請火車上的乘客騰出一定的空間，以使空氣更流通一些，然後再仔細地查看了一下小姐的情況。看完後，我心裡對小姐的病症有數了。這孩子平時身體就應該比較虛弱，腸胃也不大好，今天趕火車，估計是沒吃東西，上了車又喝了點冷飲，周圍空氣又不好，大家這麼一擠，孩子身體就不舒服了。於是，我把小姐的褲管撩起來，露出膝蓋上面的位置，然後用手當針，在她兩邊的梁丘上用力地按壓。過了一會兒，這孩子就慢慢地開始說話了，並感覺好一點了，不像剛才那麼痛了。我讓她喝了一杯熱水，然後又給她繼續按壓穴位，這樣按了大概有半個多小時，孩子臉色才恢復了紅潤。我又囑咐她以後不能再喝涼水了。然後，我就帶著我的行李，又穿過層層的人牆回到我的9號車廂去了。

於是，我就讓她把褲腿撩起來，露出膝蓋上面的位置，然後用手當針，在她兩邊的梁丘上用力地按壓。過了一會兒，這孩子就慢慢地開始說話了，並感覺好一點了，不像剛才那麼痛了。

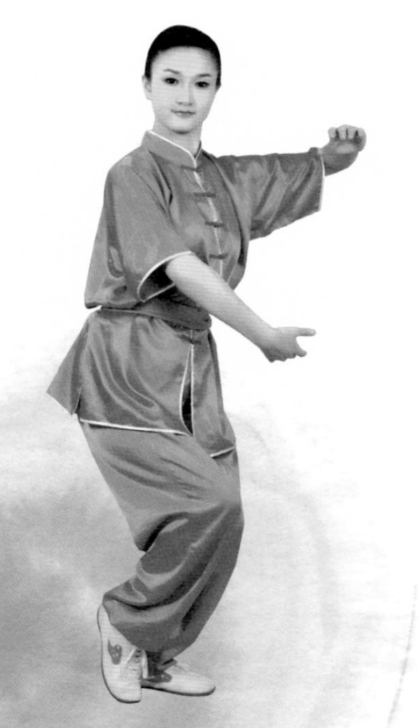

刺激梁丘穴的具體方法

按摩

按摩手法

◎**按揉法**：將右手的中、食兩指指腹放在梁丘上，由輕到重用力，然後在穴位上做有一定滲透力的旋揉，速度要慢，以穴位產生強烈的痠脹感為準（圖①）。

◎**點法**：把右手中指的指腹放在梁丘上，然後用手腕出力，緩緩地在穴位上進行點按，力道要由小到大，以穴位產生明顯的痠脹感並向上傳導為準（圖②）。

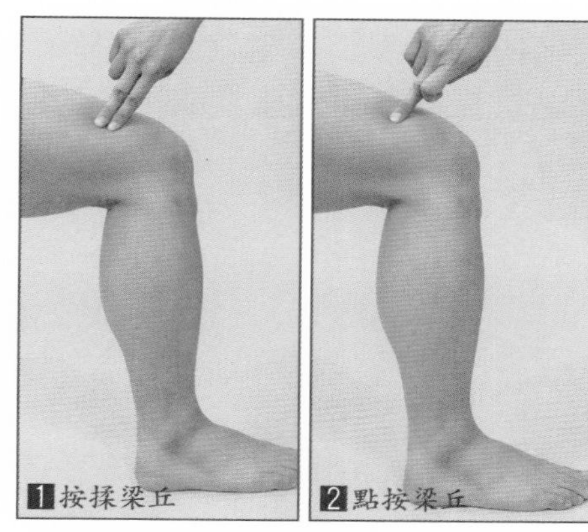
1 按揉梁丘　2 點按梁丘

具體操作

先用按揉法在穴位上放鬆3分鐘，之後再用點法在穴位上點按150次左右，最後再用按揉法在穴位上放鬆半分鐘即可。

適用病症

脾胃虛弱引起的各種症狀；急性胃痛、腸痙攣；經脈不暢或者腦卒中後引起的各種問題等。

常用配伍

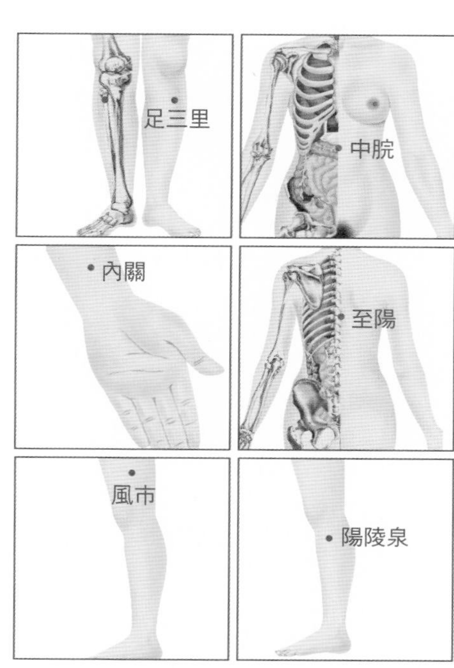

◎**脾胃虛弱**：常配合使用足三里、中脘。

◎**急性胃痛**：可常配合使用內關、至陽。

◎**下肢痺痛**：可常配合使用風市、陽陵泉。

日常宜忌

1.脾胃虛弱者應飲食清淡，忌食辛辣、油膩、生冷等不易消化的食物；多吃小米、山藥等有健脾作用的食物；多喝湯、稀飯。
2.急性胃痛者可以適當飲用熱的紅糖水。

丰隆穴

化痰清竅第一穴 通絡消食是一絕

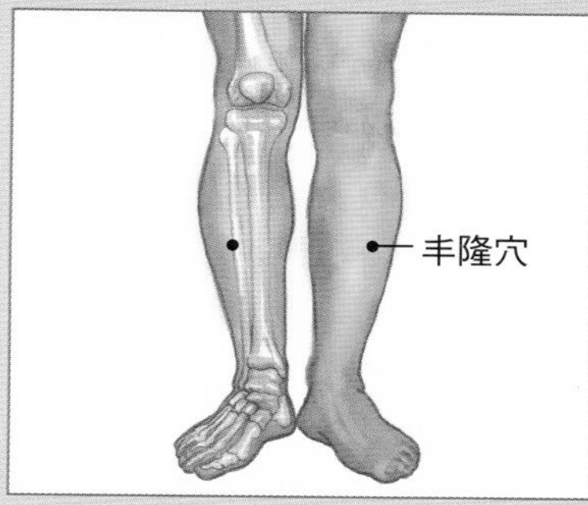

丰隆穴名字出處

「丰隆」是雷神的名字。這個穴位能清除一切痰飲及一切令人昏蒙不清的東西，就像驚雷能夠衝破雲層一樣，所以中醫就把這個穴位比喻成驚雷，因而用雷神的名字「丰隆」來為它命名。這個穴能夠調動胃氣，帶走痰飲。一穴兩得，是人體重要的調胃、祛痰的效穴。

丰隆穴位置

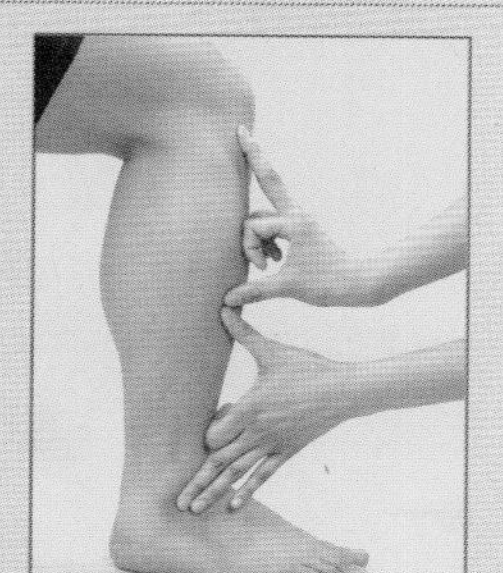

歸經：足陽明胃經。

解剖結構：在趾長伸肌和腓骨短肌之間，血管是脛前動脈分支，神經主要是腓淺神經。

定位：在小腿前外側，當外踝尖上8寸，脛骨前緣外開2橫指。

快速取穴法：脛骨前緣外開2橫指，外膝眼和外踝尖連線的中點（右圖）。

丰隆穴功效

按摩丰隆的作用

健胃消食：按摩丰隆可以有效調理和改善腹脹、消化不良、食欲不振、便祕等症狀。

化痰清竅：按摩丰隆可以緩解一切由痰飲引起的頭昏、頭痛、眩暈、癲癇、狂躁、痰多咳嗽等症。

通絡止痛：按摩丰隆可以有效緩解下肢痺痛等。

艾灸丰隆的作用

溫化寒痰：艾灸丰隆對於有痰飲又偏寒的人出現的胃寒肢冷、吐痰清稀都能緩解。

刮痧丰隆的作用

清化熱痰：丰隆刮痧可以緩解痰熱蒙竅所引起的癲癇、狂躁、咳吐黃色黏痰等問題。

丰隆穴適用的人群和使用宜忌

丰隆是人體治痰第一要穴，對於人體各種原因導致的痰飲、水飲、懸飲等症都有顯著的療效，所以保健作用十分豐富，臨床應用也非常廣泛。但是，在使用時，哪些人適合應用？怎樣應用？這些都大有講究。

哪些人群適合使用丰隆

從年齡上來說，在丰隆使用按摩法幾乎適合於所有的人；在這個穴位使用艾灸的方法則比較適合中老年人；刮痧法一般只應用於青壯年人。

從體質上來說，按摩丰隆適合有痰濕困擾的人使用，主要的體質特點是：頭昏、痰多咳嗽、四肢沉重、舌苔厚或者厚膩，脈滑。

適合在丰隆使用艾灸的方法者多為體內有痰但體質又偏寒的人，主要表現為嘔吐清水痰涎、四肢偏涼、胃裡總是有脹脹的感覺，嗓子裡總有吐不完的痰，大便一般是黏糊糊的，而且大便中有腥味；適合在丰隆使用刮痧的方法的人多為體內有痰但體質偏熱者，他們除了有痰飲的表現之外，還具有痰是黃而黏的、面色發紅、經常伴有狂躁等精神症狀。

不同方法在丰隆怎樣使用更合理

按摩的手法應當由輕到重，按摩時間通常為20～30分鐘；艾灸丰隆的時間也可以根據個人體質而適當調節，一般在15分鐘左右。

而在丰隆刮痧的力道要根據患者體質情況而定，一般熱性病、體質較強的病人宜大面積、大力道、快速地刮，以求刮出較多的痧點；而寒性病、體質較弱的病人宜小面積、小力道、速度稍慢地刮，刮出的痧點不宜太多。

養生專家告訴你　使用丰隆需要注意什麼

◎在進行操作前，要安置好患者的腿，使患者保持體位舒適。

◎按摩時手法要由輕到重，不可使用暴力，尤其對於嬰幼兒和年老體弱者更應如此。

◎艾灸丰隆的時候要注意溫度，謹防燙傷，時間一般控制在10～15分鐘。嬰幼兒最好不超過10分鐘。

◎穴位處有皮膚病或外傷的病人不能使用刮痧的方法。

◎刮痧不用刻意求痧點，一些氣血虧虛的病人一般不宜出痧。

丰隆穴養生小故事

俗話說：「怪病多因痰作祟」，所以一旦有疑難怪病，醫生首先都會考慮痰飲的問題。而丰隆作為人體祛痰第一大穴，自然也就會經常地被人們應用到臨床和實際的生活當中，來解決各種各樣的奇症怪病。

首先為大家講述的是一個用丰隆治療高血壓的病例。這位姓楊的女性患者56歲，兩個多月前突然出現頭昏乏力、心中悸動不安、午後潮熱等症狀，後來到醫院一檢查，確診為高血壓。這兩個月以來，換過各種治療高血壓的西藥，但是血壓控制得並不理想，嚴重的時候收縮壓達到190～200毫米汞柱，舒張壓在110毫米汞柱上下，所以到中醫院來看看有沒有什麼辦法能把血壓控制在一個比較理想的範圍裡。這位病人的舌質發紅，舌苔薄黃，脈象弦數，屬於典型的陰虛陽亢夾有痰熱的徵象，所以我們給她確定的治療原則是平肝潛陽、祛痰醒腦，取丰隆和曲池，用瀉法針刺，留針40分鐘，每隔10分鐘行針一次，隔日治療一次。

治療了10次之後，患者症狀有所減輕；頭暈、乏力症狀有所改善；潮熱減輕；心悸、失眠症狀都消失了；血壓降至160/90毫米汞柱。又繼續治療了20次，所有的症狀都消失了，血壓也控制在130/85毫米汞柱。追蹤1年，除了偶爾心情不暢、熬夜時，血壓有大的波動之外，其餘時間都控制在一個比較平穩的狀態。

我們決定使用艾灸的方法幫她調整全身的血脂，所以我們讓她持續每隔一天來艾灸一次，穴位就只是兩個丰隆。

下面這個例子是利用丰隆來調節血脂的。這位女性患者姓梁，就診的時候53歲，身體非常胖，反應也很遲鈍，一副疲憊不堪、少氣懶言的樣子。她說自己頭痛、眩暈已經3年多了，這半年更是有加重的跡象，不但頭痛，頭還發脹，尤其是後頭和頸項部更是嚴重，每次遇到不開心的事，或者受到什麼刺激時，這些症狀就會加重。前不久，患者感覺實在是太難受了，就到醫院去檢查，這一查不要緊，嚇了她一跳，原來膽固醇、三酸甘油酯等指數都很高，而且已經確診為腦動脈硬化和高血脂了，醫生給她開了一大堆的藥，可是吃了一段時間，不但沒見什麼效果，胃裡更是難受，所以，她準備改變醫法，從中醫入手，來徹底整頓她的身體狀況。

根據她的身體狀況，我們決定

使用艾灸的方法幫她調整全身的血脂水平，所以我們讓她持續每隔一天來艾灸一次，穴位就只取兩個丰隆，過了十多次，她自己主動提出，說每次就為了灸兩個穴位跑這麼遠，實在是很麻煩，她能不能自己在家做灸法，我們欣然同意，告訴了她正確的取穴方法，以及艾灸過程中的一些細節，然後囑咐她兩個月之後去醫院複診，給我們一個檢查結果。

兩個月後，她到當地醫院做了體檢複查，結果非常好，各項指數都降到正常值範圍內，當時那個醫生還一直表揚她配合得好，治療效果如此理想，其實她根本就沒吃西藥。

上面這兩個例子都是用丰隆治療無形之痰的案例，下面我們再來介紹一個用丰隆治療有形之痰的例子。

前兩年，我大伯家的孫子結婚，我們一家參加他的婚禮。我看到大伯一直不停地在「拉風箱」，不僅一個勁兒地喘，喉嚨裡還老是有「呼嚕呼嚕」的聲響，於是我毛遂自薦，主動地要替他治這個毛病。

透過察看，我發現這位大伯的舌質是淡胖的，舌苔白膩，脈象浮緊而且滑數，一看就是早期表邪未淨，夾雜著痰飲，停於肺中，長此以往，耗散肺氣，造成惡性循環。這種情況下，去除始發原因，也就是痰飲，是首要問題，這個問題解決了，再將肺氣一補，問題就徹底解決了。

因為正好我也要在當地住幾天，所以我每天都會跑過去給他扎針，穴位很簡單：丰隆、中脘、足三里，其中在丰隆用重手法，使針感傳滿整個小腿。結果扎到第4天的時候，剛起完針，他就開始大聲地咳嗽，之後就開始咳痰，最後，在一陣連著一陣的咳嗽之後，他咳出一塊大拇指指甲那麼大的、看著發灰的黏痰，之後就說輕鬆多了。我想，大概就是這一塊痰堵了他十幾年。

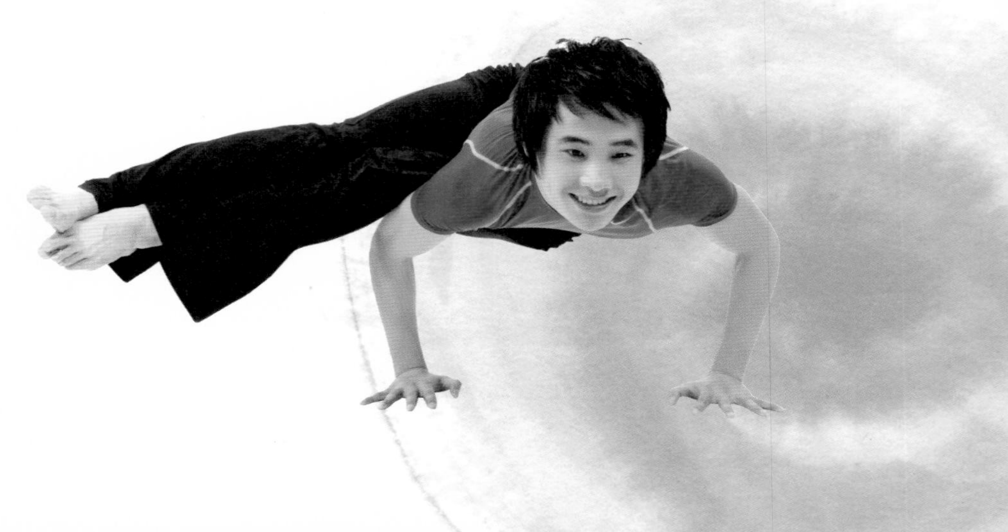

之後，我又給他開了幾副補益肺氣的中藥讓他繼續鞏固療效，並囑咐他每天都要按揉丰隆。這樣，持續了半年之後，他打電話告訴我父親，說他的喘已經完全好了，還說幸好當初讓我試了試，沒想到一試就好了，不然這病還不知道要纏他多久呢。

刺激丰隆穴的具體方法

按摩

按摩手法

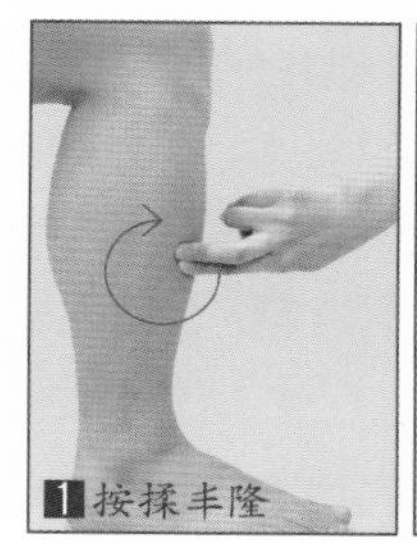
1 按揉丰隆

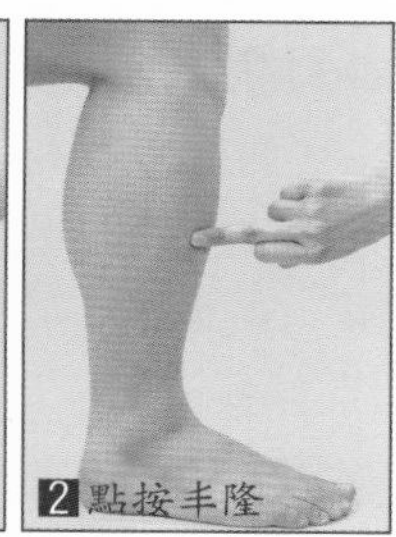
2 點按丰隆

◎**按揉法**：將右手中、食兩指指腹放在穴位上，垂直用力，做有一定滲透力的旋揉，旋揉的速度要慢，要求穴位有比較明顯的得氣感（圖①）。

◎**點法**：把右手中指指腹放在穴位上，然後用手腕出力，緩緩地在穴位上進行垂直點按，力道要由小到大，以丰隆出現明顯的痠脹感為宜（圖②）。

具體操作

先用按揉法在穴位上放鬆3分鐘，之後再用點法在穴位上點按100下左右，然後再用按揉法在穴位上放鬆半分鐘即可。

適用病症

腹脹、消化不良、便祕等症狀；下肢痺痛；痰飲引起的頭各種症狀。

常用配伍

◎**胃腸不適**：常配合使用足三里、內關。

◎**下肢部痺痛**：常配合使用陽陵泉。

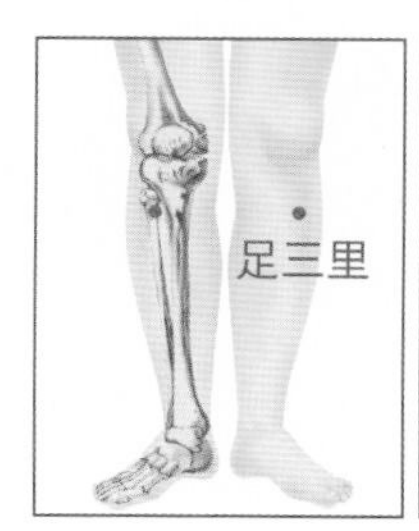

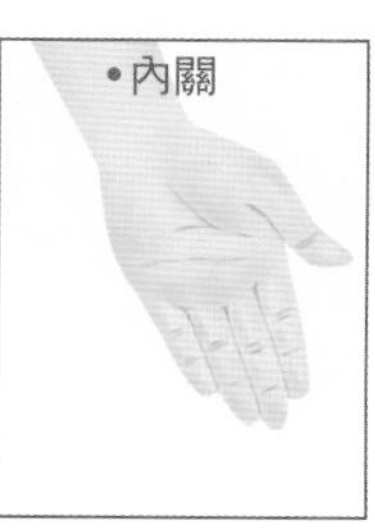

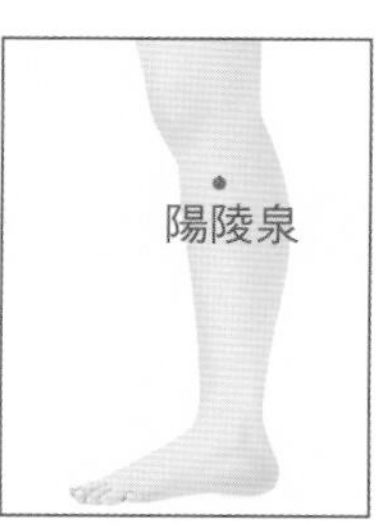

日常宜忌

胃腸不適者宜清淡飲食，忌生冷、油膩食物；多在胃部做熱敷及適當的按摩。

艾灸

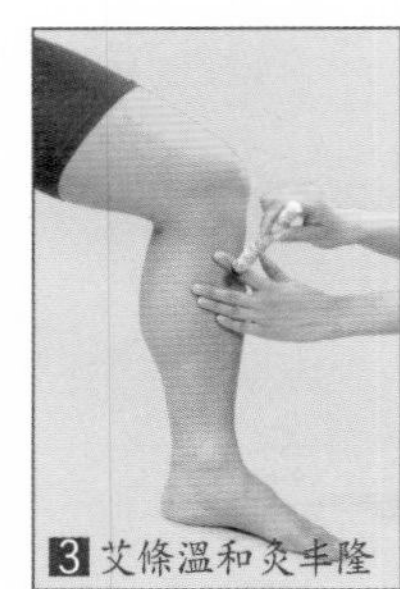
3 艾條溫和灸丰隆

艾灸種類

◎艾條溫和灸（灸法參考本書第9頁）（圖③）。

具體操作

用艾條溫和灸的方法在穴位上燻灸，時間為20～30分鐘。在艾灸過程中要及時將灰撣落，並且不要用嘴吹艾條，要讓其自然燃燒。

適用病症

有痰飲又偏寒的人出現的胃寒肢冷、小便清長等；經脈失養引起的下肢痺痛、下肢痿症等。

常用配伍

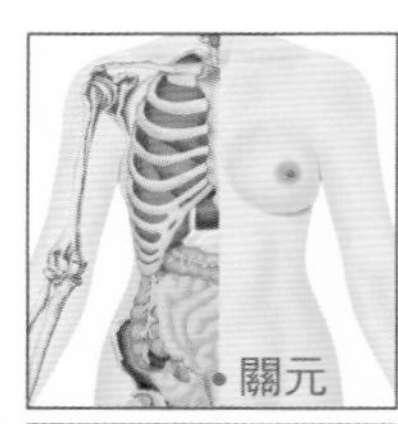

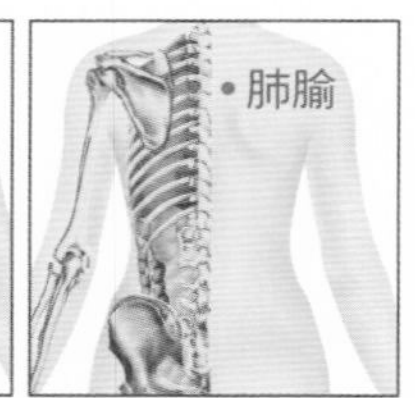

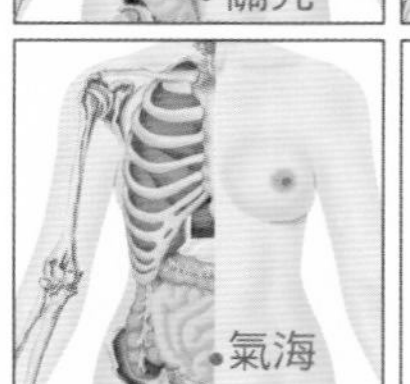

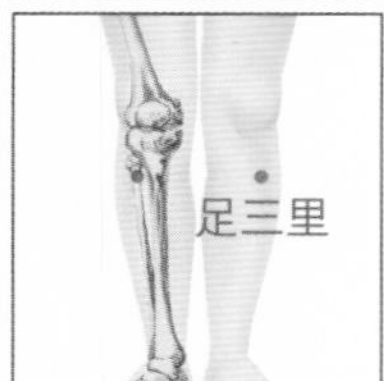

◎畏寒肢冷：常配合使用關元。
◎吐痰清稀：常配合使用肺腧。
◎小便清長：常配合使用氣海。
◎下肢痿痺：常配合使用足三里。

日常宜忌

1.有寒痰者注意忌食生冷黏膩物；多做戶外運動。
2.經脈失養者要注意下肢保暖。

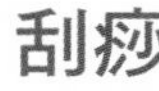

刮痧

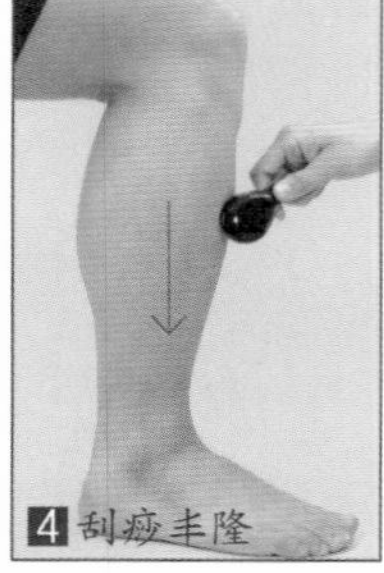
4 刮痧丰隆

具體操作

先在丰隆皮膚上抹上刮痧油，然後用刮痧板的一角在丰隆皮膚上做由下向上的刮拭，一直刮拭至穴位出現痧點或痧條為止（圖④）。

適用病症

痰熱蒙竅所引起的癲癇狂躁等症；經脈痺阻不通引起的下肢痺痛、肢體麻木等。

常用配伍

◎**癲癇狂躁**：常配合使用心腧。

◎**下肢問題**：常配合使用三陰交。

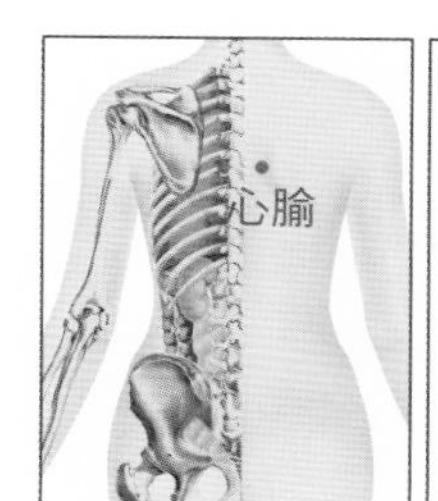

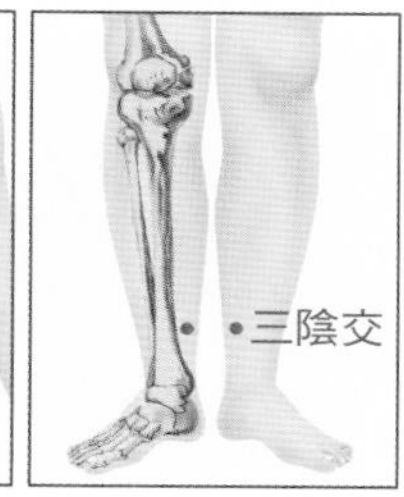

日常宜忌

有痰熱症狀者忌飲酒。

三陰交穴

活血養顏通腎脾 通調沖任祛濕邪

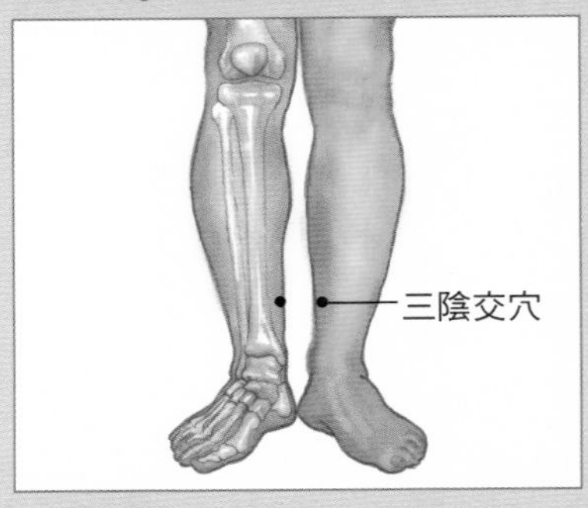

《三陰交穴名字出處》

這個穴位位於內踝尖上，是足少陰腎經、足厥陰肝經和足太陰脾經3條陰經交會的穴位，所以叫作「三陰交」。這個穴位通足部的3條陰經，所以，與肝、脾、腎3臟及3經有關的大多數問題，都可以用這個穴位進行調節。又因為這3條經絡與生殖有著密切關係，所以又是婦科及男科要穴。

三陰交穴位置

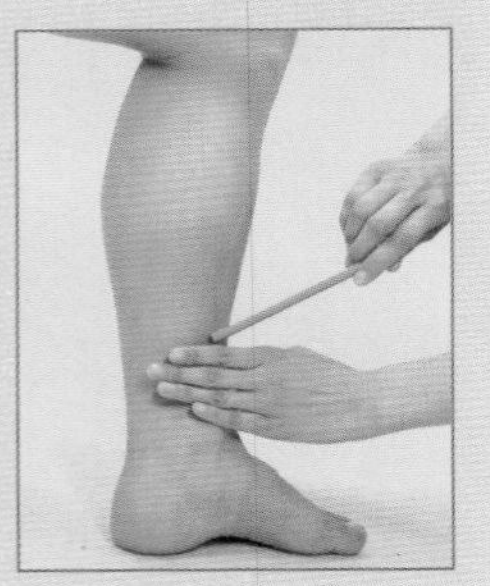

歸經：足太陰脾經。

解剖結構：深層的血管主要是大隱靜脈、脛後動脈和脛後靜脈；而神經主要是小腿內側皮神經和脛神經。

定位：在小腿內側，足內踝尖上3寸，脛骨內側緣後方。

快速取穴法：在小腿內側，足內踝上緣4橫指寬，在踝尖正上方脛骨邊緣凹陷中（右圖）。

三陰交穴功效

按摩三陰交的作用

活血養顏：按摩三陰交對面色萎黃、面部色斑、皺紋、痤瘡及皮膚鬆弛等問題有改善作用。

通調沖任：按摩三陰交對月經不調、不孕、經行嘔吐等問題有緩解作用。

祛濕止癢：按摩三陰交對常見的皮膚過敏、濕疹、蕁痲疹等有一定的改善作用。

平穩血壓：按摩三陰交對於低血壓和高血壓都能有效地進行控制。

艾灸三陰交的作用

溫經活血：在三陰交使用艾灸可以緩解由寒凝引起的瘀血所導致的痛經、頭痛、面色暗黑等問題。

三陰交穴適用的人群和使用宜忌

在使用三陰交時，一定要明確哪些人適合使用以及怎樣使用更合理。

哪些人群適合使用三陰交

原則上，除孕婦和月經期女性外，其他人都可以用三陰交來進行日常保健。從年齡上來説，按摩三陰交適合所有人使用，而在三陰交艾灸一般不適用於兒童；從體質上來説，按摩三陰交適合所有的人使用，更是女性的「健康益友」，是婦科疾病的「靈丹妙藥」，有人就把它稱為「女三里」，而艾灸三陰交一般用於成年人，尤其適合慢性病患者、老年人和身體虛弱的人。

不同方法在三陰交怎樣使用更合理

按摩三陰交既可以在身體沒有不舒服時作為一種預防性保健的手段，也可以在身體出現問題時作為治療性手段；而艾灸三陰交則主要是用作治療性的保健。

另外，根據子午流注理論，每條經脈都有自己所主的時辰，在這個時辰內刺激穴位，可以達到事半功倍的效果。三陰交1穴通3經，在使用時更是要講究。脾經當令的時間是上午9：00～11：00，肝經當令的時間是凌晨1：00～3：00，腎經當令的時間是晚上的5：00～7：00，除了可以在肝經當令時進行按摩，其餘兩經當令時，也可以按時按摩。

按摩的手法及力道應當以自己感覺舒適為準，按摩時間可以長一些，通常為20～30分鐘，如果時間允許的話，最長可以按摩到1小時；艾灸三陰交的時間也可以適當延長，可以灸20分鐘左右，灸到局部皮膚溫熱潮紅或者受灸者感覺舒適為準。

養生專家告訴你　使用三陰交需要注意什麼

雖然三陰交的位置比較安全，但是由於它有比較顯著的活血作用，所以在使用過程中要多加小心。

◎無論按摩還是艾灸，要想取得比較理想的治療或者是保健效果，一定要堅持。

◎使用艾灸的時候，體質比較強的人可以多灸，體質比較弱的或年老、久病的人，艾灸的時間不要過長。

◎凝血機制比較差的人慎用這個穴位。

◎孕婦和月經期女性禁用這個穴位。

三陰交穴養生小故事

三陰交作用廣泛、地位重要，在人體中有著不可替代的作用。古今醫生都注意到了這一點，他們不僅從傳統的思路出發來應用三陰交，更透過自己的理解和體會對三陰交的作用進行進一步摸索和擴大，從而使其更加物盡其用，而這其中就有很多鮮活的例子可以供我們參考。

我們的前輩如何利用三陰交

在王執中的《針灸資生經》中曾經記載過這樣一個醫案：

有一個富貴人家的夫人，在分娩過程中突然沒了呼吸，昏死過去，大家都覺得她死了，於是馬上派下人去夫人的娘家請來夫人的老母親來給夫人料理後事。這位老母親聽了消息之後，悲痛萬分，自己萬萬沒有想到，好好的女兒突然之間説沒就沒了，一刻也不敢耽誤地就來到了女兒家。

這要是一般的母親，看到女兒的屍體早就撲上去嚎啕大哭了，可是這位老夫人並沒有這樣。她安靜地看著女兒的臉，摸了摸女兒的腋下和手腕，非但沒有像其他人一樣痛哭流涕，反而是面帶喜色。只見她沉著地吩咐著下人，一些人將女兒小心地從棺材裡抬出來，另一些人立刻到藥店去買藥材。等女兒安靜地躺在床上，藥也買回來了。老夫人將買回的艾草點燃，然後灸女兒的會陰，命兩個下人分別灸女兒兩側的三陰交，灸了有半柱香的時間，女兒竟然慢慢醒了過來。這讓女兒的婆家人大為驚歎。

事後，老夫人才透露，原來，她們家祖上世代行醫，醫術很是高超，只是祖上傳男不傳女的規矩使得她並沒有繼承這個祖業，但是因為從小耳濡目染，多多少少也懂得一些醫理。她見女兒的臉色還隱隱地透著血色，腋下還是溫熱的，而脈象雖然很沉很弱，但是仔細觸摸，發現還是有脈的，所以她斷定女兒是產後陰血暴脱，和陽氣不能順利地相接，於是才會暈厥成假死狀態。這個時侯，應當補任脈，而任脈為陰脈之海，又加之「沖脈與任脈皆起於胞中」，所以才選擇「會陰」進行艾灸。而三陰交是人體三條陰脈交會的地方，主人體一身的陰血，用這個穴位可以使得暴脱的陰血得到一定的恢復。正是這兩個穴位同時應用，她才能將女兒從死亡線上拉回來，達到「起死回生」的效果。

現代人如何利用三陰交

有一年的同學聚會上，我們幾個人正湊在一塊兒說說笑笑，突然，一個女生過來打招呼，我有點疑惑，心想，這是誰啊？正納悶，只見她走向我，拽著我就往角落裡走。等停下來，我十分不好意思地說：「您是？」誰知，她嗔怪地說：「當了大夫就不認識別人了？我們倆上下鋪可睡了3年呢。」

三陰交是人體3條陰脈交會的地方，主人體一身的陰血，用這個穴位可以使得暴脫的陰血得到一定的恢復。

天啊，我當時的感覺就是，歲月無情啊，當初那麼漂亮的一個女孩子怎麼就變成這麼蒼老憔悴了呢？我正感慨著，她就打斷我的神遊，說她知道自己比以前老很多，可這都不是主要問題，她聽說我當了大夫，特地來諮詢我的：不知道為什麼，自從上了大學，她的月經就一直有問題，從來沒正常過，而且量特別少，有時候乾脆幾個月都不來。本來這個毛病不痛不癢的，她還覺得不來更方便，所以也一直都沒當回事。可是後來，她的白帶變得越來越多，而且快到經期的時候，陰部就會瘙癢，她曾經輕描淡寫地跟母親說過一點兒，說自己月經量少，該怎麼辦。她母親告訴她說等她生完孩子就會自動正常的。

不過問題是，她那時候單身，生孩子的事兒還早。更鬱悶的是，近一段時間來，她竟然時不時出現黃帶，陰部瘙癢更嚴重了，經期前後尤其明顯，非常難受。她也曾經到西醫院做過檢查、治療，但是檢查做了一堆，最後也沒查出來什麼，只是開了一大堆西藥，但是她回來一看說明書，都是治療一些聞所未聞的怪病的藥方，結果嚇得一顆藥也沒敢吃。聽說中醫對這種怪病很有辦法，正好知道我是學中醫的，就問問，看我能不能解決。

我看了看她的狀況，也沒有什麼大問題，無非就是寒凝血瘀的體質，加上下焦陽氣不足，抵抗能力差，有一點陰道感染。於是，我就讓她每天回家用艾條灸三陰交，灸一個月後，改成只在月經前一個星期進行艾灸，其餘時間用手按摩就

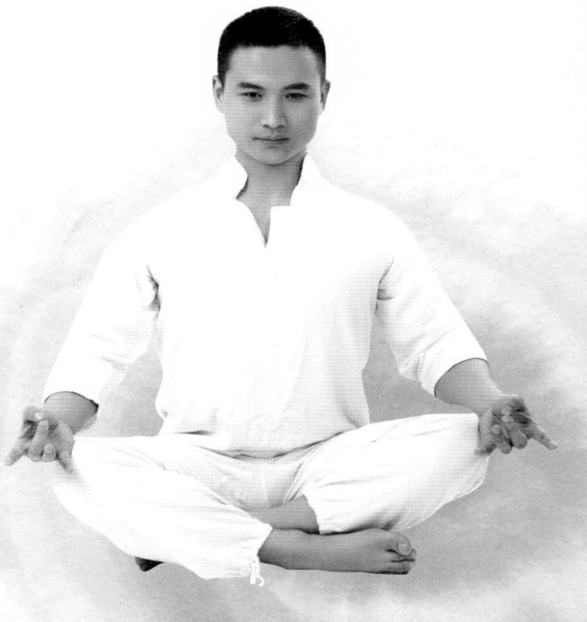

可以了。她十分懷疑地問：「就這樣？」我肯定地點了點頭。三陰交是人體3條陰脈交會的地方，主人體一身的陰血，用這個穴位可以使得暴脱的陰血得到一定的恢復。因為在不同的城市工作，之後也就沒有了她的消息。

誰知，那年夏天的某一天，她突然出現在我們醫院，非等著我下班聊聊。吃飯的時候，我仔細看了看她，這才是當年那個美美的女孩子嘛。她悄悄告訴我，自從按我的方法調理了之後，不僅婦科的問題解決了，臉色也一天比一天好看，整個人看起來真是越活越年輕了。

刺激三陰交穴的具體方法

按摩

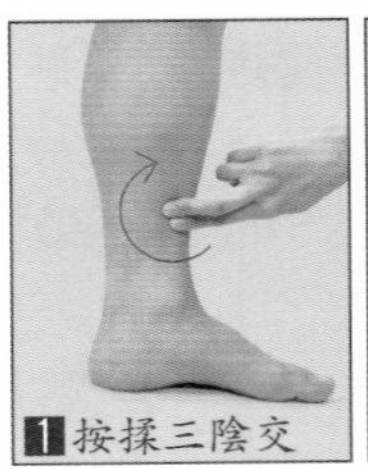
1 按揉三陰交

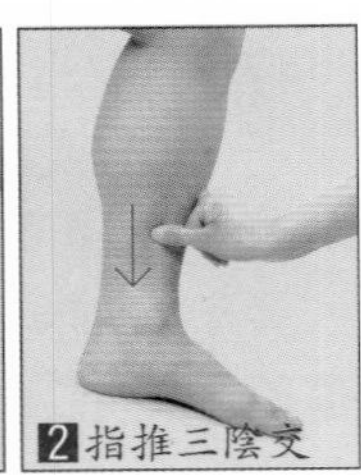
2 指推三陰交

按摩手法

◎**按揉法**：將右手中、食兩指指腹放在穴位上，做有一定滲透力的旋揉，力道以受力者能耐受為準（圖①）。

◎**指推法**：用右手拇指指腹著力，手肘出力，在穴位上施加一定的力量，然後使拇指沿著一定的路線做平行運動，拇指滑動的速度要慢，滑動過程中用力要均勻，力道以受力者能耐受為準（圖②）。

具體操作

先用按揉法在穴位上放鬆3分鐘左右，之後再用指推法在三陰交由上而下地推150次左右，最後再用按揉法在穴位上放鬆半分鐘即可。

適用病症

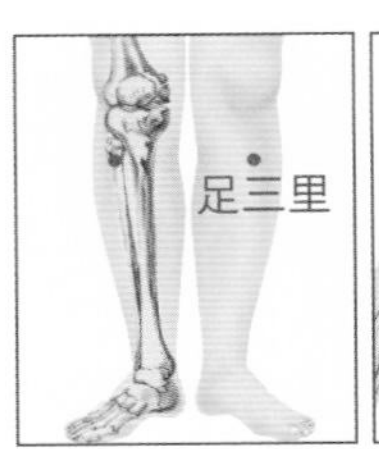

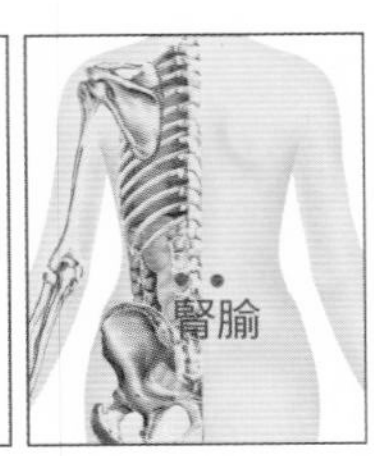

女性的氣血循環不良、卵巢和子宮早衰引起的早衰、面色萎黃、面部色斑、皺紋、痤瘡以及皮膚鬆弛、沒有彈性的狀況；女性痛經、閉經、月經不調、不孕、性冷感、經常嘔吐等；過敏、濕疹、蕁麻疹、皮膚炎等皮膚問題；低血壓和高血壓。

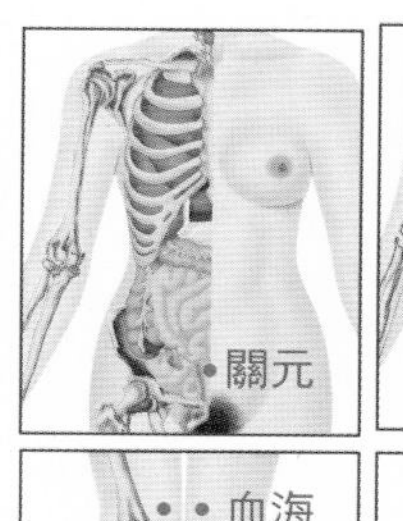

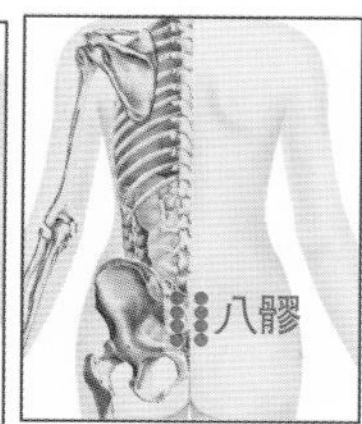

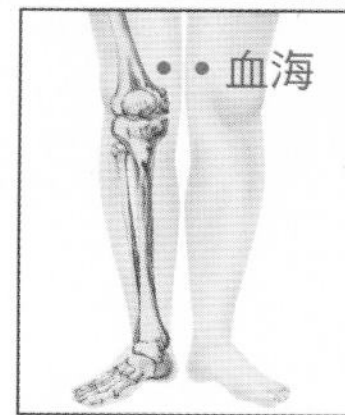

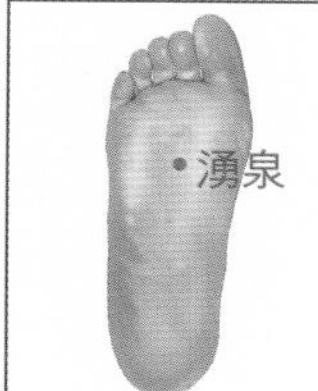

常用配伍

◎**延緩衰老**：常配合使用足三里、腎腧。
◎**婦科疾病**：常配合使用關元、八髎穴。
◎**皮膚問題**：常配合使用血海。
◎**血壓不穩**：常配合使用湧泉。

日常宜忌

1.要增加運動量，如瑜伽、普拉提斯都是延緩衰老不錯的選擇。
2.有婦科疾病者可以配合服用加味逍遙丸。
3.有皮膚問題者可以經常拍打面部皮膚。

艾灸

艾灸種類

◎**艾條溫和灸**：將左手食指、中指分別放在三陰交的兩側，然後右手持點燃的艾條，對準穴位進行艾灸，艾條和穴位之間的距離為3公分左右，也可以根據患者的感覺調整距離，以患者能耐受為度，注意不要灼傷患者（圖③）。

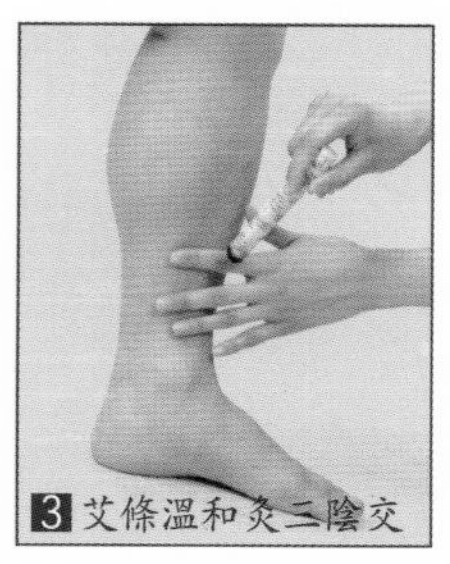
3 艾條溫和灸三陰交

具體操作

用艾條溫和灸的方法在穴位上燻灸，時間為20分鐘或以局部皮膚潮紅或者有明顯溫熱感為準。注意，在艾灸過程中要及時將灰撣落，並且不要用嘴吹艾條，要讓其自然燃燒。

適用病症

此灸法可以緩解由寒凝引起的瘀血所導致的痛經、關節痛、頭痛、面色暗黑、手腳偏涼、皮膚出現斑點等問題；經脈不通所引起的經脈病和臟腑病症；腸胃痙攣引起的消化不良、泄瀉等問題。

常用配伍

◎**寒凝血瘀**：常配合使用命門、關元、血海。

◎**經脈不通**：常配合使用神闕。
◎**胃腸痙攣**：可以常配合使用足三里、內關。

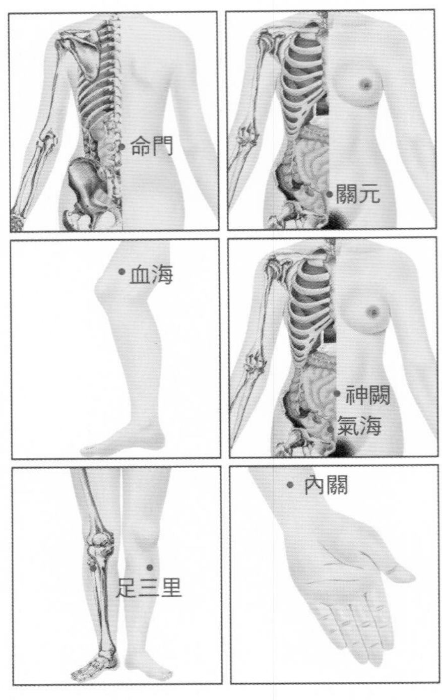

日常宜忌

1.有寒凝血瘀諸症者平時要多運動，可踢足球、跑步等；飲食上忌食生冷；平時可以多洗熱水澡、泡溫泉等。
2.經脈不通者注意平時的保暖；並且要多吃金橘等具有行氣活血作用的食物，可以適當飲酒，但不宜過多；此外，要多做戶外運動，可以選擇多在清晨跑步，既可以輕鬆達到鍛鍊身體的目的，又能呼吸到新鮮的空氣，真可謂是一舉兩得。
3.經常出現胃腸痙攣者注意飲食忌過冷、辛辣；注意保暖。

太溪穴

填精壯陽太溪妙 通絡安眠堪稱奇

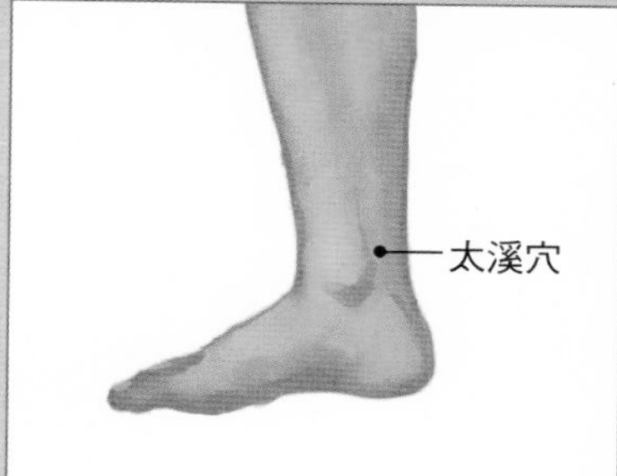

太溪穴名字出處

「溪」與「隙」字相通，有縫隙的意思，這個穴位在內踝之後，凹陷大深之處，所以稱為「大隙」，也就是太溪。另一方面，腎經的氣血從湧泉而出，經過然谷，到了這個穴位，就像進入了溪澗，所以叫作「太溪」。這個穴位從名字上看，與水關係密切，而腎主水，所以能調腎中陰陽。

太溪穴位置

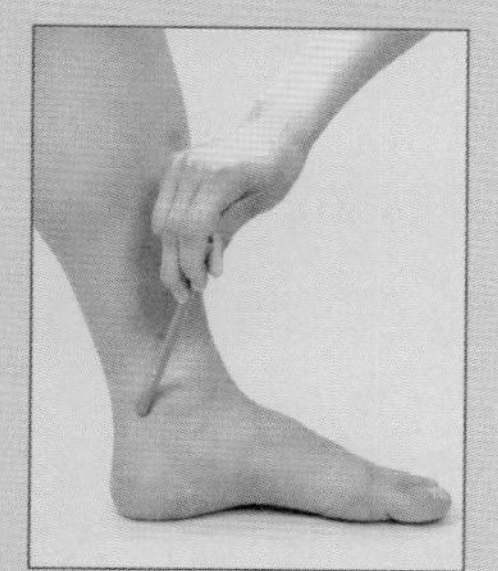

歸經：足少陰腎經。

解剖結構：淺層是拇長屈肌，深層血管主要是脛後動脈、靜脈，神經分布主要是小腿內側皮神經和脛神經。

定位：在足內側，內踝後方。

快速取穴法：內踝尖和跟腱連線之間的凹陷處（右圖）。

太溪穴功效

按摩太溪的作用

補肺腎陰：按摩太溪可以有效調理和改善肺腎陰虛引起的消渴、咯血、吐血、衄血、咽喉腫痛、耳鳴、耳聾、口中熱、咽乾、唾痰如膠、牙齦腫痛、尿黃、便祕、肺腎兩虛之咳喘等症。

通經活絡：按摩太溪可以有效緩解足跟痛、下肢，尤其是小腿部的痠痛等痛症。

艾灸太溪的作用

填精壯陽：艾灸太溪對腎精虧虛及腎陽虧虛所引起的腰膝痠軟、頭暈、耳聾耳鳴、脫髮、牙齒鬆動、男性性功能減退、女性習慣性流產等，可達到意想不到的療效。

去寒通絡：艾灸太溪對一些外感寒邪及由於本身腎陽不足引起的腳跟冷痛、麻木，以及小腿不適有著明顯的改善作用。

太溪穴適用的人群和使用宜忌

太溪是個大補的穴位，經常按摩或艾灸太溪，對肺腎陰虧以及腎精、腎陽虧虛的人都能產生一定的作用，是中醫穴位中比較常用及療效顯著的一個穴位。但是，在如何選擇具體方法的問題上，我們還是應當注意到，每一種方法都要注意適合的人群、適宜的使用時機和使用程度等等問題，只有方法正確，使用得當，才能取得預期的治療效果。

哪些人群適合使用太溪

從年齡上來説，按摩太溪適宜於所有年齡段的人使用；而在太溪使用艾灸則不同，主要適用於中老年人，而兒童則一般並不適用。

從體質上來説，按摩這個穴位適合所有出現腎虛症狀的人，包括腎陰虛、腎陽虛以及腎氣不足，但是這種不足一般不太嚴重，一般表現為咯血、咽喉腫痛、耳鳴、耳聾、口中熱、尿黃、失眠、婦女宮寒不孕、月經不調、更年期綜合症等；用按摩的方法治療的下肢不適，主要針對於沒有明顯的陰虛或者是陽虛偏向者，一般以痠痛或者是麻木為主。

艾灸太溪多用於比較嚴重的腎的陰陽不足者，主要症狀包括腰痛、腰酸、潮熱、盜汗、咽喉腫痛、牙齦腫痛、腰膝痠軟、頭暈、耳聾耳鳴、脱髮等；而用艾灸的方法治療的下肢不適問題則主要針對於陽氣不足所引起的以冷痛為主的不適者。

不同方法在太溪怎樣使用更合理

在太溪進行按摩時，按摩的時間一般是15分鐘，或者以被按摩的人感到腳跟部位有比較明顯的痠脹感為準。

在這個穴位進行艾灸時，時間一般應當控制在20分鐘左右，以穴

養生專家告訴你　使用太溪需要注意什麼

太溪在使用上比較安全。但是，因為這個穴位與人體的腎陰、腎陽關係密切，所以我們在使用時還是不能掉以輕心的。

◎因為腎的問題一般以虛症為主，所以在按摩太溪時手法應當輕柔。

◎艾灸的時候溫度不要太高。

◎在按摩或艾灸之前，如能用熱水燙腳，可以增加療效。

位處出現溫熱感順著腳踝向上傳導的現象為宜。

太溪穴養生小故事

太溪作為人體的一個補益大穴，在人類的保健史上一直發揮著不可替代的作用，這在古代的醫籍和現代人的實際應用中都多有展現。但是具體到它的療效到底如何，還是讓我們透過下面的例子來印證一下吧。

我們的前輩如何利用太溪

清代醫家魏之琇的《續名醫類案》中記載著這麼一個跟太溪有關的醫案：有個男子得了喉痺（相當於現代醫學所講的慢性咽炎），經常感覺咽部疼痛、咽乾、咽癢，有時候還會有灼熱感或異物感，每次跟家人訴苦，家人都覺得他是在沒事裝病。因為家裡人都覺得他身體很健康，平時也沒生過什麼病，實在沒必要為他的身體擔憂，況且喉嚨痛也不是什麼大毛病。這位男子呢，因為有苦沒處訴，心裡也很鬱悶，這一鬱悶不要緊，這喉痺的症狀就更加嚴重了，找個大夫看看吧，大夫也總是不當一回事，總是說些無關緊要的話，然後打發他吃幾副藥就了事了，他吃了這些藥也沒有什麼大的起色。

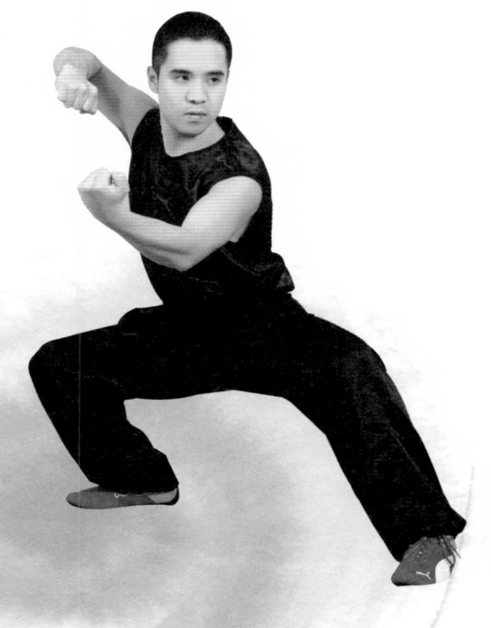

一個偶然的機會，他碰到了一個叫婁全善的大夫，據說醫術還不錯，於是他就跟大夫講明了自己的情況。婁大夫仔細替他把了脈，讓他張嘴看了一下喉嚨，又看了一下舌頭，然後告訴他，他患的病叫喉痺。男子心中十分感動，因為終於有人讓他平反昭雪了，家裡人再也不能說他是裝病了。然後他又趕緊問這位大夫有沒有治療的好辦法。婁大夫回答說：「當然有啊，你這個病其實並不難治。」然後就分析了一下這個病的病因：這個病是因為起初感受外邪，沒有得到及時的治療，病邪深入，傷及了脾胃，從而使濕邪、痰邪得以滋生，又與痰火相互結合，上蒸犯於咽喉，就像繩索一樣鎖住了咽喉部，有痰吐不出來，就會覺得脹悶難忍。男子聽了連忙點頭稱是，說就是這種感覺，於是便請婁大夫替自己治療。婁大夫並未像其他大夫一樣立刻提筆開方，而是先讓他把腳伸出來。這個男子便十分不解。婁大夫就向他解釋說，這是因為他的痰已經鬱結了很久，氣機也因此阻滯了，血液因此變成瘀血。如果僅僅讓他把痰吐出來，並不能從根本上解決問題，必須用放血的方法才能解決根本問題。於是就用三稜針在男子的兩個太溪上各刺了一針，結果放出了很多黑血。慢慢的，血液的顏色變得越來越淺，最後，就由原來的黑色變成了鮮紅的顏色。而隨著血的顏色的變化，男子感覺咽部也慢慢地變得輕鬆了起來，最後困擾了他好久的咽部沉重感居然就這麼消失了，真的不能不說很神奇。

隨著血的顏色的變化，男子感覺咽部也慢慢地變得輕鬆了起來，最後困擾了他好久的咽部沉重感居然就這麼消失了。

現代人如何利用太溪

記得當初上研究所時，我去看望我的高中班主任老師，正好他當時正牙痛，使得他特別心煩，先是吃止痛藥還有點用，後來變成打點滴才有效果，現在可倒好，打點滴都沒有用了，只能忍著。

於是我就問他痛有多久了，他說有好幾年了。我一聽就覺得有些不對：一般的實火牙痛是不會持續這麼長時間的，這種情況十有八九是虛火上炎引發的。這樣一來，治療起來就不是那麼容易，也不是那麼快了。但是，等到我看了他的舌脈，發現他的舌頭非常紅，上面光光的，什麼也沒有，脈也很細，根本就不像是那麼健康的一個中年男人該有的。於是，我就教了他一個辦法，每天晚上睡覺前，自己按摩太溪20分鐘，一定要堅持，而且同樣重要的是，晚上千萬不能再熬夜了，否則這個問題就會越來越嚴重。等我回到學校待了有4個多月的時間，有一天，那位高中老師打電話給我，說我教的辦法很管用，現在牙已經基本不痛了，而且他感覺比以前也有精神了，心情也不那麼容易煩躁了，真是很感謝我。

轉眼間就到了這年的春節，這天我正在家裡大掃除準備過節，突然又接到這位老師的電話，電話裡師母說：「你能過來看一下嗎？你老師的牙痛又犯了，而且不像原來那種隱隱地痛，這次痛得特別厲害。」我一聽，趕緊帶著針具就跑了過去，到了一看，心裡就樂了，原來這是最常見的胃火牙痛，好治著呢。於是我就在他兩側的頰車、合谷各扎了一針，接著就大幅度地撚針，半小時之後把針一起，他就覺得不怎麼痛了。我一問，原來是很多以前的學生回來看他，請吃飯，就把他給吃成這樣了。我還打趣他說，這飯是別人的，可身體是我們自己的，吃太多了也不划算。

經過了這件事，我聽說，我們這位老師每次帶畢業班的時候，都鼓勵大家報考中醫學院，直說中醫的好處呢。

刺激太溪穴的具體方法

按摩

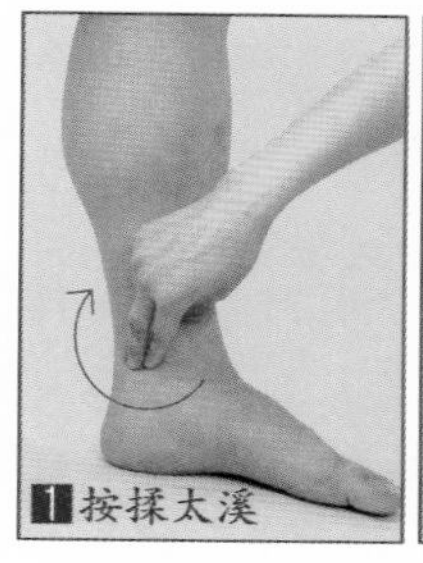
1 按揉太溪

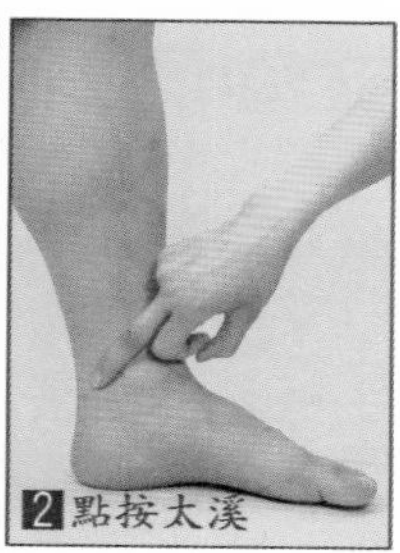
2 點按太溪

按摩手法

◎**按揉法**：將右手中、食兩指指腹放在穴位上，稍微用力，然後在穴位上做有一定滲透力的旋揉，速度要慢，力道以受力者能耐受為準（圖①）。

◎**點法**：把右手中指指腹放在穴位上，然後用手腕出力，緩緩地在穴位上進行點按，力道要由小到大，以受力者能耐受為準（圖②）。

具體操作

先用按揉法在穴位上放鬆3分鐘，之後再用點法在穴位上點按150次左右，最後用按揉法在穴位上放鬆半分鐘即可。

適用病症

肺腎陰虛引起的各種症狀；足跟痛、小腿的痠脹等痛症。

常用配伍

◎**肺腎陰虛**：常配合使用腎腧、肺腧。

◎**腎陽不足**：常配合使用腎腧、命門。

◎**下肢疼痛**：常配合使用崑崙、三陰交。

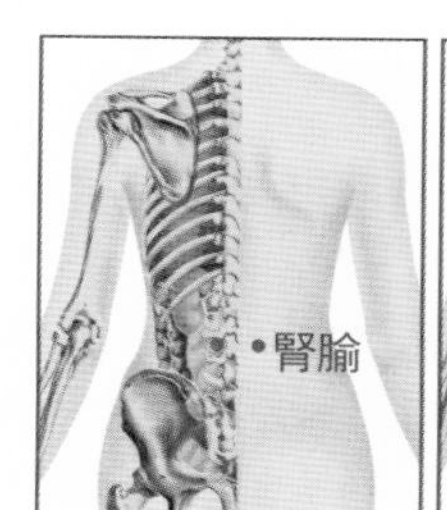

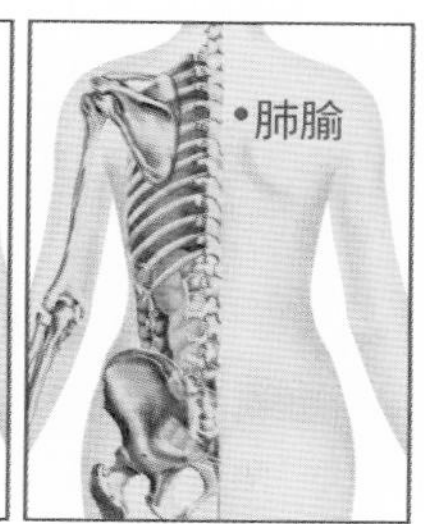

日常宜忌

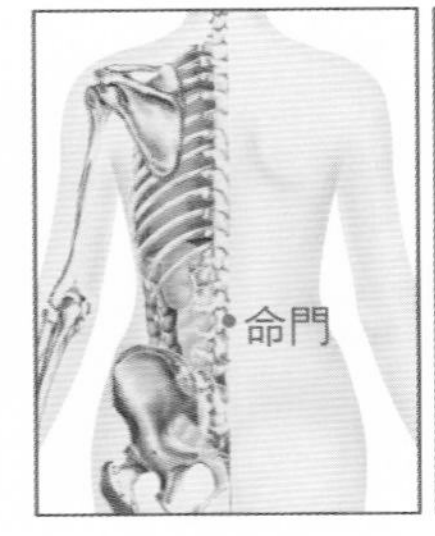

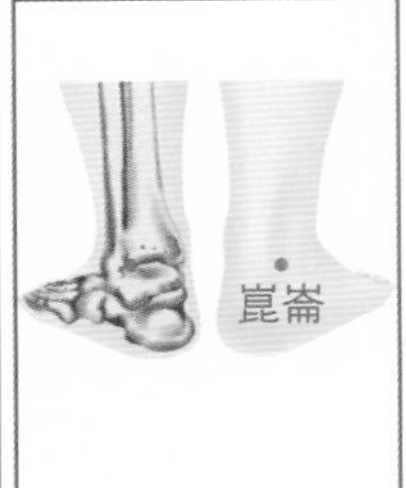

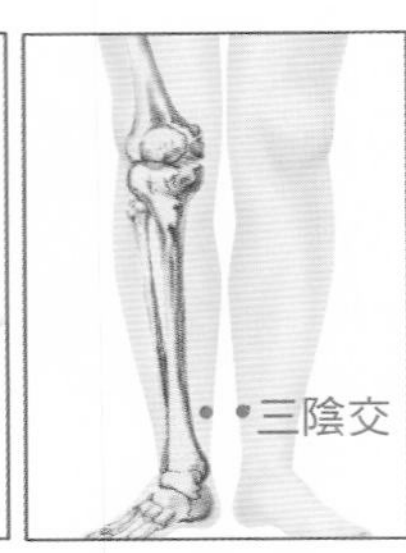

1.肺腎陰虛者飲食中應多吃清涼食品，如綠豆、蓮子、決明子等。平時也可以多用銀耳、枸杞子、冰糖燉湯服用。
2.腎陽不足者注意不要熬夜；節制房事；在飲食中應適量食用一些補腎溫陽的食物，如動物肝臟、羊肉等，條件許可者可以服鹿茸等補品。
3.下肢疼痛者每晚睡前可用熱水泡腳。

艾灸

艾灸種類

◎**艾條溫和灸**：將右手食、中兩指放在太溪的上下，左手持點燃的艾條，對準太溪皮膚進行艾灸，艾條與穴位皮膚的距離保持在2～3公分，以腳踝部有明顯溫熱感為準，這種感覺如果能向上或向下傳導更佳（圖③）。

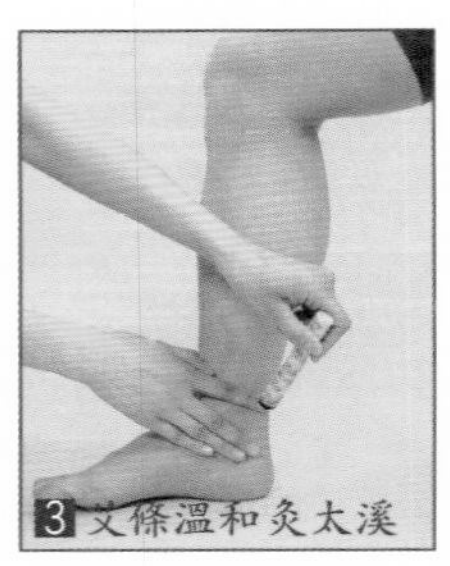
3 艾條溫和灸太溪

具體操作

用艾條溫和灸的方法在穴位上燻灸，時間為20分鐘或以腳踝部有明顯的溫熱感為度，如果這種溫熱感能向上或向下傳導，療效會更好。注意，在艾灸過程中要及時將灰撣落，並且不要用嘴吹艾條，要讓其自然燃燒。

適用病症

腰痛、腰痠、潮熱、盜汗、咽喉腫痛、唾痰如膠、牙齦腫痛、尿黃、便祕等腎陰虛引起的疾病；腎精虧虛及腎陽虧虛所引起的各種症狀；外感寒邪或者是本身腎陽不足引起的各種症狀。

常用配伍

◎**腎陰虛諸症**：常配合使用湧泉、曲泉。
◎**腎精腎陽虧**：常配合使用腎腧、命門。
◎**下肢寒痛症**：常配合使用三陰交、足三里。

日常宜忌

1.腎陰虛者平時可以服用六味地黃丸作為輔助治療；規律作息，最好能做到早睡早起；在飲食上，多吃動物的腎臟、羊肉、豆類、枸杞子等具有補腎作用的食物。

2.腎陽不足者飲食忌食生冷食物，羊肉、洋蔥、韭菜是很好的補陽食品；早睡早起，多曬太陽；工作不宜過度勞累。

3.下肢寒痛者每晚睡前可用熱水燙腳，如果能在熱水中加一些艾葉、鹽、花椒等，效果會更好。如果能夠在熱水燙腳後，再用雙手搓腳，這樣可以達到事半功倍的效果。

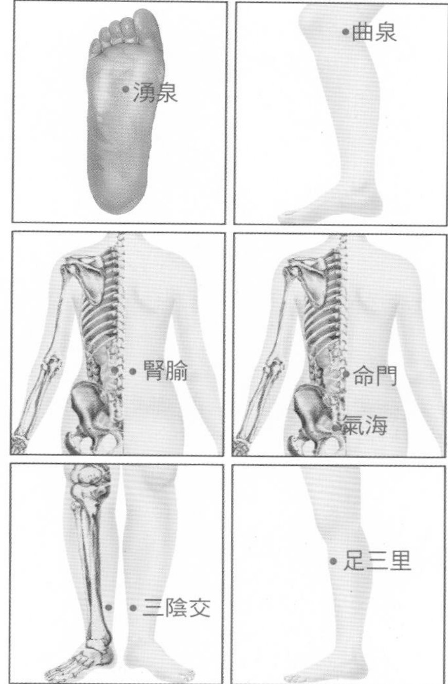

太沖穴

疏肝解鬱用太沖 清竅助眠能降脂

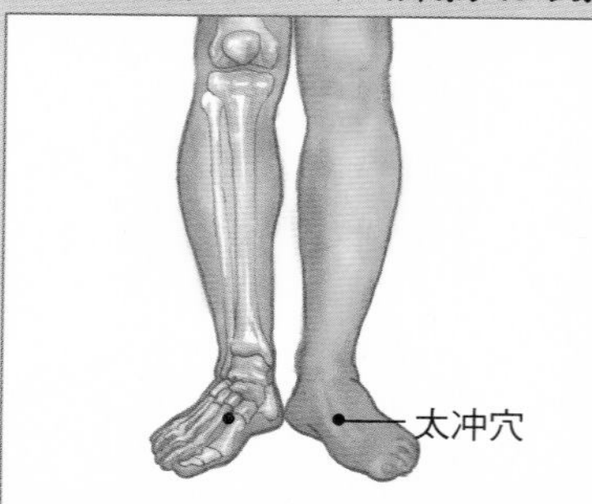

《太沖穴名字出處》

這個穴位與腳背上的沖陽穴距離十分接近。因為在抬步行進的過程中，此穴位對外界的感受首當其衝，所以叫作「太沖」。而王冰曾經說：「腎脈與沖脈並下行，循足，合而盛大，故曰太沖。」就是說，這個穴位之所以叫太沖，又跟沖脈有關係。

太沖穴位置

歸經：足厥陰肝經。

解剖結構：在拇短伸肌腱的外側，淺層分布有足背靜脈網，足背內側皮神經等，深層則是腓深神經和第1趾背動脈、靜脈。

定位：在足背，第1蹠骨間隙的後方凹陷處。

快速取穴法：用手指沿著大腳趾和二腳趾之間向上推，推到推不動的地方稍微向前一點就是這個穴位（右圖）。

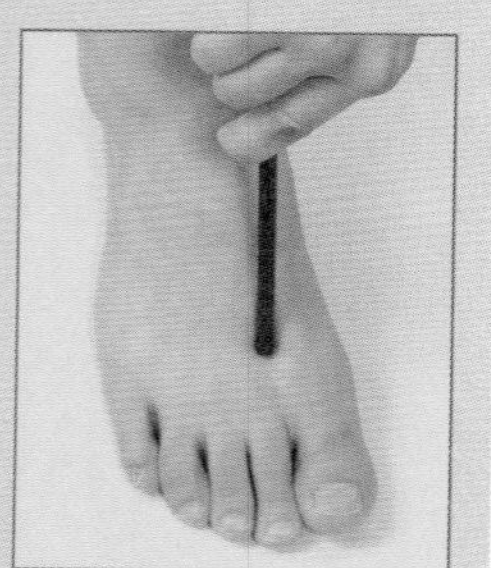

太沖穴功效

按摩太沖的作用

平肝潛陽：按摩太沖可以改善由肝陽上亢引起的頭痛、頭暈、眼脹、脾氣暴躁等症狀。

疏肝解鬱：按摩太沖可以緩解肝氣鬱結引起的頭痛、頭暈、喜歡嘆氣、脇肋脹痛、乳腺增生、胃脹以及月經不調、痛經甚至不孕不育等問題。

刮痧太沖的作用

清降肝火：在太沖刮痧對於眼部紅腫、刺痛、發炎、多淚等有著直接的療效。

貼敷太沖的作用

降脂保肝：在太沖貼敷對於輕、中度脂肪肝有一定的輔助治療作用。

太沖穴適用的人群和使用宜忌

太沖是肝經上最為重要的大穴，有補虛瀉實的雙向作用。肝陽有餘時，它能平肝潛陽、行氣解鬱；肝陰不足時，它又能滋補肝陰，激發肝經氣血，改善對心臟的供血。正因為它的作用是雙方面的，所以在使用太沖保健養生時，我們一定要先弄清楚哪種情況及哪些人適合使用太沖，以及怎樣來使用。

哪些人適合使用太沖

原則上，所有的人都可以使用太沖來進行保健，它可以在你發燒的時候幫你發汗降溫；可在你緊張時幫你舒緩心情；可以在你昏厥的時候讓你意識清醒；可以在你抽搐的時候幫你緩解痙攣。

但是，不同的人在使用它的時候還是有一些差別的，這主要表現在它的使用方法上。

從年齡上來說，按摩太沖適合所有人使用；刮痧太沖比較適合中壯年人使用；而在太沖進行穴位貼敷，則主要用於中老年人。

從體質上來說，按摩太沖主要用於那些愛生悶氣、有淚往肚子裡吞的人，還有那些經常感到抑鬱、焦慮、憂愁難解的人。

但是，如果你是那種隨時都會發怒，脾氣大到不行，滿肚子怨氣，動不動就發火，又經常有眼紅、眼脹、口乾、口苦等症狀的人，那你恐怕就要在太沖用刮痧的方法治療了。

不同方法在太沖怎樣使用更合理

按摩的手法應當輕柔，通常每次10～15分鐘，自己感覺舒服時就可以了；貼敷的時間由每個人的狀況而定，通常是每晚睡前貼敷，醒

養生專家告訴你　使用太沖需要注意什麼

太沖作用廣泛，使用方便，位置安全，但是刺激方法比較多樣。這種情況下，在使用中對於一些問題就需要多加注意了。

◎按摩時，力道宜柔和、持久、深透，找到自己適宜的力道，切忌使用暴力或者突然出力。

◎平肝潛陽時，按摩的力道可以加大，但是，疏肝解鬱，或者是滋補肝陰時，手法應當柔和。

◎太沖皮膚淺薄，所以刮痧時手法不要太重，只要出痧就好，不必強求顏色的深淺。

後撕掉；刮痧則應以穴位出現痧點或痧條為準。

太沖穴養生小故事

經過前面的介紹，想必大家對於太沖都有了一個比較全面的認識。那麼，這個穴位在實際中是怎樣應用的呢？使用後是不是真的那麼有效呢？看完下面這幾個例子，我想大家自然就心中有數了。

我們的前輩如何利用太沖

相傳，清朝乾隆年間，蘇州有一位知府姓李，為人寬厚，平時待人也很和善。但是他一旦生起氣來，就完全不是那麼回事：怒目圓睜，青筋突起，怒髮衝冠，歇斯底里，樣子非常嚇人，簡直就是李逵再世。大家對他的這種情況很不適應，他自己也非常憂愁，可一旦發起脾氣來，他根本就沒辦法控制自己。除了這個問題之外，還有一個嚴重困擾他的問題就是脫髮，才剛剛35歲的他，頭髮已掉得很嚴重了。

為了這兩個問題，他不停地請醫求藥，大夫看了一堆，藥也吃了不少，但是始終沒見什麼起色，就這樣地一年多過去了，不但沒有什麼療效，頭髮反而掉得更嚴重了，再掉下去就成禿頂了，這可急壞了李知府，心情也更加煩躁了。

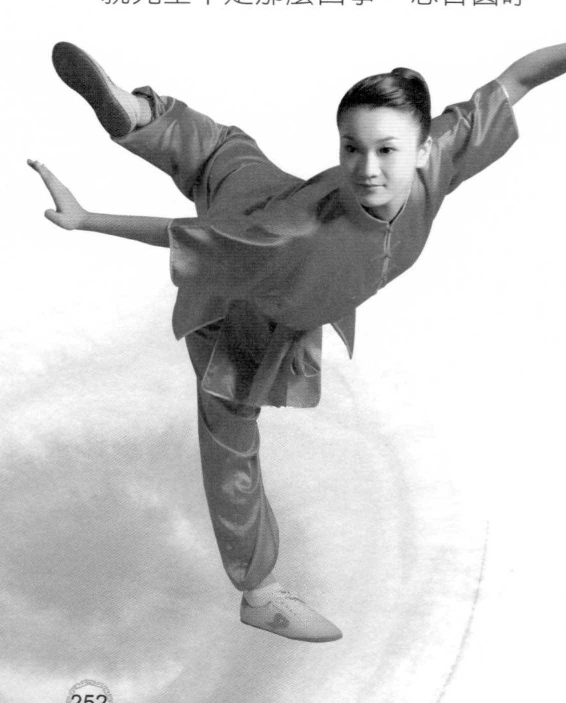

這天，他在路上遇到一個衣衫襤褸的走方郎中，那人看他年紀輕輕就頭頂光光，於是上前詢問。李知府雖然覺得對方沒什麼本事，但自己實在沒辦法了，就姑且一試吧，於是就把自己的情況跟他說了一下。這個走方郎中聽完，看了看他的舌脈，然後對著李知府娓娓道來：「心情、飲食、起居、寒暑、溫熱都是人體生病的根源。人在發怒時，肝氣是往上沖的，人會感覺臉紅、臉熱、心跳加快等。時間一長，上面的消耗大了，下焦肝腎的陰氣自然就變得不足了，沒有了肝陰、腎陰的滋養，頭髮自然就慢慢地掉了。其實這個問題並不難治。」說完，他向別人討來紙筆，寫下兩句話便揚長而去。這李知府越聽越覺得有道理，剛要問有沒有解決問題的辦法，卻發現這郎中早不知去向了。於是他打開紙一看，只見上面寫道：「常按太沖疏肝火，怒氣慢從足趾躲。」從此，李知府每晚睡前一定會命僕人替他按揉太沖，這樣堅持了2個月，他自己就覺得心情舒暢了好多，發脾氣的次數也明顯減少了。即使是有脾氣的時候，也不像之前那麼難以控制了，頭髮也不再掉了。就這樣，他持續每天按壓太沖，同時配合一些疏肝、養陰、生髮的中藥慢慢進行調理。一年以後，他的脫髮的毛病總算是痊癒了。

治療脂肪肝最重要的是補肝，而不像通常想的那樣需要化痰。選太沖穴，是因為它是肝經的原穴，是肝經之氣的根本所在。

現代人如何利用太沖

我們家鄰居有位爺爺是我們當地很有威望的一位老中醫，他家學甚深，又經過了幾十年的臨床歷練，在看病上很有一些奇思妙想，每次回家跟他聊天，我總能有不小的收穫。有一年春節，我們大年初一去給老人家拜年，正好碰上另一家鄰居，聊天的時候偶然提到這位阿姨今年體檢查出患有脂肪肝，於是就請教老人家有沒有什麼簡單的法子可以治療，但是前提是不能扎針，因為她是個很怕痛的人。

老人家一邊笑她年紀一把了還不長進，一邊拿筆在紙上寫著，然後把紙給她看，阿姨看了看，歪著腦袋說：「這能管用？」老人家說：「你又不願扎針，只能試一試了，3個月要是沒有起色，你就另請高明吧。」我拿過紙一看，原來就是讓這個阿姨每天用兩粒桑葚放在兩隻腳的太沖上做穴位貼敷。我也很是納悶，於是就請教其中的道理。

老人家那天心情不錯，於是就慢慢解釋給我聽：人之所以會得脂肪肝，是因為肝本身的功能變差了，不足以應付日常的工作，所以身體希望讓另外一些東西來支持肝臟，但是這些東西畢竟不是原來正常的肝細胞，所以不但不能改善肝不足的狀況，反而成為了一種負擔。所以治療脂肪肝最重要的是補肝，而不像通常想的那樣需要化痰。選太沖穴，是因為它是肝經的原穴，是肝經之氣的根本所在。而選桑葚呢，是因為它具有「巽木之性」之效，肝在五行中就是屬木的，所以，這個東西本身就可以補肝，這兩樣東西都走肝，都補肝，合在一起，雖然是外用，效果也必然是不錯的。看老人家說得頭頭是道，阿姨也有了信心，照著這個方法做了2個多月，情況大有好轉，到醫院檢查，一些肝功能指數大大下降。

上面這兩個故事都證明了太沖治病的有效性。那麼，有了前人給我們做的這些實踐，我們是不是可以充滿信心地把太沖應用到日常的預防保健中呢？

刺激太沖穴的具體方法

按摩

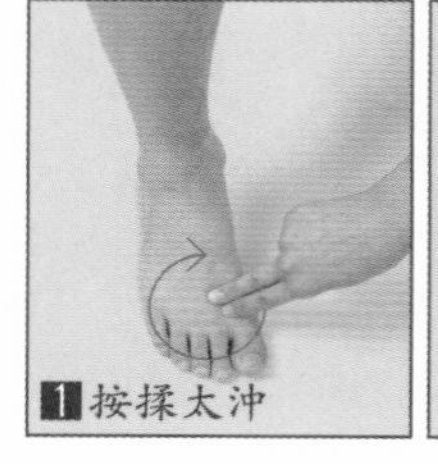
1 按揉太沖

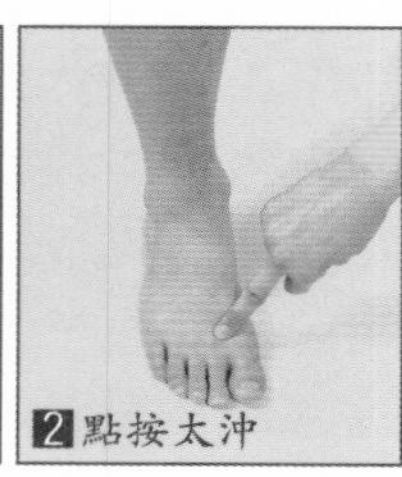
2 點按太沖

按摩手法

◎**按揉法**：用右手食、中兩指指腹按住太沖皮膚，然後垂直用力，帶動穴位皮膚作緩慢的圓形按壓，以穴位有明顯的痠脹感為準（圖①）。

◎**點法**：用右手中指指腹作為著力點，用由小到大的力量垂直點按太沖，以穴位有明顯痠脹感但沒有疼痛感為準（圖②）。

具體操作

先用按揉法在穴位上放鬆10～15分鐘，再用點法在穴位上點按500下左右，兩種方法可以交替連續使用，也可單獨使用。

適用病症

肝陽上亢引起的頭痛、頭暈、眼脹、脾氣暴躁、高血壓、心慌等症狀；肝氣鬱結引起的頭痛、頭暈、喜歡嘆氣、脇肋脹痛、乳腺增生、胃脹以及月經不調、痛經，不孕不育等症；肝陰不足引起的目澀、眼花、脇肋不適、頭部蟻行感以及高血壓、失眠等問題。

常用配伍

◎**頭痛頭暈**：常配合使用太陽。

◎**高血壓**：常配合使用百會。

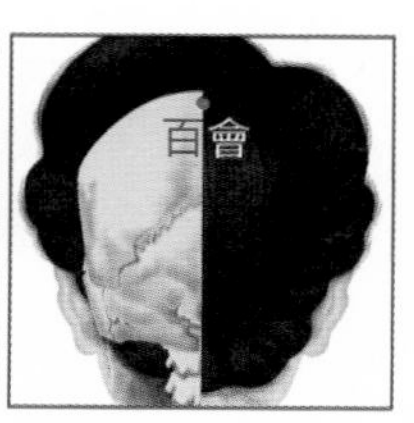

◎**婦科病症**：常配合使用三陰交。
◎**脇肋脹痛、乳腺增生**：常配合使用期門。
◎**目澀眼花**：配合腎腧。

日常宜忌

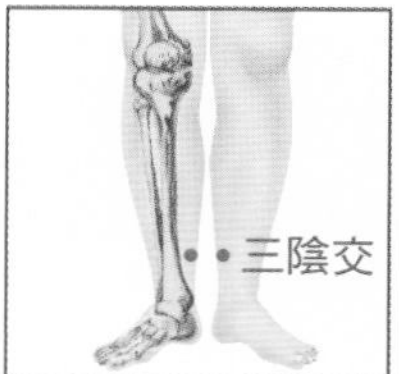

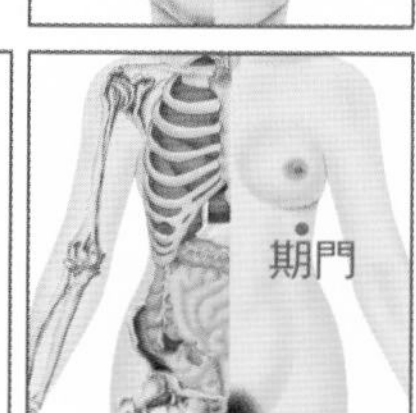

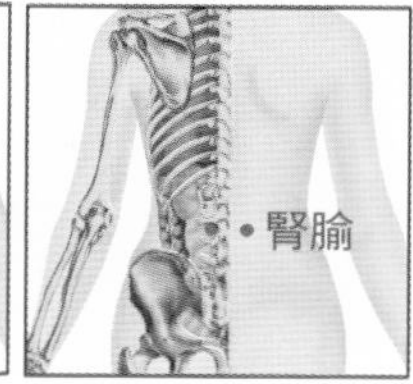

1.肺腎陰虛者飲食中應多吃清涼食品，如綠豆、蓮子、決明子等。平時也可以多用銀耳、枸杞子、冰糖燉湯服用。

2.腎陽不足者注意不要熬夜；節制房事；在飲食中應適量食用一些補腎溫陽的食物，如動物肝臟、羊肉等，條件許可者可以服鹿茸等補品。

貼敷

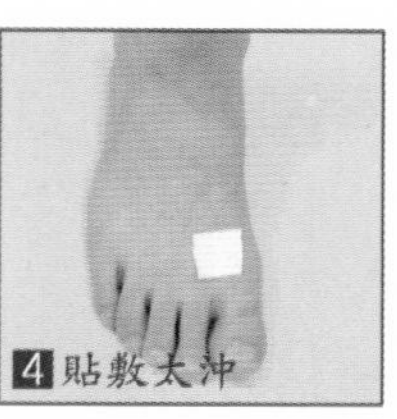
4 貼敷太沖

貼敷藥物

桑葚。

具體操作

將桑葚稍微搗一下，然後放在方形的醫用膠布的中心，讓桑葚對準穴位皮膚，將膠布固定在穴位上即可（圖④）。每次貼敷時間為8～12小時。如果穴位皮膚有任何不適的感覺，應當立刻取下並清洗皮膚表面。

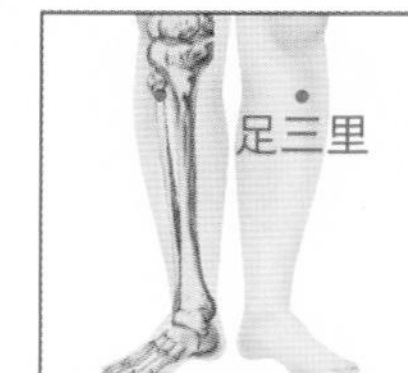

適用病症

中、輕度脂肪肝。

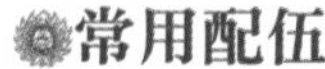

常用配伍

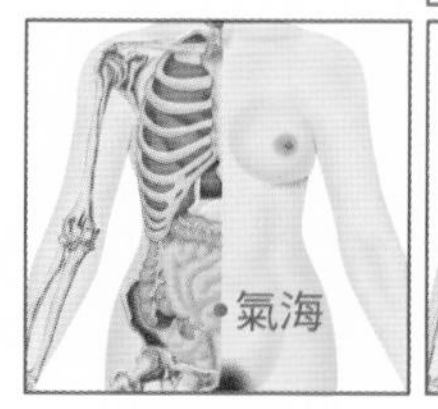

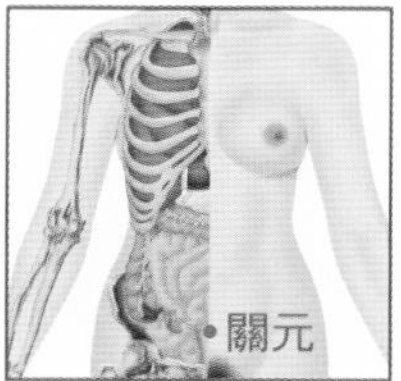

◎**消化不良**：常配合使用足三里。
◎**疲勞**：常配合使用氣海、關元。

日常宜忌

消化不良者應忌食油膩、辛辣、腥羶、黏膩的食物，如年糕等，都應嚴格禁忌。

刮痧

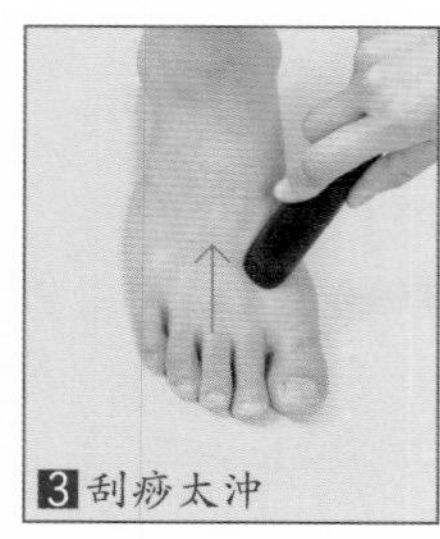
3 刮痧太沖

❀具體操作

先在太沖皮膚上抹刮痧油，然後用刮痧板的一角在太沖皮膚上做由前向後的刮拭，直至出現痧點或痧條為止（圖③）。

❀適用病症

肝火上炎引起的眼部紅腫、刺痛、發炎、痤瘡等不適症狀。

❀常用配伍

◎**眼部問題**：常配合太陽。

◎**痤瘡**：常配合使用大椎、肺腧。

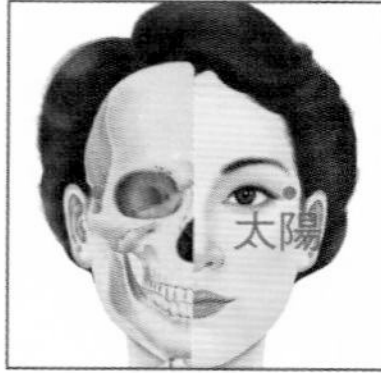

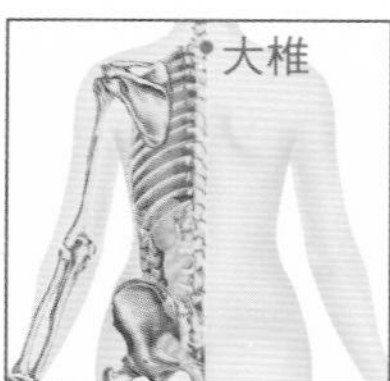

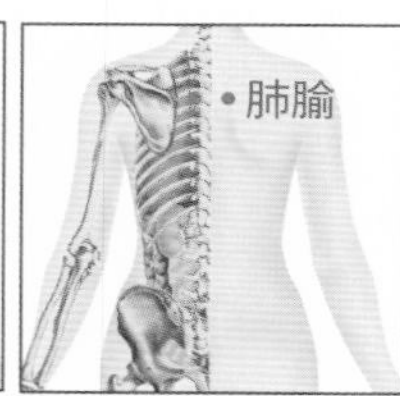

❀日常宜忌

有眼部問題者注意用眼衛生，多喝菊花、決明子等具有清肝火作用的飲品。

湧泉穴

保健延壽療失眠 防衰強身用湧泉

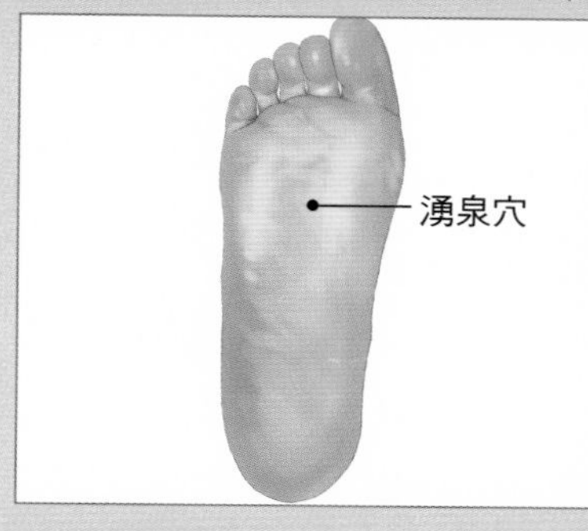

湧泉穴名字出處

《靈樞》中說：「腎出於湧泉，湧泉者足心也。」張隱注：「地下之水泉。天一之所生也。故少陰所出，名曰湧泉。」就是說，地面上的水，雖然是天所生的，但是也需要從地下湧出，而在人體，腎主水，所以這個水也應該從地下湧出，而這裡的地下就是從腳底，所以腳底這個穴位就叫作「湧泉」。

湧泉穴位置

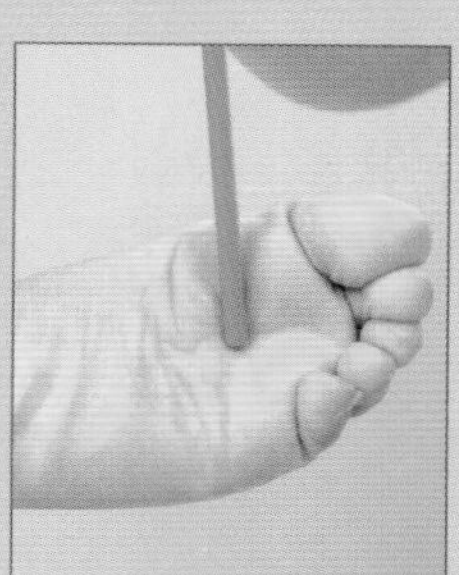

歸經：足少陰腎經。

解剖結構：深層肌腱有趾短屈肌腱和趾長屈肌腱，肌肉為第2蚓狀肌和骨間肌，血管主要是足底弓，而神經則是足底內側神經支。

定位：在腳底，第2、3趾趾縫紋頭端與足跟連線的前1/3處。

快速取穴法：將腳趾向腳心彎曲，腳掌的前方「人」字型的凹溝、「人」字型的交叉點就是這個穴（右圖）。

湧泉穴功效

按摩湧泉的作用

保健延壽： 按摩湧泉可使腎精充足、耳聰目明、身體強壯、腰膝健壯、行走有力。

防衰強身：按摩湧泉可改善老年性哮喘、腰膝痠軟等虛弱性病症，效果明顯。

艾灸湧泉的作用

祛風除濕：在湧泉使用艾灸可以緩解受風寒後引起的腰腿疼痛、下肢及關節疼痛。

溫陽消腫：在湧泉使用艾灸還可以改善上眼瞼腫脹、小腿和腳踝部的浮腫等症狀。

貼敷湧泉的作用

引火歸元：湧泉貼敷可以有效調理和改善口舌生瘡、痤瘡、咽喉腫痛等病症。

湧泉穴適用的人群

作為人體如此重要的一個大穴，是不是每個人都適合使用湧泉來進行日常保健呢？

什麼年齡段的人適合使用湧泉

從年齡上看，中壯年人一般使用按摩的方法比較合適，可以適當配合艾灸或穴位貼敷；老年人則應當以艾灸和穴位貼敷的方法為主，平時也可以多配合按摩的方式；而對於兒童來說，以穴位貼敷的方式為主，可以適當配合按摩的方法，至於艾灸則盡量不要使用。

什麼體質的人適合使用湧泉

◎**陽氣衰退**：這一類型的人以老年人居多，最突出的特點就是比同齡人衰老得要快，滿臉皺紋、精神不濟、記憶力減退、失眠、説話有氣無力、胃口變差、腰痠腿痛、走路一多就氣喘吁吁、夜尿多、身上發沉、渾身總有怕冷的感覺，而且很容易生病，本身身體情況也非常差，感覺全身都不舒服。

◎**腎陰不足**：這一類型體質的人本來也是以中老年人為主，但現代年輕人背負著沉重的壓力，用腦的時間越來越長，熬夜的時間也越來越久，這種類型的體質也越來越多地出現在年輕人中。主要表現為記憶力下降、耳鳴甚至是耳聾、頭暈眼

養生專家告訴你　使用湧泉穴需要注意什麼

雖然湧泉使用時十分安全，但由於它是人體腎氣發出的地方，對人體整個精氣的供應有著不可替代的作用。所以，我們應用時對於一些問題也應當注意。

◎按摩的時候，手指的力道要適中，要由輕到重，切記不可使用暴力。

◎由於腳底皮膚經常會發生摩擦，一旦受傷，恢復起來相對困難，所以在使用艾灸時尤其應當小心，不要將腳底皮膚燙傷。

◎在這個穴位進行貼敷時，一般選擇晚間、睡前進行貼敷，醒後即除去，平時不要在白天貼敷在足底。

花、視力變差、牙齒鬆動。

◎陽虛水泛：這一類型的人一般體形偏胖，皮膚蒼白，給人的感覺是涼涼的。一般早晨起床後眼皮是腫的，有時候小腿、腳踝也是腫的，有些人的肚子會偏大，尤其喝完水之後，胃部會有振水聲，一般會有手腳偏涼的情況，尤其是女性。

湧泉穴養生小故事

在說完了湧泉的各方面知識之後，讓我們照例來看看我們的前輩和身邊的人是怎樣使用這樣一個簡單的穴位來治療各種複雜的疾病的。

我們的前輩如何利用湧泉

竇材的《扁鵲心書》中曾經記載過這樣一個病案：在現在的河南省所在的地方，有一位中年男子，平時十分喜歡吃肥甘厚膩的東西。一開始一切都好，並沒有發現什麼不適症狀。可是慢慢地，他發現自己身體狀況大不如前了，先是他自己發現雙腿痠麻疼痛、軟弱無力，然後竟然出現腫脹、痙攣，之後又連累到腰部，一天到晚地痛，疼痛劇烈難以忍受。本來以為就這些症狀了，可是後來他的小肚子也出現了不適，還有嘔吐、不能吃東西、心悸、胸悶、氣喘，到最後竟然神志恍惚，感覺離大限不遠了。家裡人見到這種狀況非常著急，於是到處替他找大夫，可是看過他的大夫都是一嘆三搖頭，讓家裡人給他準備後事。

正在家裡人快絕望的時候，有一天，門口來了個化緣的和尚，家裡的下人給了他吃的，讓他趕快走。和尚見這下人面帶憂愁，就詢問原因，一問才知緣由，於是便稱自己懂得岐黃之術，想替病人看一看。家裡人聽聞來了這麼一位和尚，便趕緊請進了屋裡給病人診治。這個和尚看過男子的情況之後，並沒

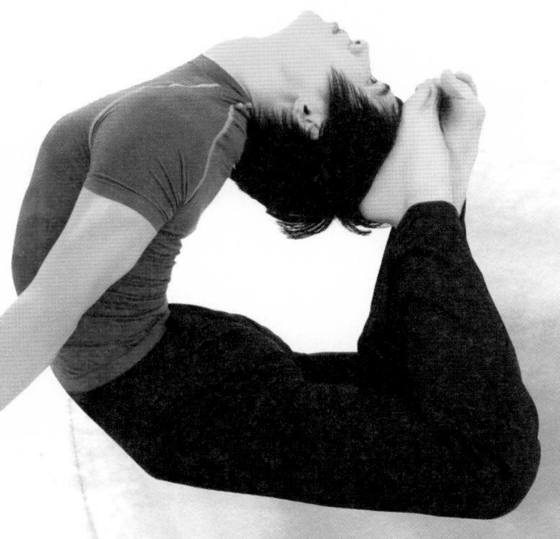

有立即開藥，而是讓家裡人到藥鋪買了一些艾草回來，然後將艾草搓成條狀，讓下人把病人的鞋襪脫掉，用點著的艾草在病人的湧泉燻了一會兒。他一邊燻灸還一邊告訴下人該怎樣做，囑咐他們每天按照同樣的方法給這個男子做灸法，這樣，不出一個月，病人的情況就會大有起色。然後他又要來紙筆，開了副金液丹，囑咐病人每天艾灸之後半個時辰喝下，以便鞏固艾灸的療效。同時，千叮嚀萬囑咐地告訴大家，這段時間千萬不能給病人吃滋補油膩的東西，飲食一定要清淡，多吃蔬菜，多喝稀飯。即使病好了之後，3個月之內也不要給他進補，只可以稍微地吃一點肉食。大家一聽，都覺得沒什麼希望，因為看的大夫多了，而這個和尚卻只用這麼普通的辦法，還說一個月能解決問題，所以都覺得這是個騙子。只有病人的妻子十分相信，之後的一個月裡，她嚴格按照和尚吩咐，按時給他施灸、餵藥，並嚴格控制丈夫的飲食。果然不出一個月，病人的病情有了很大的好轉，這樣又持續了一個多月，病人居然完全康復了。

現代人如何利用湧泉

記得實習的時候，我曾見過一個58歲的男性失眠患者，他白天精神很差，還有頭暈、健忘、耳鳴、眼睛乾澀、大小便異常、舌淡苔薄白等症狀，脈也是細數的。

這是因為思慮過多、勞倦內傷，導致心腎不交而引起的失眠，治療時應當從根本入手。於是我們馬上用艾條在他的湧泉燻灸了20分鐘，然後讓他停用安眠藥，改成每天晚上睡前一小時艾灸湧泉20分鐘。10天後複診，艾灸的當天晚上，病人不用吃藥就能正常入睡，只是睡眠時間依然是5小時，堅持了10天之後，每晚能保證6小時的睡眠，而且不用服用任何藥物，只是夢有點多。之後我們又讓他繼續艾灸10天鞏固療效。追蹤半年，未見復發。

因為思慮過多、勞倦內傷導致心腎不交而引起的失眠，治療時應當從根本入手。於是我們馬上用艾草在他的湧泉燻灸了20分鐘，然後讓他停用安眠藥，改成每天晚上在臨睡前一個小時艾灸湧泉20分鐘。

還有一次在門診的時候來了一個20多歲的年輕人，看來無精打采，十分瘦弱，表情痛苦。他自述這兩週經常無夢遺精、滑精頻繁，並伴有頭暈耳鳴、夜尿多、尿頻、腰膝痠軟等症狀。我們看了一下他的舌脈，舌頭是淡的，脈象沉又弱。我們將他自己陳述的狀況和我們看到的訊息一綜合，心裡就有了數，於是給他開了下面這個方子：桑螵蛸、遠志、煅龍骨各15克，製龜板10克，每次用的時候取10克藥末，加入適量食醋調成糊狀，敷在兩隻腳的湧泉上，然後用紗布蓋住，再用膠布固定住。並讓他每天晚上換一次藥，連敷14天，要是不好的話就再回來找我們。過了一個多星期，這天早上門診一開門，這個年輕人就坐在等候室排隊，我們就議論，可能是沒有效果，可是時間也不到啊，他怎麼就來了。輪到他看病的時候，他非常高興地跟我們說，他的問題基本解決了，他就是來問一下，可不可以再貼一段時間繼續鞏固一下療效。我們讓他再貼一個星期就停了。之後，我們再沒見過這個年輕人。

刺激湧泉穴的具體方法

按摩

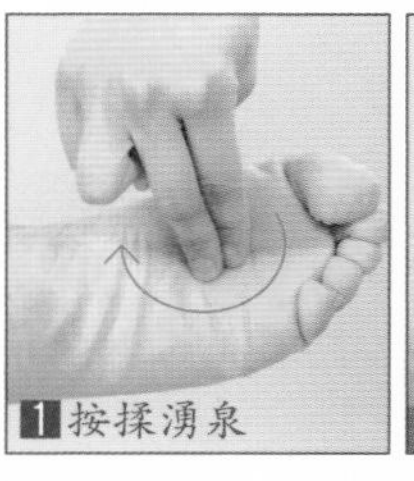
1 按揉湧泉

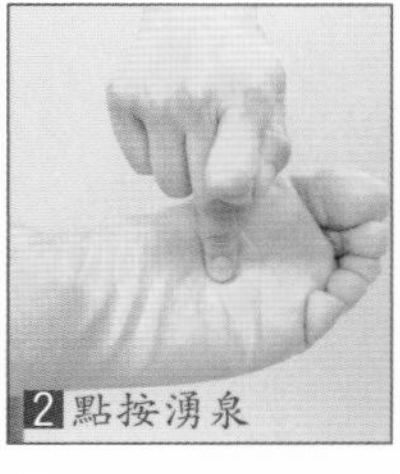
2 點按湧泉

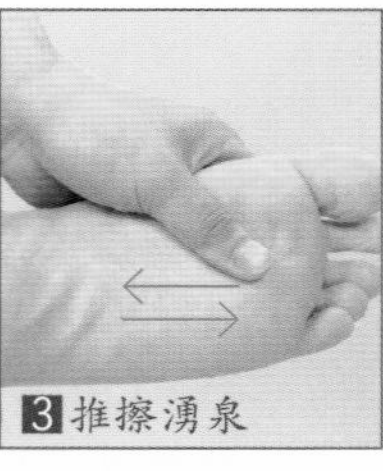
3 推擦湧泉

按摩手法

◎**按揉法**：將右手食、中指指腹放在湧泉上，用柔和的力道垂直按壓穴位，然後帶動穴位皮膚做緩慢的圓形運動，以穴位有痠脹感為準（圖①）。

◎**點法**：用右手中指指腹作為著力點，放在湧泉穴位皮膚上，然後垂直於穴位皮膚緩緩用力，點按湧泉，以穴位有痠脹感為準（圖②）。

◎**推擦法**：端坐在椅子上，左腿蹺在右腿上或在地上取盤腿坐位，然後用一隻手的拇指從左腳的足跟向足尖方向湧泉處做前後反覆的推搓，以足底部有熱感為宜（圖③）。

具體操作

先用按揉法在穴位上操作3分鐘，之後再用點法在穴位上點按300下左右，然後再用推擦法擦至穴位發熱，最後用按揉法放鬆半分鐘即可。

適用病症

老年性哮喘、失眠、腰腿痠軟、便祕等虛弱性病症；用來延年益壽、防止衰老。

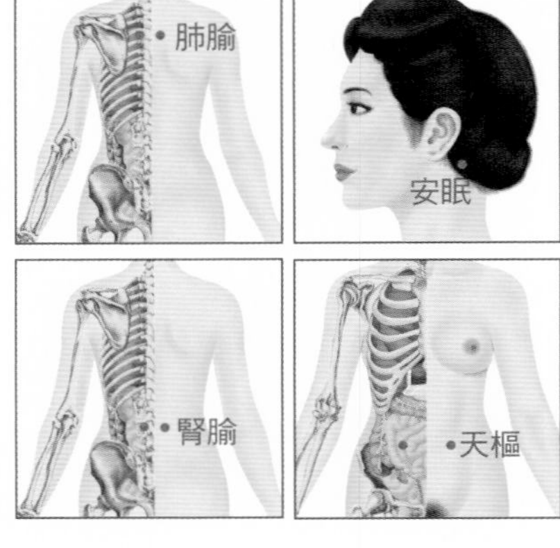

常用配伍

◎**哮喘**：常配合使用肺腧。

◎**失眠**：常配合使用安眠。

◎**腰膝痠軟、延年益壽**：常配合使用腎腧。

◎**便祕**：常配合使用天樞。

日常宜忌

1.虛弱性病症的患者不要過度勞累，保證中午午休及晚上11點～凌晨1點的睡眠時間。

2.如想延年益壽或想防止衰老者，每晚睡前用熱水燙腳之後再對湧泉進行按摩，效果會更加理想。

3.下肢疼痛者每晚睡前可用熱水燙腳。

貼敷

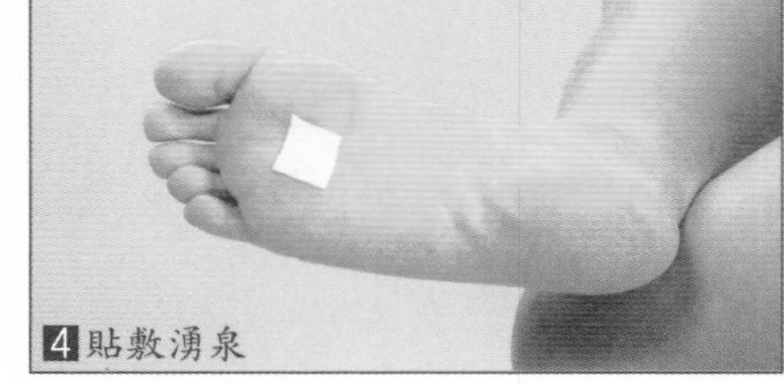
4 貼敷湧泉

貼敷藥物

吳茱萸10克。

具體操作

用5克吳茱萸粉末，調成糊狀，貼敷在皮膚的湧泉上，用膠布固定即可（圖④）。

適用病症

虛火引起的口舌生瘡、咽喉腫痛等症。

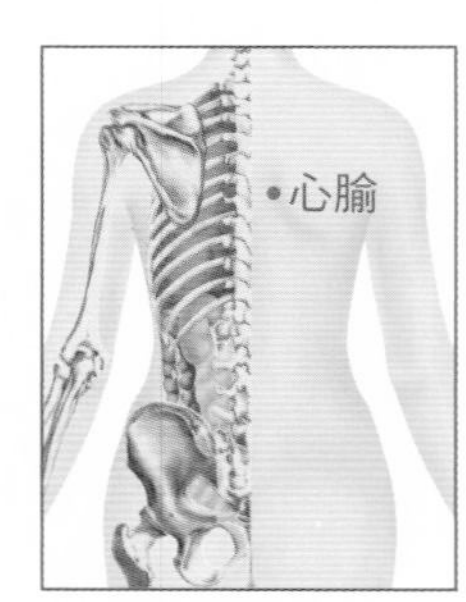

常用配伍

◎**口舌生瘡**：常配合使用心腧。

日常宜忌

有虛火上炎症狀者平時應注意多吃枸杞子、桑葚、黑豆、核桃等補腎陰的食物。

艾灸

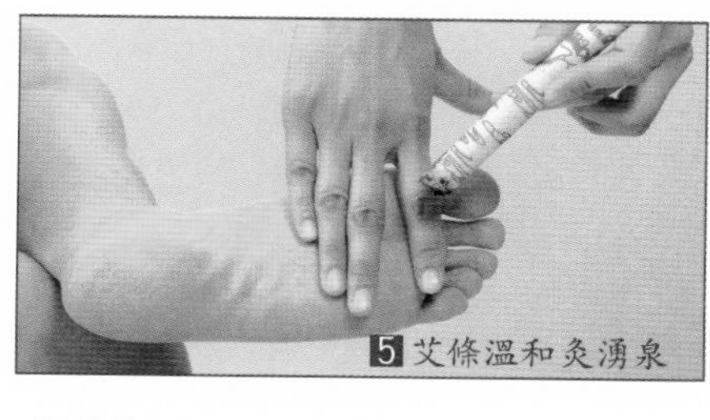

5 艾條溫和灸湧泉

艾灸種類

◎艾條溫和灸（圖⑤）。

具體操作

用艾條溫和灸的方法在穴位上燻灸，時間為15～20分鐘。

適用病症

風寒引起的下肢及關節疼痛；腎陽虛引起的上眼瞼腫脹、小腿和腳踝部浮腫等症狀。

常用配伍

◎**感受風寒諸症**：常配合使用風門。

風門

日常宜忌

腎陽不足者平時可以多吃溫補腎陽的食物。

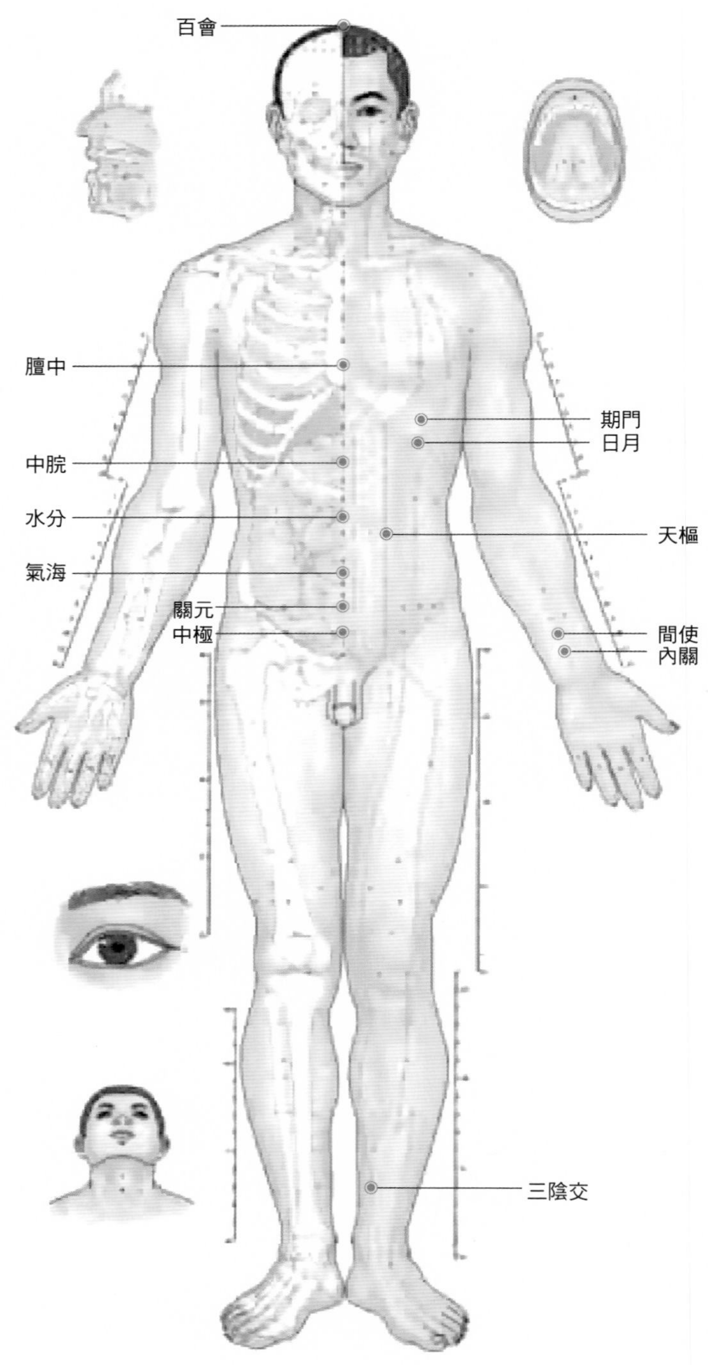

常用穴位（正面圖）

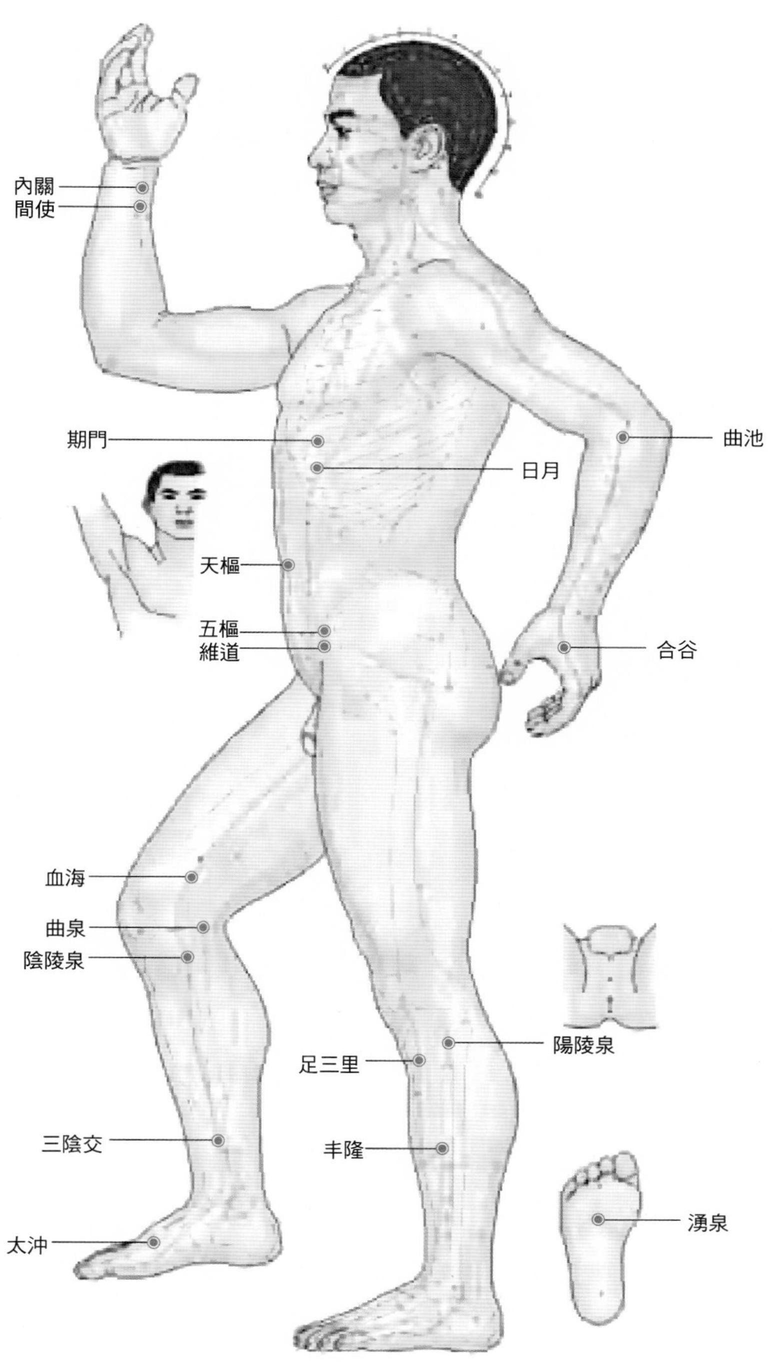

常用穴位（側面圖）

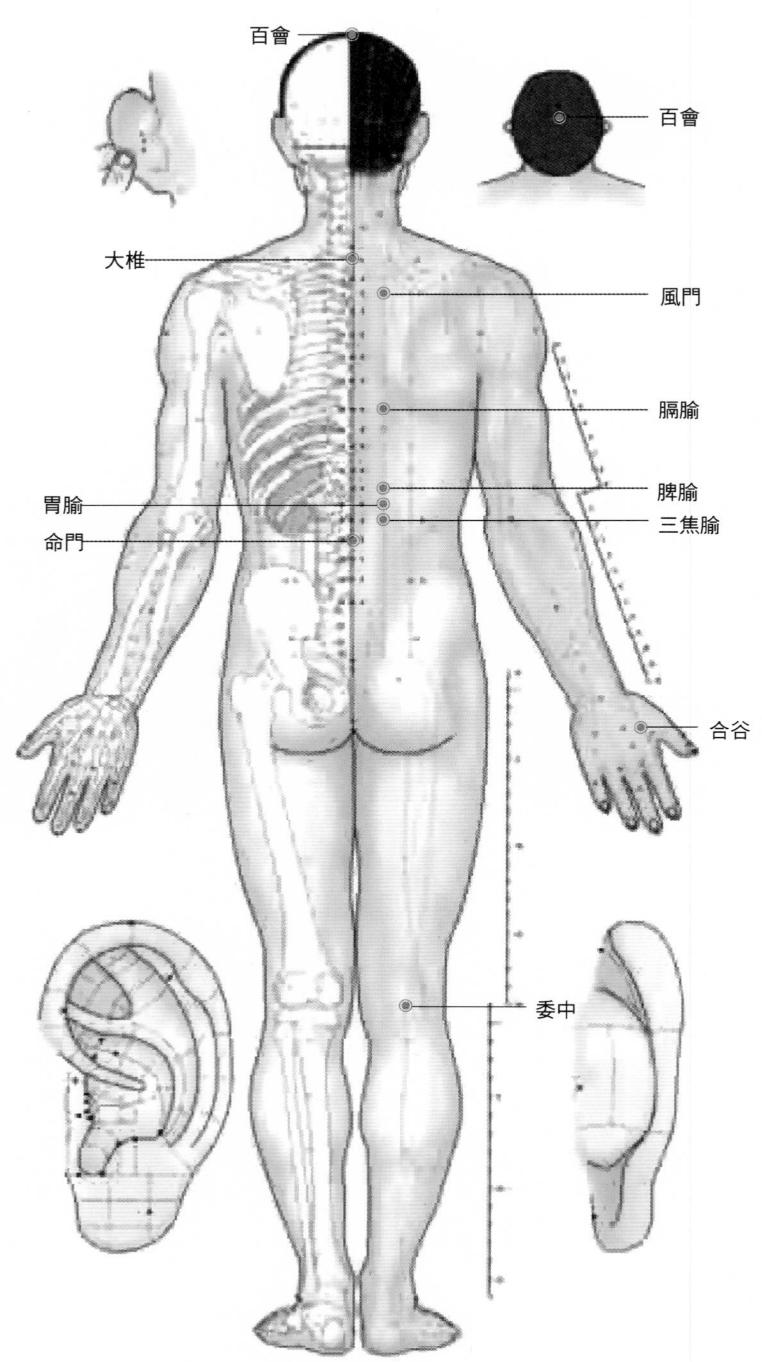

常用穴位（背面圖）

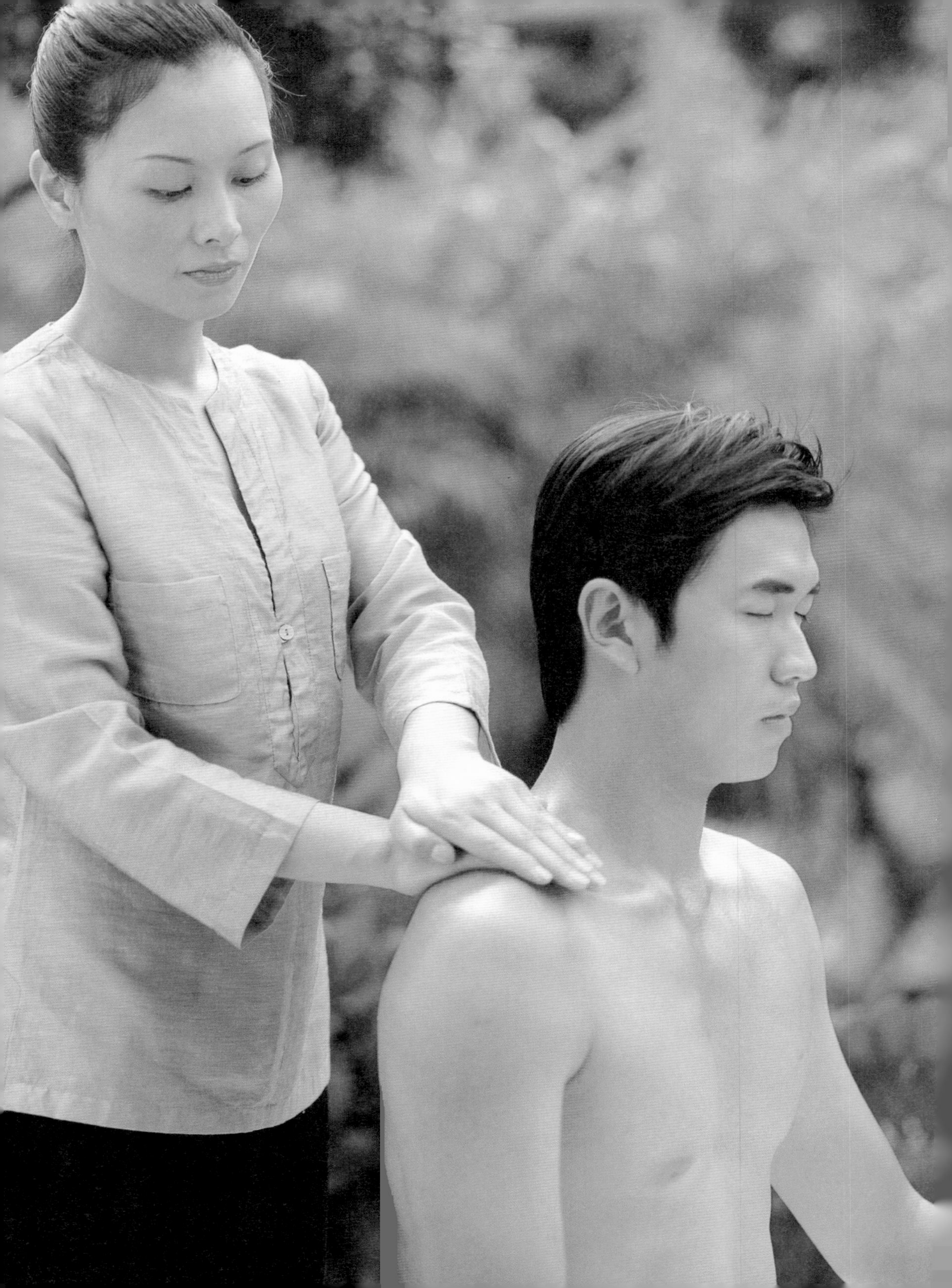

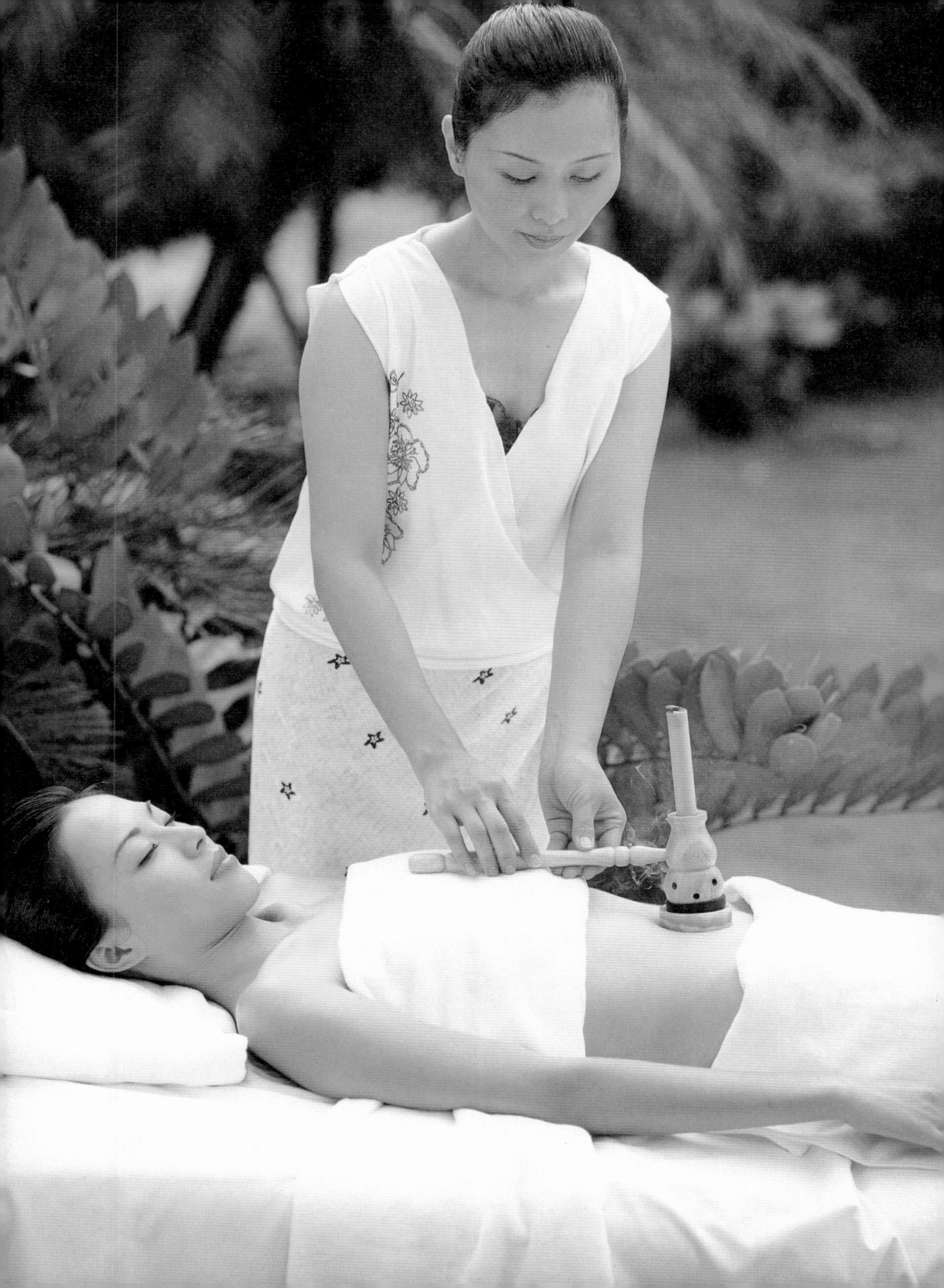

國家圖書館出版品預行編目資料

圖解特效養生 36 大穴 / 崔曉麗作. -- 初版. -- 新北市：華志文化, 2011.09
面；　公分. --（健康養生小百科 ；1）

ISBN 978-986-87431-0-6（平裝附光碟片）

1. 穴位療法　2. 經穴

413.915　　100013365

華志文化事業有限公司
系列／健康養生小百科 001
書名／圖解特效養生36大穴
作　者　崔曉麗醫師
執行編輯　林雅婷
美術編輯　黃美惠
文字校對　陳麗鳳
企劃執行　康敏才
總　編　輯　黃志中
社　長　楊凱翔
出　版　者　華志文化事業有限公司
電子信箱　huachihbook@yahoo.com.tw
地　址　116台北市興隆路四段九十六巷三弄六號四樓
電　話　02-29105554

總經銷商　旭昇圖書有限公司
地　址　235新北市中和區中山路二段三五二號二樓
電　話　02-22451480
傳　真　02-22451479
郵政劃撥　戶名：旭昇圖書有限公司（帳號：12935041）
電子信箱　s1686688@ms31.hinet.net

出版日期　西元二〇一一年九月出版第一刷

華志文化

華志文化